CW01424910

Peter Pukownik

Anleitung zum Heilfasten nach der Hl. Hildegard von Bingen

vianova

Verlag Via Nova

Peter Pukownik

Anleitung zum Heilfasten nach der HL. HILDEGARD VON BINGEN

Mit Meditationen, Bewegungs- und Atemtechniken

Reinigung • Entschlackung • Gesundheit
Wohlbefinden • Leistungsfähigkeit

vianova
Verlag Via Nova

1. Auflage 2013

Verlag Via Nova, Alte Landstr. 12, 36100 Petersberg

Telefon: (06 61) 6 29 73

Fax: (06 61) 96 79 560

E-Mail: info@verlag-vianova.de

Internet: www.verlag-vianova.de / www.transpersonale.de

Umschlaggestaltung: Guter Punkt, München

Illustrationen (Kapitel): © la_puma – Fotolia.com

Bildnachweis: Hildegard von Bingen: © akg-images

Satz: Sebastian Carl, Amerang

Druck und Verarbeitung: Appel und Klinger, 96277 Schneckenlohe

© Alle Rechte vorbehalten

ISBN 978-3-86616-266-2

Widmung

*In Dankbarkeit und Verehrung gewidmet
meinem Lehrer, Meister, Freund und Mentor
P. Willigis Jäger zu seinem 88. Geburtstag*

Zwei Leitworte Hildegards möchte ich an den Anfang dieses Buches stellen. Auf diese Aussprüche Hildegards muss ich mich immer wieder beziehen. Sie lauten:

„Wir müssen auf die Stimme unserer Seele hören,
wenn wir gesunden wollen!"

und

„Die Seele liebt in allen Dingen das diskrete Maß.
Wann auch immer der Körper des Menschen
ohne Diskretion isst und trinkt
oder etwas anderes dieser Art verrichtet,
werden die Kräfte der Seele verletzt.
In allen Dingen soll sich deshalb der Mensch
selbst das rechte Maß auferlegen!"

Inhaltsverzeichnis

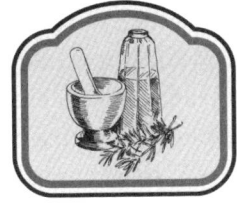

Vorwort zur erweiterten 2. Auflage 11

Einführung in die Heilkunde der Heiligen Hildegard von Bingen 17

Einführung in das Fasten 29
Wer sollte nicht fasten? 34
Die Körpersprache 36
Das Trinken während des Fastens 37
Weitere Hilfsmaßnahmen während des Fastens 40
Die Gemeinschaft der Fastenden 42
Der Kreislauf und der Herzwein 43
Blutzucker-Schwankungen 47
Erwecken der ursprünglichen Instinkte 48
Die Fastenkrise 51
Wirkungen des Fastens 52

Fastenkurs mit Meditation 62
Die Riten beim Meditieren und Fastenkurs: 66
Zur Technik des Sitzens 67
Schutz durch Meditation – „O-Raum" aufbauen 74
Vorbereitungs-Informationen zum Fasten 77
Die vorbereitenden Entlastungstage 77
Der Abführtag 79
Tagesablauf der eigentlichen Fastentage 80
Das Fastenbrechen und die Aufbautage 83
Das Abführen oder Purgieren 86
Der Shiatsu-Punkt zur Darmanregung 91

Die Darm-Gymnastik 92
Flohsamen (Semen psyllii).. 95
Einläufe mit der Klistier-Spritze oder dem Irrigator.................... 97
Gymnastische Übungen bei schweren Verdauungsproblemen............ 98
Schlussbemerkungen zum Abführen 99
Der Flüssigkeitshaushalt des Körpers 101
Der Unterschied zwischen normalem Fasten und Hildegard-Fasten 109
Fastenerfahrungen...111

Therapien und tägliche Übungen 128
Das Morgen- und Tagesprogramm (kurze Zusammenfassung)................... 128
Dehnen – Strecken – Räkeln – Gähnen 128
Schleimhaut-Regie nach Dr. Vogler... 129
Kalte Abwaschung nach Kneipp bei Schlafstörungen 130
Das Trockenbürsten...131
Der Leberwickel...131
Das heiße Fußbad...132
Die Wechselduschen 134

Lebensmittel und Gewürze 136
Die Fastensuppe 136
Dinkel...137
Thiozyanat im Dinkel 146
Galgant (Alpinia galanga) 147
Bertram (Anacyclus pyrethrum) 148
Quendel (Thymus serpyllum)..149
Fenchel (Foeniculum vulgare) 150
Zimt (Cinnamomum zeylanicum)..153
Mutterkümmel-Pulver (Cuminum cyminum)................................. 154
„Habermus" fürs Frühstück an den Aufbautagen........................ 156
Salz...157
Sellerie (Apium graveolens) 158
Apfel..158
Die Küchengifte 159
Die Aufbaukost 161

Das modifizierte Fasten 166
Das ambulante Fasten 166
Das eintägige Fasten 167
Abnehmen mit System 170
Der Einfluss des Mondes.. 172

Körperliche Übungen während des Fastens 179
„Palaversitz" und Rückendehnung 179
Tennisball-Übungen 181

Einführung in die achtsame Atmung 185
Atmung als Vorübung zur Meditation 190
Die Reinigung der Nase und die reinigende Wechselatmung 191
Das Tönen auf Vokale 194

Das Einüben wichtiger Grundhaltungen 200
Die Achtsamkeit.. 200
Die Liebe.. 205
Die Geduld 208
Die Reue.. 209
Hilfreiche Weisheitsworte 209

Meditation bei Fastenkuren 213
Die Wurzeln der Meditation in Europa.. 213

Einführung in die Kontemplation und ihre 7 Stufen........................ 221
Das meditative Einüben der Atmung 229
Geführte Meditationen 230
Musik beim Fastenkurs 233
Ende des Fastenkurses 235
Kurioses rund ums Fasten.. 236

Quellen-Nachweis 240

Anhang: Kopien für die Fastenteilnehmer eines Fastenkurses 243

Fastenblatt 1 244

Fastenblatt 2 246

Fasten-Tagesablauf.. 250

Wirbelsäulen-Gymnastik 252

Gute Gründe, den Fastenkurs nicht frühzeitig abzubrechen!...................... 257

Menüplan für einen Heilfastenkurs, nach Hildegard von Bingen 258

Das Fasten-Brechen.. 259

Anamnese-Blatt für den Fasten-Leiter zu Beginn eines Kurses 265

Vorwort zur erweiterten 2. Auflage

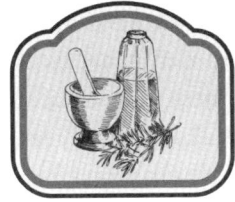

Dieses Buch entstand aus der Praxis heraus und ist auch für die Praxis geschrieben. Die 1. Auflage erschien 1992 – also vor über 20 Jahren – nachdem ich schon einige Jahre Fasten-Kuren mit Patienten in meiner Heilpraxis und auch Fasten-Kurse an verschiedenen Orten in Deutschland und der Schweiz gehalten hatte. Nachdem die Bücher vergriffen und natürlich auch neue Erfahrungen und Erkenntnisse dazugekommen sind, war es Zeit, dieses Buch zu überarbeiten und zu ergänzen.

Dieses Buch soll für den Faster ein Begleiter während einer Fastenkur, eines Fastenkurses oder auch eines ambulanten Fastens sein und möglichst alle Fragen, die dabei auftauchen, beantworten, ohne dass man noch groß andere Bücher zu Hilfe nehmen muss. Die Vorträge, die ich teilweise in den Kursen gehalten habe, sind in das Buch zum größten Teil mit eingebaut. Als Fastenleiter wird man wohl nicht alle halten können – da würde zu wenig Zeit zur „Meditation im Schweigen" bleiben –, aber man kann sie oder Abschnitte daraus immer bei Bedarf einbauen. Für einen Faster sind sie eine gute Hintergrund-Information und auch nach einem Kurs interessant zum Vertiefen des Kurses, quasi als „Nachlese" im wahrsten Sinne des Wortes.

Es soll aber auch ein Handbuch für Fastenleiter und Fastenkurs-Häuser sein, damit sie etwas in der Hand haben, wie man einen solchen Fastenkurs durchführt, auf was man besonders achten sollte und wie die einzelnen Faster eventuell darauf reagieren könnten oder sollten. Es ist natürlich immer noch unvollständig, und einige Teilnehmer eines Fastenkurses sind immer noch für einige Überraschungen gut. Deshalb sollte niemand einen Fastenkurs leiten, der nicht selbst schon Erfahrungen mit Fasten unter der Leitung eines Fastenleiters am eigenen Körper gemacht hat. Man wird als Leiter eines solchen Kurses mit so vielen Sachen konfrontiert, dass man ohne eigene Erfahrungen sehr schlecht gewisse Situationen beurteilen kann. Mein Meditations-Lehrer und Zen-Meister, der Benediktinerpater Willigis Jäger, sagte einmal treffend: „Man kann einem Menschen noch so schön erzählen, wie ein Schluck Rotwein schmeckt. Solange derjenige, dem man das erzählt, nicht selbst einmal einen Schluck Rotwein probiert hat, kann er mit einer Schilderung allein absolut nichts anfangen." So ist das auch mit dem Fasten.

Da ich in meinen Kursen den Teilnehmern immer einige Texte in Fotokopien in die Hand gegeben habe, die nicht in meinem ersten Fastenbuch standen, und auch viele erläuternde Vorträge hielt, habe ich diese Kopien (auch zum Herauskopieren für Fastenleiter) und die meisten Vorträge in dieses neue Buch mit eingebaut, sodass es umfangreicher, aber auch klarer geworden ist.

Für diejenigen Leser, die die Heilige Hildegard noch nicht oder nur sehr wenig kennen, habe ich einen kleinen Abriss über ihr Leben und Wirken in der damaligen Zeit dem Ganzen vorangesetzt. Für die Leute, die sich schon näher mit der Heiligen Hildegard und ihren Werken beschäftigt haben, ist dies eine kleine Wiederholung und Zusammenfassung. Sie können diese Seiten aber auch getrost überblättern.

Nach dem eigentlichen Thema – dem Fasten im Schweigen – sind dann noch Therapien und Mittel, die während eines solchen Kurses in Frage kommen, beschrieben, z. T. auch etwas ausführlicher erörtert worden, um das Gebiet der Hildegard-Heilkunde dem Faster etwas näherzubringen. Aber auch um den Leser eventuell mit dem „Virus Hildegardis" zu infizieren, wie ich immer sage. Wer einmal damit richtig in Kontakt gekommen ist, der kommt davon fast nicht mehr los. Und das ist sehr gut so.

Natürlich wäre es auch von großem Nutzen, wenn man noch die Nachdrucke der Originale oder die Übersetzungen der Werke der Heiligen Hildegard von Bingen liest und vergleicht. Jeder, der sich mit ihren Werken intensiv beschäftigt bzw. sie studiert, wird natürlich auch sich selbst, wenn er etwas darüber schreibt, mit einbringen, und so kommt es zu den verschiedensten Interpretationen. Wenn man nur immer das liest, was andere über SIE geschrieben haben, dann nimmt man die Interpretation des Schreibenden in sich auf und versäumt dabei, sich auch ein eigenes klares Bild zu machen. Meine Interpretationen, aber auch von anderen, sind, da sie auf Praxis-Erfahrungen zurückgreifen, natürlich schon sehr hilfreich, aber ich selbst habe seit 1978, in diesen Jahren meines bisherigen Hildegard-Studiums und der Anwendung in der Praxis, immer wieder festgestellt, dass ich die eine oder andere Stelle ganz anders beurteile als andere vor mir. So wird es vielen ergehen. Deshalb sollte man die Praxis-Erfahrungen, die schon niedergeschrieben sind (natürlich auch meine) immer auch mit Originalen und auch mit seinen eigenen Erfahrungen zu vergleichen versuchen. Nur so kann man m. E. die Heilige Hildegard etwas besser verstehen.

Sonst ist es so wie bei manchen Übersetzungen, z. B. der chinesischen Akupunktur-Lehre: Erst wurde viel Literatur vom Chinesischen ins Vietnamesische übersetzt, vom Vietnamesischen dann meist ins Französische, vom Französischen dann endlich – manchmal aber auch noch mit einem kleinen Umweg übers Englische – ins Deutsche. Nach diesen vielen Umwegen hat sich manches total gewandelt und entsprach nicht mehr dem Sinn, der im Original eigentlich stand. In den letzten Jahren und Jahrzehnten konnten dann einige dieser Übertragungsfehler beseitigt werden, nachdem es Übersetzungen vom Chinesischen direkt ins Deutsche gegeben hat. So, meine ich, ist es auch bei der Hildegard-Heilkunde. Deshalb sollten wir die Original-Texte bzw. deren Übersetzungen ins Deutsche immer mit den Auslegungen der einzelnen Interpreten vergleichen und nur so uns „unser" Bild davon machen.

Jeder hat seinen eigenen Stil – ich mit Sicherheit auch – und ich schaue manches, weil ich eben in der Praxis gewisse Erfahrungen damit gemacht habe, anders an als jemand, der diese meine Erfahrung eben noch nicht gemacht hat. Andere Interpreten haben wieder ganz andere Praxis-Erfahrungen als ich gemacht. Das ist immer von Praxis zu Praxis verschieden, weil jeder auch durch seine Aus- und Vor-Bildung anders geprägt worden ist. Deren Interpretationen können natürlich genauso richtig oder falsch sein wie meine. Deshalb immer mein Hinweis auf die Originale.

Ich möchte damit keinem Hildegard-Freund zu nahe treten, sondern nur den eigenen Forschergeist auch mit ansporne, denn die Heilige Hildegard ist immer für einige Überraschungen gut, wie der Altvater der Hildegard-Heilkunde

Dr. med. Gottfried Hertzka (1913 – 1987) meint, von dem ich sehr viel gelernt habe und dem ich dafür auch hier herzlich danken möchte.

Vieles, was die Heilige Hildegard schrieb, wird uns im Augenblick des Lesens nicht immer klar sein. Sie hat ihre eigene Sprache und einen Sprachstil, der zwar schön, aber für uns heute nicht immer klar verständlich ist. Ich lasse das, was ich (im Augenblick) noch nicht verstehen kann, einfach erst einmal so stehen, ohne zu versuchen, irgendeine Deutung oder Wertung zu finden. Oftmals habe ich für die eine oder andere Stelle beim dritten oder fünften Lesen dann auf einmal eine Erklärung gehabt (oder sie wurde mir innerlich eingegeben). Wenn man gleich versucht, alles, was sie geschrieben hat, gleich verstehen zu wollen, dann kommt man nicht weiter, bleibt irgendwo stecken, wirft das Buch nach einiger Zeit in die Ecke und schaut es nie wieder an. Ein Hildegard-Studium braucht viel Zeit und schließlich wollen die Generationen nach uns sich auch noch etwas mit ihr beschäftigen und sich ihre Gedanken darüber machen.

Ein beliebtes Gesprächsthema während eines Fastenkurses – soweit gesprochen wird – ist das Essen danach und das Austauschen von Koch- und Back-Rezepten. Um diesem Umstand Rechnung zu tragen, sollte jeder Faster täglich etwas in dieser Richtung lesen, und zwar in diesem oder einem ähnlichen Buch. Auch durch die Vorträge über dieses Thema wird im Kurs sehr viel übermittelt. Im Quellen-Nachweis am Schluss des Buches findet man viele Anregungen. Der Faster soll damit hingeführt werden zur Hildegard-Küche und zu den Küchengiften, speziell zur Aufbaukost, aber auch dahingehend beeinflusst werden, dass er eventuell nach einem solchen Fastenkurs oder einer Fastenkur sein Leben etwas ändern möchte, weil er eben durch das Fasten gelernt hat, mehr in sich hineinzuhorchen und „auf die Stimme seiner Seele zu hören", wie Hildegard immer wieder schreibt. Er sollte dies nicht machen, um sich zusätzlich zu kasteien, sondern er sollte dabei das Thema „Essen und Trinken als Medikament im Sinne Hildegards" bis zum Ende seines Fastens etwas besser verstehen können – und dann das Essen mäßig, aber in vollen Zügen genießen – denn „richtig essen ist schön!"

Ich möchte dabei speziell die Basis-Therapie mit Lebensmitteln und Gewürzen ansprechen. Ich sage hier mit Absicht nicht „Nahrungsmittel", das ist der „Hamburger" um die Ecke, sondern „Lebensmittel", also „Mittel zum Leben".

So ist dies in der ganzen Naturheilkunde zu verstehen. Viele Große der Natur-heilkunde, ob Paracelsus (1493 – 1541), Pfarrer Kneipp (1821 – 1897) oder in alter Zeit schon Hippokrates (460 – 377 v. Chr.) und viele andere mehr, haben immer wieder darauf hingewiesen, dass „unser Essen unsere Arznei sei". Ganz ausgeprägt finden wir dies aber bei der Heiligen Hildegard (1098 – 1179). Sie gibt sogar bei den Lebensmitteln und Gewürzen meist genau an, wie sie wir-ken, auf was sie bewirken und ab und zu sogar, welche Typen von Menschen sie essen oder auch meiden sollten.

Sie schreibt dies auch bei den Gewürzen. Das Gewürz ist bei ihr als Medika-ment zur Verbesserung des schlechten Gesundheits-Zustandes bei Krankheiten bzw. zur Erhaltung des guten Zustandes zu verstehen. Hildegard schreibt dazu:

„Wenn der Mensch isst und trinkt, dann lenkt ein im Menschen angelegtes Leitungssystem den Geschmacksstoff und den Feinstoff und den Duftstoff da-von dem Gehirn zu und fördert seine Durchwärmung, indem er dessen Ge-fäßwärme auffüllt ... und auch Herz, Leber und Lunge saugen von diesem Geschmacksstoff, Feinstoff und Duftstoff etwas in ihre Gefäßräume ein, sodass sie davon angefüllt und ernährt werden, wie ein alter, ausgetrockneter Darm, wenn man ihn in Wasser legt, davon weich und voll wird ...“

Prof. Dr. Hans Glatzel von der Universität Lübeck drückt das, nach den neu-esten Erkenntnissen der Wissenschaft, so aus: „Die ärztliche Erfahrung lehrt, dass intensive angenehme Duft- und Geschmacks-Reize anregen und beleben ...“

Dem Würzen der Speisen kommt also, wie wir sehen, eine große Bedeutung zu, und die Heilige Hildegard hat das schon damals so gesehen und geschrie-ben. Daher hat auch der „Hausfrauen-Beruf" – leider von vielen als abwerten-der Begriff gebraucht – eine zentrale Bedeutung für die Erhaltung der Volks-gesundheit. Die Hausfrau sollte eigentlich immer in einem Atemzug mit dem „Hausarzt" genannt werden und sollte im Stellenwert sogar höher stehen. Denn die Hausfrau sorgt sich ständig um die Gesundheit der Familie, der Hausarzt nur, wenn ein Notfall eingetreten ist. Was die „Nur-Hausfrau" durch ihr rich-tiges Kochen und Würzen damit den Krankenkassen an Geld spart, kann man m. E. gar nicht in Zahlen ausdrücken.

Die Heilige Hildegard meint, wie Dr. Hertzka einmal in einem Vortrag sagte, wenn man zwei gute Lebensmittel isst und dazu eine minderwertigere oder schlechte Nahrung, dass die Kraft der zwei guten so groß sei, dass die Kraft des Schädlichen damit überwunden wird. Dies gilt für den Gesunden. Beim Kranken sollte man dann doch die guten Lebensmittel bevorzugen, sodass die Kraft dieser Nahrung voll der Gesundheit zugute kommt und nicht dadurch aufgebraucht wird, die Kraft der weniger guten Säfte zu überwinden.

Ich sage meinen Patienten bei dieser Gelegenheit immer etwas augenzwinkernd: „Kleine Sünden sind also bei der Heiligen Hildegard erlaubt, solange man nicht schwer krank ist!" Dadurch unterscheidet sich eine „Hildegard-Diät" ganz wesentlich von allen anderen, strengeren Diät-Formen, die auf dem Markt sind.

Dieses Buch soll also eine kleine Einführung in das Denken und den Geist Hildegards vermitteln, damit man lernt, „hildegardisch" zu denken und zu handeln, das heißt weltoffen, so wie Hildegard zu ihrer Zeit eben war. Man sollte versuchen, Hildegard in die heutige Zeit voll zu integrieren, ohne zu verleugnen, dass wir eben Kinder der heutigen Zeit sind und auch andere Auffassungen gelten lassen.

Das soll auch heißen, dass man versucht, Hildegard-Heilkunde harmonisch mit anderen naturheilkundlichen und – wenn es notwendig sein sollte – auch mit schulmedizinischen Therapien zu verbinden. Ich sehe darin keinen Widerspruch, und so ist auch dieses Buch aufzufassen. Ich war immer und bin immer noch der Meinung, dass man mehr das Verbindende und nie das Trennende suchen sollte.

In diesem Sinne wünsche ich jedem Leser ein gutes Hildegard-Studium und viel Erfolg damit, speziell hier natürlich beim Fasten, dass jeder dadurch lernt, wieder *„auf die Stimme seiner Seele zu hören",* und dadurch „sein ureigenes, rechtes und diskretes Maß" findet.

Peter Pukownik

Einführung in die Heilkunde der Heiligen Hildegard von Bingen

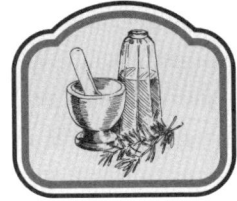

Bevor ich mit dem eigentlichen Thema dieses Buches „Fasten nach der Heiligen Hildegard von Bingen" beginne, möchte ich einen kleinen Überblick über ihr Leben und Wirken geben. Mit diesen Kenntnissen ist dann das „Fasten" besser zu verstehen. Denn diese Frau und ihre Werke sind universal. Nach dem Überblick kann man erst ins Detail gehen.

Die erste Frage sollte sein: Wer war eigentlich diese Hildegard von Bingen?

Eduard Gronau (1905 – 1985), ein evangelischer Theologe und Verfasser der m. E. besten Biographie der Hildegard von Bingen, schreibt in seinem gleichnamigen Buch in der Einleitung (gekürzt):

„Wohl nie in der deutschen Geschichte fiel so viel Licht von oben auf einen Menschen wie bei Hildegard von Bingen. Sie gilt als größte deutsche Frau des Mittelalters. Sie war Gründerin und Äbtissin des berühmten Klosters Rupertsberg, diktierte in lateinischer Sprache bedeutende theologische Werke und eine Heilkunde, schuf Hymnen und musikalische Werke. Sie unternahm weite Reisen als Klostervisitatorin und wirkte durch ihren umfangreichen Briefwechsel als Beraterin der Großen in Kirche und Welt.

Dies alles vollbringt sie nicht als wissenschaftlich arbeitende Frau, sondern lebend in der reichen klösterlichen Tradition, getrieben vom Geist Gottes, erleuchtet von prophetischer Schau und deshalb von ihren Zeitgenossen „prophetissa teutonica" (deutsche Prophetin) oder auch „Seherin vom Rhein" genannt. Die Kraft dazu ringt sie einem lebenslang kränkelnden Organismus ab.

Am Eingang jener Epoche, in welcher der Mensch des christlichen Abendlandes eine Einigung mit Gott zu verwirklichen suchte, ist sie die Künderin der gottgewiesenen Wege zum Heil, zeigt sie die Gefährdung des Menschen und seiner Umwelt durch die Verführung des Bösen. Das Besondere dieser Verkündung ist die Offenheit für alles Große und Kleine, das Wissen um Weite und Grenzen des Erkennens und die Einander-Zuordnung alles Geschaffenen in Gottes Welt. Dies macht all' ihr Schreiben und Handeln so erstaunlich lebendig und wirklichkeitsnah."

Mit diesen Worten Gronaus haben Sie schon eine sehr treffende und umfangreiche Beschreibung Hildegards bekommen, die ich jetzt noch etwas vertiefen möchte.

Hildegard war keine Ärztin, wie fälschlicherweise immer wieder in manchen Büchern geschrieben wird. Ihre Medizin war zum Zeitpunkt der Niederschrift noch keine Erfahrungs- oder Volksheilkunde, sondern alles, was sie niederschrieb bzw. diktierte – ob Theologie, Psychologie, Naturkunde oder Heilkunde, ob Musikstücke oder gar ganze Oratorien – war göttliche Eingebung.

Ihr Wissen war nicht das einer Gelehrten. In einem Brief an Bernhard von Clairvaux – mit dem sie einen regen Briefwechsel hatte – schrieb sie darüber u. a.: *„Ich bin ja ein Mensch, der durch keinerlei Schulwissen über äußere Dinge unterwiesen wurde. Nur innen in meiner Seele bin ich unterwiesen!"*

Sie war Äbtissin eines Benediktinerinnen-Klosters mit all den Sorgen und Nöten, die die Leitung eines so großen Komplexes mit sich bringt. Außerdem unternahm sie im deutschsprachigen Raum einige Missionsreisen, um die vom Verfall bedrohte Kirche der damaligen Zeit wieder zu festigen. Sie hatte eine umfangreiche Korrespondenz mit Päpsten, Kaisern, Königen und anderen hochgestellten Persönlichkeiten, u. a. auch mit Kaiser Friedrich Barbarossa. Sie las diesen Leuten z. T. ganz gehörig die Leviten ohne Rücksicht auf die Person. Als eine vom Papst und damit vor der ganzen damaligen Welt anerkannte Prophetin hatte sie da gewisse Freiheiten, die sie auch reichlich (manche sagen „schamlos") nutzte.

Über 300 dieser Briefe sind in Originalen erhalten. Sie sind in einem „hildegardtypischen Sprachstil" verfasst – Latein mit einigen deutschen Worten. Diesem

Umstand ist es zu verdanken, dass Fachleute heute in den verschiedenen Abschriften ihrer Werke mit einiger Sicherheit unterscheiden können, was original Hildegard sein müsste und was später von Kopisten ergänzt und korrigiert wurde.

Sie hat u. a. auch zwei Medizinbücher verfasst, die heute die Grundlage der Hildegard-Heilkunde sind. Das erste ist die „Physika", die „Heilmittel". Dieses Buch wurde in den 70er und 80er Jahren von Frau Dr. Marie-Louise Portmann aus Basel und einem Team von Altphilologen und Medizinhistorikern und Medizinern übersetzt.

Das 2. Medizinbuch, „Causae et curae" – „Ursachen und Behandlungen der Krankheiten" –, ist schon 1931/32 von keinem Geringeren als von Prof. Dr. Hugo Schulz – vielen sicher bekannt durch das Arndt-Schulz'sche Gesetz – kurz vor seinem Tode übersetzt worden. Das Vorwort zu diesem Buch schrieb sein Freund Prof. Dr. Ferdinand Sauerbruch. Es haben sich also schon sehr namhafte Leute mit der Heiligen Hildegard beschäftigt.

Aber nicht nur die Medizin findet Interesse an der Heiligen Hildegard. Im Laufe der Jahrhunderte wurden ihre theologischen Werke immer wieder gesichtet und studiert und sie ist am 7. November 2012 von Papst Benedikt XVI. zu einer Kirchenlehrerin erhoben worden, nach Theresa von Avila, Katharina von Siena und Theresa von Lisieux die vierte Frau, der diese Ehre widerfahren ist. Vorher, im Mai 2012, ist sie auch offiziell von Papst Benedikt XVI. heilig gesprochen worden; bis dahin war sie „nur" eine hochangesehene sogenannte Volksheilige.

Sie war eine echte Emanze in einer Zeit, in der nur die Männer das Sagen hatten, und vertrat außerdem noch solche Standpunkte, dass man sie heute, wie P. Dr. Dr. Berkmüller, ein Arzt und Theologe, einmal sagte, eigentlich als „die erste Grüne" bezeichnen müsste. Sie selbst nannte sich schlicht die „Posaune Gottes".

Ihr Wirken war so allumfassend und auf allen Gebieten so sehr ins Detail gehend, dass ein menschlicher Geist dies alles allein ohne Hilfe von oben gar nicht hätte schaffen können. Sie schrieb ja u. a. Erkenntnisse, die erst heute durch die Wissenschaft so langsam bewiesen werden, und viele andere harren noch des wissenschaftlichen Beweises.

Geboren wurde Hildegard im Jahre 1098 in Bermersheim bei Alzey in Rhein-hessen. Sie war das 10. Kind des Herren von Bermersheim, eines Landadeligen des Hochstifts Speyer. Als „ZEHNT" war sie schon lange vor ihrer Geburt Gott geweiht und wurde mit 8 Jahren im Jahre 1106 der Klausnerin Jutta von Sponheim, ihrer Tante und Benediktinerin auf dem Desibodenberg, zur weite-ren Erziehung und Ausbildung übergeben.

Im Jahre 1114 entschied sie sich dann endgültig fürs Klosterleben und wurde 1136, nach dem Tode der Jutta von Sponheim, einstimmig im ersten Wahlgang zur Äbtissin gewählt. (Auch dies schon ein kleines Wunder, denn damals wur-de um solche Posten geschachert und gefeilscht.)

Im Jahre 1141 erhielt sie von Gott den Auftrag, alles, was sie vor ihrem geisti-gen Auge sah, niederzuschreiben. Denn schon als Kind hatte sie die „Gabe des Schauens" und setzte damit ihre Umgebung in Erstaunen und Erschrecken. Als hochbetagte Frau schreibt Hildegard später über ihre übersinnlichen Wahrneh-mungen, dass sie sich ihrer menschlichen Unzulänglichkeit voll bewusst sei, doch ein innerer Drang zwinge sie, dies alles niederzuschreiben.

Wortwörtlich fährt sie fort: *„Ich sehe aber diese Dinge nicht mit den äußeren Augen und höre sie nicht mit den äußeren Ohren, auch nehme ich sie nicht mit den Gedanken meines Herzens wahr, noch durch irgendwelche Vermittlung meiner fünf Sinne. Ich sehe sie vielmehr einzig in meiner Seele, mit offenen leiblichen Augen, sodass ich dabei niemals die Bewusstlosigkeit einer Ekstase erleide, sondern wachend schaue ich dies, bei Tag und bei Nacht!"*

Damit ist mit aller Deutlichkeit zum Ausdruck gebracht, dass Hildegard nicht etwa im Zustand eines gedämpften Bewusstseins ihre Visionen empfing, son-dern dass die Wachheit ihres Alltagsbewusstseins eher noch gesteigert war. Als das Besondere daran erscheint ihr:

„Ich sehe, höre und weiß gleichzeitig, und wie in einem Augenblick erlerne ich das, was ich weiß ... Ich werde in der Schau nicht gelehrt, wie die Philosophen zu schreiben. Die Worte dieser Schau klingen nicht wie die aus Menschen-mund, sondern sie sind wie eine blitzende Flamme und wie eine in reinem Äther sich bewegende Wolke."

Somit können und müssen wir annehmen, dass das, was Hildegard in ihrem Leben geschrieben bzw. diktiert hat, alles göttliche Eingebung war, nicht ihre, nicht menschliche Erfahrung. Dr. Hertzka schrieb einmal darüber, dass Hildegard es quasi vor ihrem inneren Fernsehapparat sah und hörte und so diktierte.

Der amerikanische Mediziner Dr. Richard Maurice Bucke beschreibt in seinem Buch „Kosmisches Bewusstsein" 1901, deutsch erschienen 1925, seinen eigenen Durchbruch zum höheren Selbst mit Worten, die sich fast mit denen Hildegards decken: „Plötzlich und ohne vorangegangene Vorzeichen fand ich mich von einer feurigen Wolke eingehüllt. Im ersten Augenblick dachte ich an einen Brand irgendwo in der Nähe, aber dann erkannte ich, dass das Feuer in mir selbst war. Und alsbald überflutete mich ein Gefühl unaussprechlicher Freude und Wonne. Auch eine geistige Erleuchtung erfolgte unmittelbar, wie ich sie nicht zu beschreiben vermag."

Hildegard-Heilkunde ist bisher nur zu einem Teil Erfahrungsheilkunde. Den Rest müssen wir ihr erst einmal glauben und durch die richtige Anwendung dann selbst unsere Erfahrungen sammeln, in Arbeitsgruppen vergleichen und diese Erfahrungen miteinander austauschen.

Je genauer wir uns an diese Anordnungen von Hildegard halten, desto besser wirken sie. Es kommt oft auf winzigste Kleinigkeiten an. Auch der Vater der Homöopathie, Samuel Hahnemann, sagte einst zu seinen Anhängern: „Macht es nach, aber macht es richtig nach!" Dieser Satz ist ohne Abstriche auch für die Hildegard-Heilkunde anwendbar.

In der Homöopathie weiß man inzwischen auch, dass man bei homöopathischen Kombinations-Präparaten eine bestimmte Reihenfolge in der Mischung der verschiedenen Einzel-Potenzen einhalten muss, um eine bestimmte Wirkung zu erzielen. Wenn man die Reihenfolge der Zusammenmischungen ändert, ändert sich auch die Wirkung etwas, obwohl es dieselben Grundstoffe in denselben Potenzen sind. So ist auch der Satz von Hahnemann zu verstehen, obwohl er natürlich fast nur mit Einzelpotenzen gearbeitet hat. Aber auf einer Tagung sagte einmal jemand, dass Hahnemann in der heutigen Zeit sicher auch homöopathische Kombinationen anwenden würde.

Dr. Gennerwein, auch Arzt und Theologe, äußerte einmal in München, dass jede Krankheit eine Umarmung Gottes sei, auch wenn sie – diese Umarmung – nicht immer als sehr angenehm empfunden werde.

Hildegard von Bingen ist, wenn man das so ausdrücken darf, sehr oft und sehr intensiv von Gott umarmt worden. Sie wehrte sich nämlich anfangs dagegen, den göttlichen Befehl auszuführen, alles, was sie vor ihrem inneren Auge sah, niederzuschreiben. Und sie war so lange z. T. sehr krank, solange sie sich dagegen wehrte. In dem Augenblick aber, als sie anfing vom Krankenlager aus zu diktieren – und es sprudelte nur so aus ihr heraus – wurde sie fast schlagartig gesund. Sie wurde nur immer wieder dann krank, wenn sie sich gegen ihre innere Stimme aufbäumte und nicht alles aufschreiben lassen wollte, weil sie sich nicht für würdig genug erachtete. Wir würden dies heute als psycho-somatische Erkrankungen bezeichnen.

Als sie dann aber erst einmal 1141 mit ihrem ersten Buch „Scivias“, einem theologischen Werk, anfing, kam so viel aus ihr heraus, dass ihr Beichtvater und Sekretär, der Mönch Volmar, alle Mühe hatte, mit der Klarschrift der Texte nachzukommen.

In den Jahren 1147 / 48 war dann die Synode von Trier. Papst Eugen III. schickte extra eine Kommission ins Kloster, um die Sehergaben Hildegards einer strengen Prüfung zu unterziehen. Diese fand sie in Ordnung, berichtete ihm davon und brachte ihm auch Abschriften der noch unfertigen „Scivias“ – „Wisse die Wege“. Er war davon so begeistert, dass er selbst der Synode daraus vorlas. Damit hatte sie den Durchbruch auch auf dieser Welt erreicht und war somit eine vom Papst anerkannte Prophetin. Und die Synodalen aus vielen Ländern verbreiteten dies im ganzen damaligen Einflussbereich der Kirche. Mit dieser Rückenstärkung schrieb sie dann den Großen der damaligen Welt ihre berühmt gewordenen Briefe.

Sie hatte dann mehrere Offenbarungsperioden:

In den Jahren 1141 – 51 die erste mit dem schon erwähnten Buch „Scivias“, dies war eine mehr theologische Phase.

In den Jahren 1151 – 58 schrieb sie ihre Naturkunde und ihre Heilkunde.

In den Jahren 1158 – 63, in der 3. Phase, schrieb sie mehr Psychologisches.

In den Jahren 1173 – 78 schrieb sie Theologisch-Psychologisches.

Im Jahre 1179, kurz vor ihrem Tod am 17. September, schrieb sie dann noch eine kleine Autobiographie, das einzige Werk, das sie wahrscheinlich nicht visionär empfing.

Zwischendurch hat sie noch ca. 70 geistige Lieder getextet und komponiert, wie wir heute sagen würden, und dazu noch ein ganzes Oratorium.

Außerdem unternahm sie noch zwischendurch vom Jahre 1158 an bis 1171 verschiedene anstrengende Missions- und Predigt-Reisen. Wir dürfen bei diesen Reisen nicht vergessen, in was für einer Welt Hildegard damals lebte. Diese Missionsreisen, die sie bis nach Bamberg und Augsburg führten und auch über Köln bis in die heutigen Niederlande, unternahm sie ja nicht im Intercity oder mit einer Fluggesellschaft, sondern meist zu Fuß, im Ochsenkarren und zeitweise auch per Schiff. Sie war zu Beginn ihrer Reisen immerhin schon 60 Jahre alt, ein für damalige Verhältnisse enorm hohes Alter. Die Christianisierung des heutigen Deutschlands war ja in seinen Randgebieten, z. B. im nördlichen Bayern, wo ich wohne, erst ca. 1130 abgeschlossen.

In allen diesen Schaffensphasen stellt sie aber immer Gott in den Mittelpunkt und den Menschen, als sein höchstes Geschöpf, in Bezug zu Gott. Diese Einteilung der Offenbarungs-Perioden, die Sie oben lesen konnten, ist natürlich nicht so streng zu sehen. Es gibt kein Werk Hildegards ohne Theologie und keines ohne Medizin. Für sie ist alles eins und eins greift nahtlos ins andere über.

Sie ist also eine, die uns lehrt, immer das Ganze anzuschauen, immer den ganzen Menschen in seiner Einheit mit Körper, Seele und Geist, und uns nicht zu sehr im Detail, im Analytischen zu verlieren und dabei das Ganze aus dem Auge zu verlieren, wie es ja leider Gottes ein Teil der Schulmedizin heute tut. Man darf vor lauter einzelnen Laborwerten eben nicht vergessen, dass man immer einen ganzen Menschen vor sich hat.

Hildegard sagt, dass Gott sich in uns, seinen Geschöpfen, ausdrückt und dass wir demzufolge für diesen uns anvertrauten Körper auch eine große Verantwortung haben. In diesem Sinne meint sie auch, dass die Medizin nicht dazu da sei, Leben zu verlängern, sondern das Leben lebenswerter und damit offener für Gott zu machen.

Dadurch gibt sie ihrer Heilkunde einen besonderen Stellenwert in ihrer Mystik. Sie sagt, ähnlich wie im Yoga, dass man in einem gesunden Körper offener für Gott ist. Im Yoga dient ja auch das Hatha-Yoga zur Gesundung des menschlichen Körpers, als Vorbereitung für das spätere geistige Yoga, das in den verschiedenen Stufen des Yoga sehr viel höher steht.

Wir finden also hier erstaunliche Parallelen speziell zum östlichen Denken, und das im „tiefsten Mittelalter", wie diese Zeit bei uns genannt wird, noch lange vor den großen Mystikern und Denkern des Mittelalters wie Meister Eckehart, Tauler, Johannes vom Kreuz, u.v.a.m. Unsere Hildegard starb ja schon im Jahre 1179.

Sie drückt also ganz klar aus, dass die Heilkunde ein Werkzeug für die geistige Reifung des Menschen und für die Mystik ist. Krankheit ist für Hildegard ein Mangel an Sein. Heilung und Heil sind immer aufeinander bezogen. Wer Heilung braucht, der ist des letzten Ziels des Menschen, eben des Heils, in gleichem Maße bedürftig.

Sie belässt es aber nicht bei religiöser Sinndeutung und seelsorgerischem Zuspruch, sondern geht auf ganz konkrete Krankheitsbilder ein und gibt gezielte, therapeutische Hinweise. Allein 213 Pflanzen hat Hildegard eingehend beschrieben und als Therapeutica eingesetzt. Sie greift dabei nicht auf die Tradition der damaligen Zeit zurück, sondern bringt z. T. erstaunliche Neuerungen, z. T. auch völlig neue Indikationen, die weder damals noch heute bekannt waren und sind.

Das umfassendste Charakteristikum ihrer Lebensarbeit ist für Hildegard der Blick aufs Ganze, die Schau der Universalität, wobei die Heilkunde eben ein Teilstück des Ganzen darstellt, ein aus ihrer Sicht heraus nicht sehr großer, aber trotzdem ein sehr wichtiger Teil des Ganzen. Deshalb kann man nicht Hildegard-Heilkunde betreiben, ohne sich nicht auch mit dem Geist ihrer anderen Schriften zu beschäftigen. Sie öffnen einem manchmal gerade den Blick für das Medizinische.

Hildegard sagt auch oft bei manchen Heilmitteln: *„... es hilft, wenn Gott will, dass es hilft.!"*. Dann schlägt es nicht bei jedem an. Wenn sie allerdings sagt: *„... es heilt!"*, dann kann man sich darauf verlassen, dass es heilt, vorausgesetzt, man wendet es *genau so an*, wie sie es vorschreibt. Sie gibt z. B. auch einige Therapien gegen Gallensteine an, sagt aber auch sinngemäß dazu: „Ein Gallenstein ist ein gutes Ding, er erzieht den Menschen zum richtigen Essen und Trinken!"

Die Hl. Hildegard ist also die Gründerin eines völlig neuen Zweiges der Naturheilkunde, der im Augenblick noch ein kleines, zartes Pflänzchen ist, das gut gepflegt werden muss, aber – und davon bin ich überzeugt – in einigen Jahren oder Jahrzehnten wird dieses Pflänzchen eine sehr starke Pflanze sein, die alle Arzneimittel-Gesetze und -Verbote überstehen wird.

Sie schrieb, auch wieder sinngemäß, dass alles auf dieser Welt Schwingung sei (wie es heute die moderne Wissenschaft auf allen Bereichen bestätigt) und dass die verschiedenen Schwingungen auf den menschlichen Körper verschiedenartige Wirkungen ausüben. Man müsse nur durch ein geeignetes Medium diese Schwingung auf den Körper übertragen. Ein Beispiel dazu, Originalton Hildegard:

„Und wenn jemandem Blut aus der Nase fließt, dann wärme Wein und in den gewärmten Wein lege den Karneol (einen Halbedelstein). *Und so gib jenem zu trinken, und das Blut wird aufhören zu fließen."*

Und das Nasenbluten hörte schlagartig auf! Ausprobiert an einer Patientin, bei der sonst nichts half und die schon alles gegen ihr Nasenbluten gemacht hatte bzw. hatte machen lassen, incl. einer Verätzung der kleinen Äderchen in der Nase. Sie trinkt seither immer wieder einmal prophylaktisch ein Gläschen Karneol-Wein und hat keinerlei Beschwerden mehr. Und als „Nebenwirkung" senkte sich ihr Blutdruck hin zum Normalen!

Dies war der erste Fall mit Steinen in meiner Praxis Ende der 70er Jahre, weitere folgten, nicht nur in meiner Praxis, sondern auch bei Kolleginnen und Kollegen im Arbeitskreis für Hildegard-Heilkunde, immer mit demselben Ergebnis. Damit ist erwiesen, dass es sich beim ersten Fall nicht um einen Zufall handelt.

So ungewöhnlich sind Übertragungen von Schwingungen gar nicht, wenn wir an die modernen Quarzuhren denken, die erst der Anfang einer Entwicklung auf diesem Gebiet sind.

Hildegard diktierte mit Unterbrechungen vom Jahre 1141 bis an ihr Lebensende am 17. Sept. 1179. Genau an dem Tag, den sie für ihren Tod vorausgesagt haben soll. Außerdem habe ich – ohne dass ich dies damals wusste – genau am Namenstag der Heiligen Hildegard meine Heilpraktikerprüfung gemacht. Fügung?

Der Titel des von Prof. Schulz übersetzten Buches „Causae et curae" – „Ursachen und Behandlungen" – sollte uns schon aufhorchen lassen. SIE geht also hier an die Wurzel des Übels und nicht ans Symptom. Und das nicht nur in der Heilkunde, sondern auch in allen anderen Dingen, wie man in ihren Büchern lesen kann. Man muss sich in dieses Buch und ihre anderen Werke allerdings richtig hineinlesen und alles im Zusammenhang betrachten. Ihre Sprache ist für uns nicht immer leicht zu verstehen. Ihre Erkenntnisse werfen allerdings auch einiges, was wir bisher für gut hielten, total über den Haufen.

Nach Meinung Hildegards ist nur der der rechte Behandler, der die Praxis mit menschlicher Zuwendung ausübt, die er aber erst einmal selbst an sich erfahren haben muss. Und nur insoweit er diese Zuwendung und Barmherzigkeit empfing, ist er auch in der Lage, dies an seine Patienten weiterzureichen.

In der chinesischen Medizin klingt es ähnlich, wenn auch mit ganz anderen Worten ausgedrückt: Der Mensch kann nur dann richtig handeln und behandeln und auch nur richtig behandelt werden, wenn er im Einklang mit der Natur steht.

Ich bin sowieso der Meinung, dass die Lehren Hildegards von den verschiedenen Qualitäten der einzelnen Mittel, z. B. trockene Wärme oder feuchter Schleim usw., Ähnlichkeiten mit der chinesischen Energielehre von Yin und Yang aufweisen.

Wenn man sich einige Zeit intensiv mit der Hildegard-Heilkunde beschäftigt, merkt man, wie SIE so langsam, aber sicher von einem Besitz ergreift, wie man zigmal jeden Tag durch irgendein Stichwort oder einen Satz an Hildegard erinnert wird und alles, was rund um einen vorgeht, in irgendeinen Zusammenhang damit bringt, alles mit den Lehren Hildegards vergleicht, ob das beim Essen oder Trinken ist oder bei der täglichen Arbeit in der Praxis.

Man muss aber m. E. bei Hildegard klar unterscheiden zwischen heute anwendbaren und heute nicht anwendbaren Mitteln. Nicht anwendbar, weil einzelne Mittel oder Bestandteile auf Ablehnung stoßen, weil Zusätze gebraucht werden, die aus ethischen oder naturschützerischen Gründen in der heutigen Zeit einfach nicht tragbar sind. Dies sind z. B. das Menstruationsblut einer Frau oder Teile von Singvögeln oder auch von anderen Vögeln. Dies stößt mit Sicherheit bei vielen auf totale Ablehnung und Unverständnis – auch bei mir! Wenn wir auf solchen Sachen beharrten, würden wir der Hildegard-Heilkunde einen sehr schlechten Dienst erweisen.

Aber die Hildegard-Literatur weist so viele Rezepte auf, dass wir nicht unbedingt auf solche Mittel zurückgreifen müssen. Wir haben die Wahl und können meist ausweichen. Es bleibt genug übrig, um damit richtig und zeitgerecht therapieren zu können. Nur muss man sich eben ganz strikt an die kleinste Kleinigkeit halten, die SIE in den Anordnungen gibt.

Bedenken sollte man dabei eine Aussage Siegmund Freuds, des Entwicklers der Psycho-Analyse:

„Vor jeder psychotherapeutischen Behandlung ist durch eine körperliche Untersuchung eine organische Erkrankung auszuschließen!"

Dies ist in der Praxis sehr wichtig, weil sonst vieles Organische unter dem Mantel des Psychischen verschwindet, nach dem Motto:
„Was man nicht erklären kann, schaut man als psychotisch an!"

Richtige Hildegard-Heilkunde besteht, neben der psychischen Betreuung, die ja in jeder Naturheilpraxis eine Selbstverständlichkeit sein sollte, aus 3 tragenden Säulen:

1. Die Umstellung der gesamten Ernährung, speziell natürlich auf Dinkelkost.
2. Die Generalreinigung des Körpers durch Ausleitungsverfahren, speziell den hildegardischen Aderlass zum richtigen Zeitpunkt und in der richtigen Weise, das trockene und blutige Schröpfen, und natürlich gehört hier auch das Fasten dazu und
3. die Hildegard-Heilmittel.

Die Ernährung und auch die Heilkunde fangen bei Hildegard mit Dinkel an (Siehe: Dinkel). Man sagt ja auch: „Der Mensch ist, was er isst!", und ich möchte ergänzen – meist zu viel. Das haben schon die alten Ägypter gewusst. In einer altägyptischen Pyramide steht, vor 3- oder 4-tausend Jahren fein-säuberlich in Stein gemeißelt:

„Von einem Drittel, von dem, was wir essen, leben wir,
von den restlichen zwei Dritteln leben die Ärzte!"

Deshalb ist einer der Leitbegriffe dieses Buches und auch der ganzen Hildegard-Heilkunde die „Discretio", das rechte Maß.

Der große Arzt Paracelsus sagt dies mit etwas anderen Worten:
„All Thing seyn Gift, nur die Dosis macht's, ob Thing nicht Gift seyn!"

Und meine Großmutter sagte zu ihren Patienten:
„Ein Schnaps kann Medizin sein, eine Flasche Schnaps ist Gift!"

Einführung in das Fasten

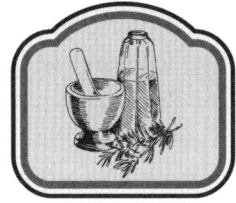

Seit Urzeiten haben die Menschen gefastet, um sich damit körperlich und geistig zu reinigen. Alle großen Religionsstifter der Welt, ob Buddha, Christus oder Mohammed, haben sich irgendwann einmal in die Wüste zurückgezogen, haben gefastet und dabei Erleuchtungserlebnisse gehabt.

Der Arzt Galen (Galenos ca. 129–216), griechischer Arzt und Naturforscher, sagte: „Fasten reinigt den ganzen Körper", und Seneca (ca. 1 – 65) meinte: „Man muss zu Zeiten etwas für die Seele tun und ihr hin und wieder etwas Ruhe gönnen." Genau dies tun wir, wenn wir fasten und uns dabei auch auf die inneren Werte der Seele konzentrieren. Dies kann man am besten mit einer Kombination von Fasten und Schweige-Meditation erreichen. Dieses sporadische Schweigen ist ein sehr wichtiger Faktor, damit wir innerlich ruhiger werden und uns auf uns selbst besinnen können.

Eine Fastenkur ist die diätetisch strengste, aber auch mit Abstand wirksamste Maßnahme zur Ausheilung, oder zumindest einer weitgehenden Beeinflussung zum Besseren, bei fast allen Krankheiten. Sie ist die „Kur aller Kuren".

Auch die moderne Medizin hält vom Fasten sehr viel, zumindest der Teil der Medizin, der etwas naturheilkundlich orientiert ist. Untersuchungen an den großen Fastenkliniken haben erwiesen, welch große reinigende Wirkung davon ausgeht. Eingehende Laboruntersuchungen bestätigen dies.

Die gesundheitsfördernde Wirkung des Heilfastens kommt daher, dass der Mensch etwa 30 % seines gesamten Energieaufwandes allein mit der Verdauung verbraucht. Wird daher keine Nahrung aufgenommen, kann diese freigewordene Energie sehr sinnvoll anders genutzt werden, speziell zur Aktivierung der Selbstheilungskräfte im Körper. Jeder, der einmal richtig gefastet hat, wird auch bestätigen, dass er, wenn er erst einmal die Hungerschwelle überwunden hat, sich sehr viel leichter fühlt und auch viel leistungsfähiger ist – jedenfalls eine Zeitlang.

Es kommt zu einer Regeneration des gesamten Körpers, aber auch die geistige Leistungsfähigkeit wird beflügelt und das seelische Befinden wird positiv beeinflusst – manche werden dadurch beinahe etwas „high". Mit andern Worten: Man bekommt ein ganz anderes und schöneres Lebensgefühl.

Der Fastenarzt Dr. Buchinger, der auch immer das Fasten mit geistigen Übungen und Gebet verbunden sehen möchte, um eine richtige Wirkung zu erzielen, erklärte die Vorgänge beim Fasten so: „Der Glykogen-Vorrat der Leber und andere im Blut kreisende, verfügungsbereite Nahrungsstoffe werden erst abgebaut und der Körperhaushalt etwa drei Tage lang notdürftig davon bestritten. Alle Stoffwechselvorgänge werden auf größte Sparsamkeit eingestellt. Nun kommt die „Autarkie", das wirtschaftliche Kreisen in sich selbst. Der Körper wird vor die Notwendigkeit gestellt, zur Aufrechterhaltung seines Stickstoffgleichgewichts irgendwelche Eiweiß-Depots angreifen zu müssen. Auf Grund reicher Erfahrung dürfen wir annehmen, dass zu diesem Zweck in erster Linie Gebilde zerstört und Stoffe abgebaut werden, die im Zellenstaat eine störende, kränkelnde Rolle spielen, also etwa pathologische Ausschwitzungen, alte Schwarten, Ablagerungen, Fremdstoffe, Eitriges, Schwaches, irgendwie Belastendes usw."

Im Fasten werden also schädliche Stoffe ausgeschieden, der Körper wird entschlackt und somit von manchen Krankheiten befreit. Das Fasten baut überalterte Zellen ab und regt dadurch die Neubildung von jugendlichen Zellen an. Dadurch kommt es durch das Fasten zu einer regenerierenden Wirkung.

In den ersten 24 Stunden werden alle Glykogen-Reserven aus der Leber und der Muskulatur verbrannt, dann alle Eiweiß-Reserven aus dem Blut, aus dem Unterhautgewebe, der Basal-Membranen, aller großen und kleinen Gefäße, der Leber und der Bauchspeicheldrüse und des Darms. Die dabei anfallenden sauren Stoffwechselprodukte werden über alle Ausscheidungsorgane – Haut und Schleimhaut, Darm, Nieren, Leber und Lunge – ausgeschieden, aber nur bei ausreichender Bewegung, entsprechender Darm-Entleerung und genügend Flüssigkeitszufuhr als Transportmittel.

Das körperliche Fasten muss begleitet sein von einem geistigen Fasten oder besser gesagt: Das richtig verstandene Fasten ist schon immer auch ein geistiges Fasten. Deswegen wird das Fasten meist als „Heil-Fasten" bezeichnet, also „heil werden durch Fasten, körperlich und geistig."

Gerade wenn man im Fasten bewusst die vielen Ersatzbefriedigungen aus der Hand legt, die oft genug betäuben oder blind machen, erkennt man seine innere Wahrheit. Das Fasten darf nicht zu einer Lebensverneinung führen. Nicht die Angst vor dem Essen lässt uns fasten, sondern die Hoffnung, dass wir mit unserm Trieb zum übermäßigen Essen durch das Fasten besser umgehen können. Das Fasten führt uns an unsere eigenen Grenzen und zeigt uns ganz deutlich, dass wir mit unserm Leib nicht nach Belieben verfahren können. Wir müssen akzeptieren, dass er auch gewisse Bedürfnisse hat, die erfüllt werden sollten, aber nicht über-erfüllt. Der Leib fordert sein Recht. Der Geist kann ihn nicht wie einen Sklaven behandeln. Er muss auf ihn hören und Rücksicht auf ihn nehmen. Wir kämpfen aber im Fasten nicht gegen uns selbst, sondern gegen die Feinde der Seele, die uns davon abhalten wollen, wir selbst zu werden.

Kinder und Tiere haben das Fasten als Urinstinkt zur Ausheilung in sich und verweigern meist jede Nahrungsaufnahme, wenn sie sich nicht gesund fühlen. Sie trinken aber in dieser Zeit meist jede Menge. Erst, wenn sie sich wieder wohler fühlen, nehmen sie auch wieder feste Nahrung zu sich.

Man bezeichnet deshalb das Fasten auch als „eine Operation ohne Messer" oder auch „das Messer des Internisten", da bei dieser „unblutigen Operation" eben nur schlechtes Gewebe abgebaut wird und keine gesunden Zellen, wie bei einer richtigen, blutigen Operation, verletzt werden. Aber nur, wenn wir es nicht übertreiben, also auch hier die „Discretio" einhalten, auf die uns die Heilige Hildegard an vielen Stellen immer wieder hinweist.

Aber es nützt uns eigentlich sehr wenig, wenn man nur in Labor-Parametern der offiziellen Medizin denkt und dabei vergisst, dass man einen lebenden Menschen, der aus Körper, Geist und Seele besteht, vor sich hat. Diesen ganzen Menschen versucht man in der Naturheilkunde immer mit einzubeziehen (oder sollte man zumindest versuchen), was in Normalpraxen oft vernachlässigt wird.

Ich erkläre meinen Patienten auf ihre Fragen, die in einer Naturheilpraxis immer wieder gestellt werden, den Unterschied zwischen Naturheilkunde und der Schulmedizin in etwa so: „In der Schulmedizin wird meist nur der kranke Daumen des Herrn Meier behandelt, in der Naturheilpraxis wird aber der ganze Herr Meier mit seinem kranken Daumen behandelt!" Der ganze Herr Meier besteht eben nicht nur aus einem Körper, bei dem der Daumen verletzt ist, sondern er ist ein Mensch mit Körper, Seele und Geist, und diese Ganzheit sollte bei einer jeden Therapie angesprochen werden. Das finden wir bei der Heiligen Hildegard in ganz besonderem Maße und das ist auch ein Grund, warum man sich als naturheilkundlich denkender Mensch bei ihr so geborgen fühlt.

Darin liegt der eigentliche Grund, dass die Fastenkuren in den großen Kliniken, wenn sie ohne die entsprechende geistig-seelische Betreuung vonstatten gehen, eigentlich keinerlei Langzeitwirkungen haben (oder wie man heute sagt: „Es ist keine Nachhaltigkeit da"), weil eben die notwendige Bewusstseins-Veränderung nicht stattfinden kann.

Die Heilige Hildegard von Bingen sieht im Fasten ein Universalmittel, um krankhafte Belastungen zu beseitigen und die jedem Menschen innewohnenden Heilkräfte der Seele freizusetzen und zu stabilisieren. Die alte Kirche nannte das Fasten „Beten mit Leib und Seele", und im Judentum wurde und wird auch heute noch das Fasten als eine Verstärkung des Gebets aufgefasst, so, als ob man Gott damit sagen wollte, dass man das Gebet ernst meint. Auch im Islam ist der Fastenmonat „Ramadan" der wichtigste Teil des ganzen Jahres – und das ist sehr gut! Im Christentum wird heute die Fastenzeit von den meisten nicht mehr sehr ernst genommen – das ist schade!

Weil vieles in der modernen Medizin (leider) eben nur körperlich gesehen wird, gibt es ja heute so viele unerkannte, psycho-somatischen Erkrankungen, und Kenner der Szene behaupten, dass fast alle Erkrankungen psychisch bedingt sind – man spricht in den USA von 95 bis 97% –, selbst die Unfälle, die täglich passieren, Fehlverhalten im Verkehr, am Arbeitsplatz oder im Haushalt.

Wenn wir nun Fasten mit der entsprechenden Betreuung, z. B. mit einem Kontemplationskurs im zeitwise strengen Schweigen, kombinieren, werden diese Heilkräfte der Seele freigesetzt bzw. werden dadurch seelische Blockaden gelöst. Dann hat ein Fastenkurs eine viel bessere Wirkung, als wenn wir nur rein mechanisch fasten ohne diese Betreuung und Führung. Wir werden dabei lernen, *„auf die Stimme unserer Seele zu hören"*, wie die Heilige Hildegard uns lehrt, also besser auf unsere inneren Instinkte zu hören, die jeder Mensch in sich hat, die aber durch unsere sogenannte Zivilisation verschüttet worden sind, und uns auch von diesen leiten zu lassen.

Ein totales Fasten über Wochen ist bestimmt nicht das *„diskrete Maß"*, die *„Discretio"*, von der Hildegard immer wieder spricht. Das diskrete Maß ist maßvolles Essen und Trinken zur Gesunderhaltung des Körpers. Aber wir lernen durch das Fasten, unser eigenes diskrete Maß zu finden und nach dem Fastenkurs auch besser einzuhalten.

Dies hat die Heilige Hildegard schon vor über 800 Jahren in ihrer inneren Schau erkannt und niedergeschrieben. Hildegard nennt die Heilkräfte der Seele starke, kreative und regenerierende Kräfte, *„operarii die"*, seelische Abwehrkräfte *„fortissima militia"*, die besonders bei chronisch-kranken Leuten dringendst gebraucht werden.

Und in der Bibel unter Matthäus 6.16 kann man über das Fasten nachlesen: „Wenn ihr fastet, so schaut nicht finster drein wie die Heuchler; denn diese entstellen ihr Antlitz, damit die Menschen sehen, dass sie fasten."

Seid also fröhlich beim Fasten!

Wer sollte nicht fasten?

Man muss nun aber ganz klar unterscheiden zwischen einer großen Fastenkur in einer Klinik und einem kleinen Fastenkurs von einer Woche, einer kleinen Fastenkur oder auch dem ambulanten Fasten zu Hause mit Betreuung durch einen Therapeuten oder/und einen Geistlichen.

Bei kleineren Kursen oder Mini-Kuren sollten schwermütige Patienten nicht teilnehmen. Auch wer sich in psycho-therapeutischer Behandlung befindet, sollte nicht fasten – oder zumindest nicht ohne eine fachärztliche Betreuung. Ebensowenig sollten Leute mit akuten Infektionskrankheiten, mit schweren organischen Erkrankungen, z. B. Leute mit schweren Nieren- oder Leber-Zellschäden und mit schweren, organischen Herzerkrankungen, Patienten mit bösartigen Geschwülsten, z. B. mit Krebs, oder auch TBC-Kranke, nicht fasten.

Natürlich sollten auch Frauen während einer Schwangerschaft kein Heilfasten durchführen, weil sie dadurch eventuell ihr im Leib heranwachsendes Kind schädigen könnten. Dies sollte eigentlich selbstverständlich sein, soll aber der Vollständigkeit halber mit aufgeführt werden. Das Fasten während der Schwangerschaft bringt einen Mangel für Mutter und Kind mit sich. Manche Schwangeren versuchen es trotzdem, weil sie Angst vor dem Gewicht haben, das sie dann evtl. nicht mehr runterbekommen. Der Organismus von Mutter und Kind ist durch die „anderen Umstände" sowieso schon massiv belastet – man sollte auch hier die „*Discretio*" einhalten. Wenn sie später nicht mehr stillen, können die Frauen dann ja mal eine „Abspeckkur" machen.

Eine große, einzige Ausnahme sollte man hier aber zulassen: Wenn es zu gewissen Vergiftungs-Erscheinungen kommen sollte, durch die das Kind auch gefährdet wäre, könnte man unter strengster Kontrolle von Ärzten in einer Klinik zur Entgiftung auch einmal etwas fasten, aber nicht zu lange.

Ebenso sollten die oben aufgeführten kranken Patienten eventuell, aber nur unter strengster, klinischer Beobachtung und Betreuung möglichst in einer Klinik fasten. Dies sind allgemeine Erfahrungen, die bei bestimmten Therapien und den entsprechenden Umständen eines besonderen Falles durchbrochen werden können. Aber dazu gehört dann eben auch der entsprechende Therapeut, der sich des Patienten voll annimmt und ihn während der ganzen Zeit voll betreut und im Notfall entsprechend eingreifen kann.

Die Altergrenze für das Fasten sollte – habe ich in der 1. Ausgabe des Fasten-buches 1991 geschrieben – bei etwa 70 Jahre liegen. Dabei sollte diese Grenze sehr flexibel sein, denn es kommt auf das sogenannte „biologische Alter" an, nicht auf das Alter, das im Ausweis steht. Oftmals sind Leute bei entsprechen-der Lebensweise mit 60 Jahren schon viel älter als andere mit 80 Jahren. Die älteste Teilnehmerin bei Fastenkursen, die ich bis 1991 abhielt, war 76 Jahre alt und hielt sich z. T. besser als sehr viele jüngere Teilnehmer.

Inzwischen habe ich als älteste Teilnehmerin eine über 90-jährige Patientin beim Fastenkurs gehabt. Sie war am Anfang – wie sie selbst sagte – dem Ster-ben sehr nahe. Sie machte einige Jahre lang bei mir 2 bis 3 Fastenkurse von je 1 Woche im Jahr mit und lebte von Kurs zu Kurs mehr auf. Dann starb sie al-lerdings mit 96 Jahren, ohne vorher schwer krank zu sein. Sie schlief friedlich ein. Ihre Zeit auf dieser Welt war eben abgelaufen.

Die unterste Altersgrenze sollte bei etwa 20 Jahren liegen und auch nur dann, wenn eine schwere Krankheit vorliegt oder vorlag und man den Körper erst einmal entgiften möchte. Besser ist es, die untere Grenze bei etwa 25 Jahren zu setzen. Unter 20 Jahren habe ich keine guten Erfahrungen bei zu jungen Leuten gemacht. Einigen Teilnehmerinnen habe ich sogar während des Kurses geraten aufzuhören.

Grundprinzip sollte hier immer sein, dass das Fasten auf der Freiwilligkeit dieser jungen Leute basiert. Wenn man sie überzeugt hat, dass dies für die Wiederherstellung ihrer Gesundheit gut sei, machen sie auch voll Freuden mit, und wenn sie erst einmal merken, wie gut es ihnen tut, muss man sie sogar oft bremsen. Sie neigen dann in ihrer Euphorie oft zu Übertreibungen.

Wenn sie aber nur aus Frust, z. B., weil eine Liebschaft auseinanderging (solche meist weiblichen Teilnehmer habe ich in Kursen erlebt), auf einmal eine Verwei-gerungshaltung einnehmen und nun „hungern" wollen – aber nicht „fasten", sollte man diesen Leuten abraten, und als Fastenleiter muss man sie rigoros ablehnen.

Die Körpersprache

Es ist in diesem Zusammenhang vielleicht auch ganz interessant, dass man, wenn man die Körpersprache etwas berücksichtigt, fast alle Faster in „gute Faster" und „nicht ganz so gute Faster" einteilen kann. Personen, die ein dickes Ohrläppchen haben, macht das Fasten weniger aus, sie bekommen nicht so starke Reaktionen und sind psychisch stabiler als Leute mit einem sehr dünnen Ohrläppchen. Wenn das Ohrläppchen unten angewachsen ist, dann sind die Personen nur dann „gute Faster", wenn sie eine Rille vor dem Ohr haben. Die so erkennbaren „schlechten Faster" sollten in einem Kurs von vornherein etwas besser und intensiver vom Fastenleiter betreut werden.

Am ersten Tag sollte der Fasten-Leiter oder Fasten-Meister, wie er auch manchmal genannt wird, mit jedem einzeln ein kleines Gespräch über seinen körperlichen und seelischen-psychischen Gesundheitszustand führen und zumindest den Blutdruck, die Pulsfrequenz und das Gewicht prüfen und auch alles in seine Karteikarte eintragen. Wo nötig, sollte er auch zwischendurch den Blutzucker immer wieder einmal kontrollieren, besondere Risiken des Fasters kennenlernen, alle eingenommenen Medikamente kennen und auch – wenn vorhanden – in den Allergie-Pass Einblick nehmen können. Eine kleine Übersicht (ein Anamneseblatt), das beliebig erweitert werden kann, ist am Ende des Buches mit eingefügt. Auf diesem Blatt sollte man auch mindestens 1- bis 2-mal während des Kurses alles eintragen.

Der Blutdruck müsste zumindest am Anfang und – wenn nötig – dann auch alle ein bis zwei Tage kontrolliert und in die Karte eingetragen werden. Wenn dieser sehr labil sein sollte, natürlich auch öfters. Der Blutdruck sinkt meist in der ersten Zeit des Fastens, was bei Fastern mit zu niedrigem Blutdruck manchmal zu kleinen Problemen führt, die aber meist mit dem Herzwein und mehr Flüssigkeitszufuhr abgefangen werden können. In seine Karte sollte jeder Teilnehmer jederzeit Einblick haben können und, wenn er will, sie am Ende des Kurses auch mit nach Hause nehmen dürfen. Ich vernichte aus Datenschutzgründen nach der Auswertung eines Kurses diese Karten und auch alle Adressen und Telefon-Nummern der Faster.

Beim Fasten befolgen wir die Regeln, die die Heilige Hildegard uns in ihren Schriften gegeben hat. Wir sollten danach 6 bis 10 Tage nichts Festes essen, sondern nur trinken, einmal mindestens täglich, eventuell sogar zweimal auch die Fastensuppe essen (nach dem Rezept im Buch unter dem Stichwort „Fastensuppe"). Sie besteht aus einer Abkochung von Dinkelkörnern und viel verschiedenem Gemüse der Saison mit diversen Gewürzen. Über die Wirkungen der verschiedenen Gewürze nach der Heiligen Hildegard und auch über den Dinkel sollten Sie im Buch alles genau nachlesen. Dies sollte aber auch im Kurs eingehend besprochen werden.

Zu Beginn eines solchen Kurses oder einer kleinen Kur sollte unbedingt ein genauer Tagesfahrplan oder sogar ein richtiger Stundenplan aufgestellt werden, der dann auch genau eingehalten werden sollte. Dadurch weiß jeder, wann was zu machen ist, und damit kommt auch kein „Langeweile-Hunger" auf. Auch der Rhythmus in einem solchen Kurs ist sehr wichtig, der Wechsel zwischen aktiven Zeiten und ruhigeren Zeiten, zwischen „Ora" und „Labora" – um es im Sinne von Hildegard benediktinisch auszudrücken.

Das Trinken während des Fastens

Zwischen den einzelnen „Mahlzeiten" sollte immer viel getrunken werden, speziell natürlich Fenchel- oder Salbeitee oder auch Dinkelkaffee, auch ganz normales, abgekochtes Wasser – aber alles in warmem oder zumindest lauwarmem Zustand, weil alle Faster leicht frieren und durch warme Getränke der Körper immer wieder erwärmt wird. Auf die genaue Trinkmenge können Sie auch unter „Flüssigkeitshaushalt des Körpers" nachlesen.

Gemüse- und Obstsäfte, die aber immer sehr stark mit (Mineral-) Wasser oder noch besser mit abgekochtem Wasser zu verdünnen sind, sollten nur im äußersten Notfall genommen werden, da dies nicht ganz in den Plan eines Hildegard-Fastens passt. Wenn man schon Mineral-Wasser trinkt, dann sollte dies möglichst ein natriumarmes Wasser sein. Die Heilige Hildegard meint, dass ein *rohes Wasser*, also ein nicht abgekochtes Wasser, nicht gut für den Menschen sei. Da mögen gewisse mittelalterliche Denkweisen mit hineinspielen, da damals das

Wasser in den Orten sehr oft durch die Abwässer aus der Gosse mit Krankeits-
keimen kontaminiert war – deshalb auch das alte Volkslied „Am Brunnen vor
dem Tore", da konnte das verschmutzte Wasser von der Gosse in der Stadt nicht
hineinkommen. Aber jeder Mensch, der einmal krank war, wird auch bestätigen,
dass ihm ein Tee immer besser bekommt als ein Mineralwasser, also ein abgekochtes Wasser besser als ein rohes. Es muss also auch an dem Abkochen liegen.

Wenn man eine Abwehr oder sogar einen Ekel vor Fenchel-Salbei-Tee oder/und
der Fastensuppe verspürt, sollte man auf Säfte zurückgreifen, denn wenn man
gegen diese Abwehr sich die Sachen hineinzwingt, bringt es recht wenig, weil
sich dann ein innerer Widerstand gegen den ganzen Kurs aufbaut. Aber dies ist
Gott sei Dank nur sehr selten der Fall.

Außerdem ist Obst- oder Gemüsesaft in der Regel „sauer", und es wäre besser,
wenn man beim Fasten mehr „Basisches" trinken würde, da die meisten Menschen sowieso übersäuert sind. Wenn man den Tee nicht vertragen kann oder
eine Abneigung dagegen hat, wäre es besser, wenn man nur einfaches, abgekochtes Wasser trinken würde, wie es in der Ayurveda-Medizin üblich ist. Hier sollte
man das normale Leitungswasser mindestens 10 Minuten sprudelnd kochen.

Wenn man aber schon Säfte trinkt, dann nie unverdünnte Säfte! Bei unver-
dünnten Obst- oder Gemüsesäften bin ich immer etwas skeptisch in Bezug auf
die Menge. Man bedenke, dass in einer Flasche Orangensaft z. B. der Saft von
ein bis zwei Kilogramm Orangen ist. Ich habe in meiner Praxis erlebt, dass
jemand täglich vier Liter Orangensaft getrunken hat, und da ihm dieser noch
zu dünn war, ging er dazu über, ein Orangensaft-Konzentrat zu trinken, wo
gar auf einen Liter Saft fünf Kilogramm Orangen kamen. Das war dann pro
Tag der Saft von 20 Kilogramm Orangen. Ich frage Sie ehrlich: „Würden Sie
es schaffen, an einem Tag zwanzig Kilogramm Orangen zu essen?" Die Antwort kann natürlich nur „Nein!" lauten und so sollten wir auch keinerlei Säfte
pur trinken, sondern immer nur verdünnt. Der liebe Gott hat das Obst nicht
geschaffen, dass wir es in flüssiger Form zu uns nehmen!

Wenn wir das Obst essen und nicht nur den Saft trinken, hat dies noch den
weiteren Vorteil, dass wir dem Darm auch noch ausreichend Schlackenstoffe
zuführen, dadurch ein normales Sättigungsgefühl bekommen und auch recht-

zeitig die „Bremse" finden. Außerdem wirkt das ganze Obst durch seine Schlackenstoffe nicht so säuernd auf den Körper wie der Saft ohne Schlackenstoffe. Der Körper sagt uns dann auch in der Regel genau, wann er nichts mehr von diesem Obst haben möchte. Wir können und sollten also viel mehr *„auf die Stimme unserer Seele hören"*!

Die Folge dieser „Orangensaft-Konzentrat-Trink-Kur" bei einem meiner Patienten nämlich war, dass er, der als Rheumatiker sowieso schon Schwierigkeiten mit allen Gelenken hatte, durch diese konzentrierte Obstsäuren seine Gelenke tagelang fast gar nicht mehr bewegen konnte. Ich musste Hausbesuche machen und gab ihm Injektionen, damit die Schmerzen geringer wurden und die Gelenke beweglicher, jede Menge Basisches zum Trinken, und nur so konnte sein Körper langsam entsäuert werden. Dann konnte er sich auch wieder bewegen. Seither trinkt er keinen Orangensaft mehr.

Für uns Mitteleuropäer sind laut Dr. Jarvis Äpfel auch viel gesünder als Orangen (Buch: „5 x 20 Jahre Leben"). Für die Leute aus dem Mittelmeerraum dagegen sind wieder die Orangen bekömmlicher als die Äpfel. Auch wenn man sich in den heißen Ländern, wo diese Früchte wachsen, aufhält, bekommen sie einem weitaus besser als zu Hause in unserm kalten Mitteleuropa. Ich hatte einen Italiener aus Sizilien in der Praxis, der mir sagte: „Hier in Deutschland esse ich keine einzige Orange, die sind so schlecht, dass bei uns in Sizilien diese noch nicht einmal die Schweine fressen würden. Wenn ich zu Hause in Sizilien Urlaub mache, esse ich jede Menge davon. Auch Olivenöl vertrage ich hier nicht, sobald ich nördlich der Alpen bin. Da bekomme ich als Rheumatiker sofort Gelenkschmerzen!"

Dies bestätigt auch die Aussagen der Heiligen Hildegard, die vom Olivenöl (Baumöl) sagt, dass wir es nur zum Einreiben, aber nicht zum Essen nehmen sollten. Es gibt genug Speiseöle, die bei uns wachsen und die wir dafür benutzen sollten.

Weitere Hilfsmaßnahmen während des Fastens

Die individuellen Beratungen und Betreuungen durch den Fastenleiter in Einzelgesprächen dürfen bei einem Fastenkurs oder einer Fastenkur nicht vergessen werden.

Man sollte einen Tagesfahrplan haben, aus dem man ersehen kann, dass man während des Fastens nicht nur ruhig sitzen, meditieren und schweigen sollte, sondern zwischendurch auch viel Bewegung hat, wenn möglich an der frischen Luft. Da durch das Fasten der Kreislauf etwas absackt, wird durch die Bewegung dieser immer wieder kräftig angeregt. Seit ich bei meinen Fasten-Kursen eingeführt habe, dass wir regelmäßig jeden zweiten Nachmittag eine Wanderung machen, hatte fast keiner der Faster mehr Probleme mit dem Kreislauf – natürlich auch unterstützt durch Tee und Herzwein.

Auch meditatives Tanzen wäre während eines solchen Fasten-Kurses sehr gut, da dort in idealer Weise die Bindung der Gedanken und die körperliche Betätigung harmonisch miteinander verknüpft werden. Auf einem Kurs in Würzburg haben wir sogar nach der Musik der Heiligen Hildegard, choreograpisch bearbeitet, getanzt. Der Kirchenvater Augustinus sagte ja auch einmal: „O Mensch, lerne tanzen, sonst wissen die Engel mit dir im Himmel nichts anzufangen!" Auch eine Eucharistie-Feier kann man während eines solchen Fasten-Kurses mit Hildegard-Melodien und – Texten ausschmückend umrahmen. Man kann natürlich auch andere Musik hören oder sogar selbst spielen, aber möglichst keine zu aufreizenden Melodien, sondern ruhige, getragene Musik.

Auch Malen hat sich während eines solchen Kurses bewährt. Man kann sich manche Spannung oder gar Aggression „von der Seele malen". Aber immer wieder sollte man dazwischen ruhig, meditativ sitzen.

Man sollte auch beim Fasten eine gewisse Tischkultur beibehalten, das heißt, dass man sich zur Fastensuppe oder auch nur zum Teetrinken an einen schön gedeckten Tisch setzen und die „Mahlzeit" dann auch sichtlich genießen sollte. Der Volksmund sagt ja: „Wenn Mund und Leib sich laben, will das Auge auch was haben!". Das sollten wir auch beim Fasten nie außer Acht lassen.

Tagsüber, nach dem „Mittag-Essen", aber auch nach der „Abend-Mahlzeit" sollte sich jeder Faster hinlegen und etwas ruhen oder sogar schlafen. Dabei sollte er einen feucht-heißen Leberwickel machen. (Siehe: „Der Leberwickel")

Bei Schlafstörungen (nach dem Essen oder nachts) hilft recht gut eine kalte Abwaschung nach Pfarrer Kneipp (Siehe „Kalte Abwaschung bei Schlafstörungen").

Nach 14 Uhr am Nachmittag sollte niemand, der unter Schlafstörungen leidet, rohes Obst und auch keine rohen Salate mehr essen, weil man sonst abends schlecht einschlafen kann (entfällt sowieso während eines Fastenkurses, ist aber auch für die Zeit nach dem Kurs, speziell für die Aufbautage zu vermerken).

Durch das Absinken des Kreislaufs friert man natürlich leichter und deshalb sollte man sich mit warmer Kleidung eindecken, wenn man solch eine Kur oder einen Kurs mitmacht. Auch die Wärmflasche zur Auflage auf die Leber nach den „Mahlzeiten" und, wenn nötig, nachts für die Füße darf nicht vergessen werden.

Die warme oder sogar heiße Leberauflage (Siehe: Leberwickel) nach den „Mahlzeiten" ist sehr wichtig und man sollte die Leber damit massiv unterstützen, da sie als die größte Drüse des menschlichen Körpers die große Entgiftung bei einer Fastenkur vornimmt. Man nennt die Galle ja auch die Kloake der Leber, und wenn die Galle fließt, kann die Leber eben viel besser ihre Entgiftungsaufgabe erfüllen, besonders wenn in diesem Bereich ein Stau vorhanden ist. Deshalb ist in der Fastensuppe auch Galgant drin, und wem das noch nicht ganz reicht, bekommt vom Fastenleiter dann noch Galgant-Tabletten, die entkrampfend auf den ganzen Verdauungstrakt mit Magen, Leber und Darm wirken und auch die Gallen-Blase und die Gallen-Gänge entkrampfen und entstauen.

Da die Füße die herzfernsten Regionen des Körpers sind, kommt, wenn man sowieso schon friert, dort am wenigsten Wärme hin, und so helfen wir uns mit der Wärmflasche. Eventuell kann man noch auf das Bett eine warme Wolldecke geben. Beim Fasten ist man für jede Wärmeerhaltung und -zufuhr äußerst dankbar. Sie werden es erleben, wenn Sie sich auf das „Abenteuer Fasten" einlassen.

Die Gemeinschaft der Fastenden

Wichtig beim Fasten ist auch eine Gemeinschaft, eine Gruppe von Menschen, die, zumindest für diese paar Tage, einmal dieselbe Richtung gehen, dass man sich unter Gleichgesinnten befindet. Dadurch wird man psychisch gestärkt, man erträgt eventuelle Tiefpunkte viel besser, weil man weiß, dass es den anderen auch nicht anders geht. Deshalb ist das Fasten in einer Gruppe sehr viel wirksamer als das Einzelfasten. Es kommt zu einer Art Gruppenerlebnis und gemeinsam Ertragenes wirkt bindend.

Beim ambulanten Fasten sollten evtl. einige Familien-Mitglieder sich zusammentun und gemeinsam fasten, dadurch sind sie dann auch eine Gruppe. Außerdem sollte dabei natürlich nicht versäumt werden, dass man sich regelmäßig – täglich oder alle zwei Tage – beim Fastenleiter einfindet und dort eventuell noch einige andere ambulante Mitfaster trifft. Dadurch wird ein größeres Gruppenerlebnis erreicht.

Man fastet ja freiwillig. Wenn man dies erzwungenermaßen machen würde, wie wir es Ende des Krieges und in der Nachkriegszeit öfters erlebt haben, dann ist dies kein Fasten, sondern ein Hungern. Der Unterschied zwischen Fasten und Hungern liegt also im Geistigen, in der geistigen Einstellung dazu, und nicht im Körperlichen. Fasten ist ja auch in erster Linie eine geistige und körperliche Reinigung. Man „schaufelt" regelrecht den körperlichen und auch den seelischen „Müll" hinaus. Dass man dabei auch noch – wenn nötig – ein paar Pfunde oder Kilos verliert, ist oft eine sehr angenehme Nebenwirkung. Aber auch zu dünne Leute sollten ab und zu einmal fasten, da es dabei auf den Reinigungseffekt ankommt, nicht so sehr auf das Abnehmen.

Teilnehmer mit Untergewicht sollten bei einem solchen Fastenkurs sehr wenig oder sogar gar nichts abnehmen. Ja, ich habe sogar erlebt, dass einige während eines Fasten-Kurses zugenommen haben. Das waren Leute – meist sehr schlank –, die mit Sicherheit vorher zu wenig getrunken hatten, und der Körper hat die viele Flüssigkeit, die man beim Kurs zu sich nimmt, sofort in die „dürstenden" Zellen eingelagert. Viele haben dann auch nach dem Kurs noch zugelegt – aber wenig. Sehr dicke Leute nehmen oft auch nach einem Fastenkurs trotz normalem Essen zu Hause noch etwas ab. Dies kommt durch die Umstellung, an die sich der Körper schon etwas gewöhnt hat, aber auch von der geistigen Umstellung im Kopf.

Um eine richtige Gruppe zu werden, muss ein gewisses Zusammengehörigkeitsgefühl entwickelt werden. Dazu ist es notwendig, dass alles Trennende abgebaut wird, z. B. die vornehme Ansprache mit „Sie". Man sollte sich, zumindest während dieser paar Tage des gemeinsamen Beisammenseins und gemeinsamen Fastens – wenn man überhaupt sprach – mit Vornamen und mit „Du" anreden. Auch können gemeinsame Arbeiten, z. B. die 1 Stunde Mitarbeit im Garten oder im Haus, viel zur Verbindung mit dem anderen beitragen.

Man wird nämlich durch die Gruppe auch getragen und trägt auch selber mit. Jeder fällt während einer Fastenzeit einmal in ein tiefes, psychisches Loch und ist dann froh, wenn der Nachbar einem die Hand reicht, dass man da wieder herauskommt. Ebenso bringt es einem sehr viel, wenn man einmal eine starke Phase hat und in dieser Phase dem Nachbarn Hilfestellung leisten kann. Dieses Tragen und Getragenwerden gehört m. E. dazu. Dabei wirkt das „Sie" ungemein störend. Ein „Du" verbindet einfach mehr. Man kann sich ja am Schluss des Fastenkurses das „Sie" wieder feierlich anbieten, wenn man möchte. Ich habe allerdings noch keinen getroffen, der dies hinterher gemacht hat. Durch einen solchen Kurs kommt man sich näher und es entstehen sogar Freundschaften, die ein Leben lang halten. Ich bin schon oft mit „großem Hallo" von Fastenteilnehmern begrüßt worden und man erzählte mir, dass sich sogar teilweise Gruppen gebildet hatten, die sich regelmäßig trafen.

Der Kreislauf und der Herzwein

Da der Kreislauf während eines solchen Fastens oft etwas instabil wird, bekommt jeder Teilnehmer eines solchen Kurses nach der Heiligen Hildegard von Bingen zu Beginn eine Flasche Herzwein (Petersilien-Honig-Wein) mit auf sein Zimmer. Damit kann er versuchen, alle Kreislaufsituationen erst einmal selber zu meistern, aber auch zur regelmäßigen Einnahme – morgens und nachmittags 1 Schlückchen – damit es erst gar nicht zu schwierigen Kreislauf-Situationen kommen kann.

Diese Gabe Herzwein sollte er aber niemals kalt zu sich nehmen, sondern immer in etwas warmem Wasser oder pur – einige Zeit im Mund behalten und erst dann schlucken, wenn der Herzwein Körpertemperatur angenommen hat. Auch kann der Körper dadurch seine Wirkstoffe über die Mundschleimhaut aufnehmen, was schneller und besser geht als über den Magen.

Wer zu Hause fastet, sollte auch solch eine Kreislaufstabilisierung in greifbarer Nähe haben. Das Rezept für den Herzwein steht nachfolgend. Er ist aber auch käuflich über die einzelnen Hildegard-Firmen zu erwerben.

Hier nun das Rezept zum Selbermachen zu Hause, aber auch für das Fastenhaus für die Teilnehmer an einem Fastenkurs. Dabei sollte immer mit zugedecktem Kochtopf gearbeitet werden, da sonst zu viel Flüssigkeit verdampft und man einen Herzwein-Extrakt bekommt.

MAN NEHME:

ca. 8 – 10 Stängel frischer Petersilie (natürlich mit allem Grün, aber nicht die Wurzeln mit verwenden). Die frische Petersilie wird nur grob zerkleinert und in **1 Liter guten, möglichst biologisch angebauten Weiß- oder Rotwein** und **1 – 2 EL reinem Weinessig** (je nach Geschmack und Süße des Weines) *10 Minuten* kräftig gekocht. Vorsicht: Schäumt sehr stark! Immer wieder einmal den Deckel hochheben, damit es nicht überschäumt! Danach noch **ca. 80 – 100 Gramm reinen Imkerhonig** (also Honig von einem Imker möglichst aus der Gegend, wo man wohnt) hinzufügen und nochmals bei kleiner Flamme *4 – 5 Minuten* köcheln lassen.

Diabetiker nehmen etwas weniger Honig, bei Neigung zu Unterzucker kann aber auch ohne Bedenken bis zu 300 Gramm Imker-Bienenhonig auf 1 Liter Wein genommen werden.

Die Flaschen zur Aufbewahrung sollten möglichst einen Schraubverschluss haben. Sie werden sorgfältig gereinigt, und in die Flaschen sollte man vorher zur Desinfektion und besseren Haltbarkeit des Herzweins je 1 Teelöffel reinen Alkohol geben und in den Flaschen belassen. Nun den Herzwein noch in heißem Zustand seihen und heiß abfüllen.

Man sollte darauf achten, dass man auch wirklich einen reinen Weinessig bekommt, keinen Weinessig-Verschnitt, wie er auch immer wieder verkauft wird. Man muss sich das Kleingedruckte auf dem Etikett genau anschauen.

Bei Herz- und/oder Kreislauf-Beschwerden oder auch regelmäßig zur allgemeinen Stablilisierung 2 – 3 x täglich, bei Bedarf öfters, 1 Esslöffel voll nehmen. Bei Neigung zu Unterzucker am Vormittag auch gegen 10 Uhr gesondert 1 Schluck davon einnehmen! Dieser Herzwein kann unbedenklich auch über längere Zeit oder auf Dauer eingenommen werden. Alkoholgehalt bei dieser Zubereitungsart ca. 2 – 3 %.

Bei trockenen Alkoholikern oder auch bei Kindern kann man immer eine kleine Menge für ca. 2 bis 3 Tage nochmals kräftig einige Minuten bei offenem Topf aufkochen lassen, sodass der Alkohol vollkommen verfliegt. Er wird also „entalkoholisiert", Herzwein „light" – nicht in der Wirkung, sondern nur ohne Alkohol.

Die abgekochte Menge, aber auch eine angebrochene Flasche, möglichst im Kühlschrank aufbewahren und bald verwenden! Verschlossen in einer Flasche ist der Herzwein bei Kellerlagerung einige Monate, sogar Jahre haltbar.

Anfangs bekamen Leute, die sich mit Natur-Kost und -Heilkunde beschäftigten, Zustände, wenn sie hörten oder im Rezept lasen, dass in dem Herzwein der Honig gekocht werden müsse. Mein Apotheker war über die Wirkung des Herzweins erstaunt und meinte, dass gerade durch den Kochvorgang von Wein, Honig, Petersilie und Weinessig irgendwelche bisher unbekannten, aber relativ stark herz- und kreislaufwirkenden Bestandteile, eventuell sogar Glykoside, freigesetzt werden müssten. Anders könne er sich diese z. T. erstaunliche Wirkungen, von denen die Patienten immer wieder erzählen, nicht erklären.

Ohne das Kochen des Honigs ist die Wirkung lange nicht so gut. Daran merkt man wieder, dass Hildegard ganz präzise Anweisungen gibt. Je genauer man sich daran hält, desto besser ist die Wirkung.

Den Herzwein sollte man aber ebenso wie jeden anderen Medizin-Wein nie kalt trinken, sondern immer nur leicht erwärmt! Man kann dies auch dadurch machen, dass man ihn so lange im Mund behält, bis er Körper-Temperatur angenommen hat. Die Wirkung ist dann besser, weil viele Wirkstoffe darin über die Schleimhäute des Mundes aufgenommen werden und so direkter wirken können.

Die Wirkungen dieses Universalmittels für „Herz, Nieren und Nerven", sind sehr vielseitig.

Die INDIKATIONEN: Er hilft bei:
- Wetterfühligkeit bis hin zum Föhn
- Hyper- und Hypotonie (also bei zu hohem und zu niedrigem Blutdruck, er wirkt hier ausgleichend)
- unterstützend bei Ödemen leichterer Art, also Gewebe-Schwellungen
- bei Nierenschwäche zur Unterstützung
- bei Schlaflosigkeit und nervösen Störungen
- begleitend während der Schwangerschaft
- und „last not least" natürlich, wie der Name schon sagt, bei allen Herz- und Kreislauf-Störungen
- evtl. zusammen mit einer Tablette Galgant. Da wirkt er besonders gut!

Wie man anhand dieser Aufzählung ersehen kann, ist dies auch ein *ideales Geriatricum*, aber natürlich nicht nur für ältere Leute, sondern eigentlich für jeden geeignet. Also wieder ein Universalmittel der Hildegard-Heilkunde. Bei dieser Indikationsbreite des Herzweins fühle ich mich versucht zu sagen:

„Es muss nicht immer Ginseng sein. Warum denn in die Ferne schweifen – sieh', das Gute liegt sooo nah!"

Die mit den Zutaten ausgekochte Petersilie kann man dann noch 1 – 2 x mit etwas Wasser ansetzen, kurz aufkochen und trinken. Dies regt sehr stark die Ausscheidungen über die Nieren an!

Einmal in meiner ganzen Praxiszeit habe ich eine Patientin gehabt, die eine Allergie gegen Petersilie und damit gegen den Herzwein hatte. Sie bekam schon beim Riechen leichte Übelkeit und Brechreiz. Allen anderen hat der Herzwein nicht nur geholfen, sondern er schmeckte ihnen auch. Hierzu passt ein bekanntes Zitat ganz im Sinne Hildegards:

„Der Wein ist unter den Getränken das Natürlichste,
unter den Arzneien das Schmackhafteste und
unter den Lebensmitteln das Angenehmste!"

Blutzucker-Schwankungen

Man kann auch mit dem Herzwein den abgesackten Blutzuckerspiegel sehr schön in den Griff bekommen. Das Absacken des Blutzuckerspiegels erkennen wir daran, dass man leichte Kopfschmerzen bekommt, eventuell auch eine leichte innere Unruhe. Ein Schluck Herzwein und der Fall ist meist gelöst. Sollte dies trotzdem alleine noch nicht ausreichen, dann sollte man unbedingt ein 10-minütiges heißes Fußbad nehmen. Dies regt den Kreislauf und die Nieren an und leitet den Kopfschmerz ab. Man kann den Kopfschmerz auch mit einem Akupunktur-Punkt an der Hand (ein Punkt außerhalb der Meridiane) lindern oder manchmal sogar augenblicklich wegbekommen, die Ursache des Kopfschmerzes muss allerdings anders angegangen werden. Auch ein Teelöffel Honig (der bei den „Fasten-Mahlzeiten" immer auf den Tischen stehen sollte) kann hier oft sofort Abhilfe schaffen!

Der Kopfschmerz kann allerdings auch ein Zeichen von vermehrter Giftausschwemmung aus dem Gewebe sein. In der Regel ist es dann so, dass der Faster zu wenig getrunken hat. Dies sollte er dann auch schleunigst nachholen.

Der Blutzuckerspiegel wird bei Leuten, die sowieso zu niedrigem Blutdruck und zu Unterzucker neigen, in der Regel von ca. 1/2 11 Uhr am Vormittag gemessen, das ist nämlich die Zeit, wo der Blutzuckerspiegel etwas absackt. Wenn man nun fastet und sowieso keine Kohlehydrate (oder zumindest fast keine) zu sich nimmt, macht sich dies natürlich umso stärker bemerkbar. Deshalb sollte jeder, der die Neigung dazu hat, um ca. 10 Uhr prophylaktisch ein Schlückchen Herzwein nehmen, dann kommt er erst gar nicht in diese Situation. Diabetiker, die fasten und eingestellt sind, sollten sich öfters den Blutzucker messen (oder vom Fastenleiter messen lassen) und entsprechend etwas einnehmen auch etwas (wenn nötig) spritzen. Die Erfahrung mit Fastern zeigt aber, dass Diabetiker nach einem Fastenkurs oft weniger Insulin brauchen. Das sollte allerdings zu Hause mit dem Hausarzt abgesprochen werden. Hier bitte nicht auf eigene Faust reduzieren!

Erwecken der ursprünglichen Instinkte

Fasten ist auch bestens geeignet, um die normalen und gesunden Instinkte, die jeder Mensch in sich hat, wieder zu entdecken. Sie sind durch unsere sogenannte Zivilisation verschüttet worden, durch Erziehung und Gewöhnung haben wir sie fast vergessen und sie sind uns aberzogen worden.

Jedes Kleinkind hat sie noch, aber sie werden im Laufe des Heranwachsens überdeckt und verschwinden. Auch bei unseren Haustieren, z. B. den Hunden und Katzen, die noch nicht zu sehr überzüchtet sind, können wir diese Urinstinkte sehr genau beobachten.

Je unverfälschter die Instinkte beim Menschen sind, desto leichter findet er den Zugang zu diesem freiwilligen Nahrungsverzicht. Der heutige Mensch muss in der Regel schon sehr krank sein, wenn er freiwillig auf Nahrung verzichtet, oder auch sehr von der positiven Wirkung überzeugt sein – vielleicht auch beides. Fasten ist in erster Linie – wie schon gesagt – eine geistige Leistung, die der Verbesserung der Lebensqualität des Fastenden dient. Abstinenz gilt als instinktiver Vorgang bei allen Lebewesen, die nicht durch Überzüchtung verdorben sind, und diese Instinkte sind wesentlich für das Überleben, wenn der Organismus mit unausgeschiedenen Giften überlastet ist.

Eine Pankreatitis z. B. – eine Bauchspeicheldrüsen-Entzündung – kann man am besten ausheilen, indem man sie aushungert, sagt man. Hier wirkt jede Abstinenz von Nahrung wie ein Medikament. Instinktiv wird aber auch der Patient schon eine gewisse Abneigung gegen Speisen dabei entwickeln bzw. er wird über Appetitlosigkeit klagen; man muss also nur *„Auf die Stimme seiner Seele hören!“*. Hier gilt, wie bei so vielen Erkrankungen, der alte Satz der Naturheilkunde:

„Wer den Kranken ernährt, der nährt die Krankheit!“

Hierzu einige konkrete Beispiele:

Ein kleiner Patient, 1 1/2 Jahre alt, hatte eine schlimme Magen-Darm-Störung. Er bekam von mir Dinkelbrühe und Fencheltee verordnet, aber auch ein einfaches, homöopatisches Mittel, nämlich Okoubaka D 2 in Tablettenform, da dies von den Kindern in der Regel recht gern genommen wird, weil es auf Milchzuckerbasis hergestellt wird. Dieses Medikament entgiftet den Verdauungstrakt, ohne selbst giftig zu sein.

Dieser kleine Mann bekam also in der Praxis die erste Tablette zum Lutschen, und damit er sie besser und leichter nahm, haben Mama und Papa und auch ich selbst jeder eine Tablette mitgelutscht. Das ist immer gut, um den Kindern die Scheu vor der Einnahme zu nehmen. Als die Eltern zur nächsten Behandlung zu mir in die Praxis kamen, erzählten sie mir, dass ihr Sohn ein neues Wort könne, nämlich „Bakka-Bakka". Zuerst wussten sie nicht, was dies bedeutete, bis sie darauf kamen, dass er damit die Okoukaba-Tabletten meinte. Und solange es ihm schlecht ging, forderte er immer wieder seine „Bakka-Bakka". Erst als es ihm besser ging, ließ diese Forderung nach und schlief dann so langsam ein. Instinktiv merkte der kleine Mann, dass ihm dieses homöopathische Medikament gut bekam und forderte es nun immer wieder.

Etwas Ähnliches ist mir bei Freunden mit deren Hund passiert, – einem großen Mäusejäger, der scheinbar zu viel von diesen „Leckerbissen" bei seinem Gassigehen herausgewühlt und gefressen hatte. Er erbrach sich schon unterwegs und lag dann zu Hause recht matt und erschöpft in seinem Körbchen und hatte eine ganz heiße Schnauze, bei Hunden immer ein Zeichen, dass mit ihnen „etwas nicht stimmt".

Ich gab ihm eine Okoubaka D 2 Tablette direkt ins Maul, die er erst einmal vor sein Körbchen auf den Boden spuckte, sie dann von seinem Körbchen aus beroch, aufschleckte und fraß. Ich gab den Freunden noch einige dieser Tabletten mit dem Hinweis, ihm alle 1/2 bis 1 Stunde eine solche Tablette zu geben. Ich legte sie eingepackt auf den Wohnzimmerschrank. Später erzählten sie mir, dass ihr Hund immer wieder zum Schrank gegangen sei, sich dort hingesetzt und leise gejault habe, bis sie darauf gekommen sind, dass er eine Tablette gefordert habe. Er kehrte dann wieder in sein Körbchen zurück und kam alle 15 bis 20 Minuten wieder und forderte „sein Medikament". Die Abstände wurden dann immer größer, bis er zum Schluss nichts mehr forderte und zu diesem Zeitpunkt war er wieder munter und fidel und hatte auch wieder eine kalte Schnauze.

An diesen beiden Beispielen kann man ersehen, dass wir alle – ob Mensch oder Tier – ein ganz normales Gespür für das haben, was uns gut tut, und dies uns als Instinkt mitgegeben worden ist. Wir haben dieses Gespür aber meist fast völlig verloren und müssen nun wieder an uns arbeiten, es wiederzuerlangen.

Erbrechen und alle anderen unwillkürlich ablaufenden Reaktionen sind auch Urinstinkte, die aber so tief verwurzelt sind, dass sie nicht aberzogen werden können. In diesen Reaktionen will uns auch der Körper zeigen, was er gut und was er als schlecht empfindet. Unnatürliche Instinkte sind z. B., wenn jemand sagt, dass er morgens nur zur Toilette kann, wenn er seinen Bohnen-Kaffee getrunken oder eine Zigarette geraucht hat, dann ist dies im bio-logischen Sinn eine massive Darm-Reizung, die meines Erachtens sehr negativ und auf Dauer nicht gut für den Körper ist. Der Darm wehrt sich gegen das Gift und möchte es so schnell wie möglich loswerden. So sind auch die Küchengifte zu verstehen und die Reaktionen des Körpers darauf. Die Küchengifte können Sie unter dem jeweiligen Stichwort nachlesen. Sie werden aber auch im Kurs durchgesprochen.

Durch solch einen Kurs oder eine Kur lernen wir, wieder in uns hineinzuhorchen und uns fragen, was gut oder was schlecht für uns ist. Wenn wir uns immer danach richten würden, brauchten wir eigentlich von außen keinerlei fremde Rat-Schläge mehr, denn „Ratschläge" sind auch „Schläge"! Wir haben alles in uns. Wir müssen nur den Mut haben, es richtig zu verwenden. Dies meint die Heilige Hildegard, wenn sie sagt: *„Wir müssen auf die Stimme unserer Seele hören, wenn wir gesunden wollen!"*

Jesus sagte ja auch in seiner Bergpredigt: „Wenn ihr nicht werdet wie die Kinder ...", und darunter kann man sicher auch dieses Wiederfinden der Urinstinkte zählen. Denn dieses Wiedererwecken erstreckt sich beileibe nicht nur auf das Körperliche.

Wenn jemand allerdings von irgendeiner Sucht befallen ist, ob Fresssucht, Alkohol, Drogen, Medikamente oder Sonstiges, dann ist es sehr viel schwerer, diese Ur-Instinkte wieder ans Tageslicht zu bringen, weil sie durch diese Sucht überdeckt wurden. Es dauert dann immer etwas länger und geht natürlich nur unter kundiger Führung und Kontrolle.

Solch ein Fastenkurs oder eine Fastenkur ist aber dazu ein guter Anfang, der erste Schritt dazu. Die Chinesen sagen: „Eine Reise von 1000 Meilen beginnt mit dem ersten Schritt". Das heißt, man sollte einen neuen Anfang machen und nicht vor dem ersten Schritt zurückschrecken, aber auch die einzelnen Schritte nicht zu groß bemessen, sonst schaffen wir es nämlich nicht. Dies heißt aber auch, dass wir nicht mit dem 10. oder 20. Schritt anfangen sollten, sondern – wenn es uns nützen soll – wirklich mit dem ersten Schritt!

Die Fastenkrise

Durch das richtige Hildegard-Fasten wird der Körper von Gift- und Schlackenstoffen befreit, die sich im Bindegewebe, an den Blutgefäßen und in den Organen abgelagert haben. Durch die Umschaltung beim Fasten auf Sparflamme greift der Körper erst einmal seine Reserven an und verbrennt alle überflüssigen und zerfallenen Zellen. Dabei kommt es natürlich – weil er erst einmal alle kranken Zellen abbaut – zu einer massiven Anhäufung von Giftstoffen im Blut – zu sogenannten Homotoxinen, also Menschengiften, wie Dr. Reckeweg sagte.

Dies haben umfangreiche und jahrelange Blutuntersuchungen an Fasten-Kliniken einwandfrei bewiesen. Dadurch kommt es zu Reaktionen des Körpers, die wir als Fastenkrise bezeichnen.

In erster Linie kann es am 2. bis 3. Tag zu Kopfschmerzen kommen. Diese können relativ leicht „weggeschwemmt" werden, indem ausreichend getrunken wird. In der Regel ist es so, dass alle Faster, die Kopfschmerzen bekommen, einfach noch zu wenig trinken. Der Herzwein unterstützt das Ganze noch massiv, weil durch das Trinken natürlich auch der Kreislauf zusätzlich belastet wird, speziell, wenn schon Jahre vor dem Fasten auch immer zu wenig getrunken wurde.

Bei Rheumatikern verstärkt sich in der Regel der Schmerz in den ersten 3 bis 4 Tagen. Danach wird es besser – wenn ausreichend getrunken wird. – Sie fühlen sich dann sehr viel leichter und die Schmerzen werden geringer.

Außerdem können beim Fasten noch auftreten:
Schwindel, Schwäche, Kreislaufstörungen

Dies kann man alles recht gut mit viel Flüssigkeit, einem Stamperl Herzwein und/oder einer Galgant-Tablette in den Griff bekommen. (Galgant-Tabletten sollten im Fastenkurs immer greifbar sein! Ich hatte bei meinen Kursen immer welche einstecken.) Deshalb sollten auch immer der Herzwein, eine große Thermoskanne mit warmem Fenchel- und/oder Salbeitee, die Galgant-Tabletten und – wenn noch nötig – ein naturheilkundlich-homöopathisches Kreislaufmittel ebenso zur Verfügung stehen.

Mit diesen beiden Hildegard-Medikamenten – dem Herzwein und den Galgant-Tabletten – bekommt man fast alle Fasten-Reaktionen sehr schnell in den Griff. Der Fastenleiter des Kurses sollte, speziell in den ersten 3 bis 4 Tagen, immer irgendwo greifbar sein, sonst kommen ungeübte Faster durch solche Reaktionen in Panik und stopfen eventuell alles, was sie bekommen können, in sich hinein, und das ist dann noch viel schlimmer als die Beschwerden vorher.

Alleine schon der Gedanke, dass man zum Telefon greifen und den Fastenleiter um Rat fragen kann oder dass er auch irgendwo ganz nah ist und man bei Tag und Nacht kommen oder zu ihm gehen könnte, beruhigt die Teilnehmer ungemein. Alleine dadurch wird manch einer schon so stabilisiert, dass er gar keine fremde Hilfe mehr nötig hat. Es ist eben ein beruhigendes Gefühl, immer Hilfe parat zu haben.

Wirkungen des Fastens

Das Hildegard-Heilfasten sollte, wie schon gesagt, ca. 8 bis 10 Tage dauern. Diese kurze Fastenzeit sollte man auch zur Vorbereitung irgendwann einmal einhalten, wenn man eine große Fastenkur machen will, damit man sich besser einfühlen kann. Die große Fastenkur, möglichst in einer Klinik, dauert dann 4 bis 6 Wochen. Ich finde sie übertrieben, aber unter ständiger, klinischer Aufsicht kann man es riskieren – sie kann ja zu jeder Zeit abgebrochen oder unterbrochen werden – was aber manchmal auch problematisch sein kann, wenn man dies zu schnell macht!

Dem Patienten soll während einer Fastenkur auch eigenverantwortliches Handeln zugetraut und zugemutet werden. Die Grundfrage überhaupt sollte sein, ob er sein Leben ändern will, sonst hat alles kaum einen Wert. Wenn er aber gewillt ist, dann sollte sein ganzes Denken und Handeln darauf zugeführt werden. Hier muss ich wieder einmal Sokrates zitieren:

„Wenn jemand Gesundheit sucht, frage ihn erst, ob er bereit sei, künftighin die Ursachen der Krankheit zu meiden; erst dann darfst du ihm helfen!"

Das wichtigste Medikament – und nicht nur beim Fasten – ist der Mitmensch. Richard Beauvais sagt dazu:

„Letztlich sind wir alle hier, weil es kein Entrinnen vor uns selbst gibt. Solange der Mensch sich nicht selbst in den Augen und Herzen seiner Mitmenschen begegnet, ist er auf der Flucht. Solange er nicht zulässt, dass seine Mitmenschen an seinem Innersten teilhaben, gibt es keine Geborgenheit. Solange er sich fürchtet, durchschaut zu werden, kann er weder sich selbst noch andere erkennen – er wird allein sein."

Eine Atmosphäre echter menschlicher Wärme in einer kleinen Gemeinschaft macht die oft große Schmerzhaftigkeit der eigenen Spiegelung im anderen Menschen ertragbar oder überhaupt erst möglich. Man darf sich allerdings durch die direkte Konfrontation nicht gekränkt fühlen bzw. muss für sich selbst dies von vornherein ausschließen, nur dann kann solche Konfrontation positiv für einen selbst sein.

Fasten kann aber nicht nur in der Enthaltsamkeit von Essen bestehen, sondern es gibt auch ein Fasten vom Fernsehen, ein Fasten vom Zeitunglesen, ein Fasten vom Radiohören, Rauchen, Kaffeetrinken usw. Spötter sagten mir manchmal auch „Fasten vom Fasten". Dies sind z. T. alles eingefahrene Gewohnheiten, die uns von anderen für uns im Augenblick viel besseren Sachen abzuhalten versuchen. Man lernt dabei auch sich selbst etwas näher kennen.

Eine Heilung setzt natürlich auch eine rechte Zeit an einem rechten Ort voraus, möglichst noch in der rechten Gemeinschaft mit den hoffentlich rechten Therapeuten. Passt dies alles zusammen, dann können wir *heil werden*, wie Hildegard sagt.

Kirchenvater Basilius sagte vor über 1000 Jahren über das Fasten: „Wie durch ein enges Tor kommt man durch Beten und Fasten in einen weiten Raum!"

Durch Fasten kommt es zur Einigung des Körpers mit der Seele, zur Klärung der Gedanken. Man fühlt sich klar, lebendig, offen und entdeckt Eigenheiten an sich, die man vorher nicht gekannt hat. Man verändert sich menschlich, wird offener gegenüber Glaubensfragen. Der Glaube (egal welcher) wird vertieft, der Körper entschlackt und man fühlt sich dadurch körperlich (und seelisch) sehr viel wohler.

Dies ist der geistig-geistliche Effekt des Fastens. Andere sprechen von „Wüstenerfahrungen" – einer gewissen melancholischen Stimmung am Anfang des Fastens, später eventuell auch von einer Hochstimmung – einer Euphorie. Diese kann sehr weit gehen. Es reicht aber schon, wenn man alleine dadurch etwas „high" ist, weil man sich sagt: „Was bin ich doch für ein toller Kerl, dass ich das schaffe, ohne einmal zu „sündigen", jetzt schon eine volle Woche ohne feste Nahrung auszukommen. Ich bin richtig stolz auf mich!" Diese oder ähnliche Gedanken kommen einem schon einmal beim Fasten. Sie dürfen einen nur nicht überheblich werden lassen.

Man ist während des Fastens allein mit sich, auch mit den dunklen Seiten seines Lebens, und man wird durch das Fasten mit diesen dunklen Seiten seines Lebens oftmals konfrontiert, aber auch viel besser fertig damit als sonst. Und – es wird leichter von Tag zu Tag beim Fasten.

Wichtig dabei ist, dass die „Mahlzeiten" regelmäßig und pünktlich eingenommen werden, dass alles einen gewissen Rhythmus hat, in dem alles beim Fastenkurs ablaufen soll. Wichtig auch, dass man sich irgendwie körperlich beschäftigt, wenn auch nicht überarbeitet. Man sollte allerdings auch dem natürlichen Ruhebedürfnis des Körpers nachgeben. Wenn er Schlaf fordert, dann sollten wir ihm diesen nicht vorenthalten.

Medikamente (z. B. bei Rheuma) können durch das Fasten bei gleichem Wirkungsgrad um ca. 30 % reduziert werden. Starke Medikamente wirken sehr viel besser, sodass man durch das Fasten damit sparsamer umgehen kann. Wenn dann das Fasten auch noch bei abnehmendem Mond stattfindet (über die Wirkung des Mondes können Sie unter „Der Mond und sein Einfluss auf Tier und Pflanze" nachlesen), wirken sie nochmals besser, sodass die Hälfte der sonstigen Dosis oftmals reicht. Das sollte aber unbedingt mit dem Fastenleiter eingehend besprochen werden bzw. sollte man dies vor einem solchen Kurs oder einer Kur mit seinem Hausarzt besprechen. Hinterher natürlich auch noch einmal!

Es kommt durch das Fasten auch zu einem psycho-hygienischem Effekt. Fasten verstärkt z. T. die Mitteilungsbereitschaft, auch in einem solchen Kurs, aber hiermit sollten wir, zumindest untereinander „fasten". Das kann man bei den täglichen Gesprächen mit dem Kurs- bzw. Fasten-Leiter machen oder auch einmal bei den Wanderungen. Gut wäre es, wenn dieser psychologisch geschult und/oder Seelsorger wäre. Es reicht allerdings auch, wenn der Fastenleiter durch eine Reihe von Berufs- und Lebensjahren geschult wurde und selbst reichlich Fasten-Erfahrung hat. Ein guter und erfahrener Praktiker ist hier oftmals besser als ein „Studierter", der noch wenig Gelegenheit hatte, sein Wissen in der Praxis anzuwenden. Hier gilt eben der Spruch des Spötters Voltaire, der sagte: „Erfahrungen müsste man haben, bevor man sie macht!"

Man wird körperlich leistungsfähiger. Man wirft auch seelischen Ballast ab, nicht nur Pfunde oder Kilos. Körperliche Betätigung, z. B. durch regelmäßige Wanderungen oder die tägliche Arbeit, werden zeitweise als sehr angenehm empfunden.

Auch die gemeinsamen Meditationen im Schweigen werden als sehr schön und angenehm empfunden und werden als Gruppenerlebnis gefühlt. Es ist eine uralte Praxis und Übung, das Gebet mit dem Fasten zu verbinden, deshalb das oben schon erwähnte „Beten mit Leib und Seele".

Kirchenvater Basilius sagte: „Fasten gibt Frohsinn", und weiter sagte er: „Wie ein vorausgehender Hunger das Mahl wohlschmeckend macht, so würzt auch das Fasten den Genuss des Lebens und der Speise, besonders wenn man wieder essen und tanzen darf!"

In der Kirche der Altväter erwartete man vom Fasten Heilung bei entzündlichen Krankheiten, speziell Katarrhen der Luftwege, aber auch bei rheumatischen Erkrankungen und bei psychischen Belastungen, die sich durch Alpträume bemerkbar machten. Man erwartete auch eine größere Wirkung aller Medikamente. Man hatte also vor über tausend Jahren schon genau das erkannt, was heute die Schulmedizin durch aufwendige Labor-Untersuchungen festgestellt hat.

Fasten soll den Menschen an Leib und Seele heilen. Durch das Fasten sollte man zu einer Reinigung des Geistes, zu innerer Zufriedenheit, Freiheit und Glück kommen, d. h., dass man durch Fasten sich selbst besser verwirklichen kann.

Cassian, einer der Mönchsväter, meinte: „Wenn der Leib fett wird, wird auch die Seele fett und stumpf. Das viele Essen mindert die geistige Wachheit des Menschen. Leibliche und seelische Gesundheit bilden eine Einheit." Und die Römer sagten: „Plenus venter non studet libenter – ein voller Bauch studiert nicht gern!" Dadurch meinten sie eigentlich nichts anderes als unsere heutigen, modernen Psychologen.

Anastasius, ein anderer Mönchsvater auf dem Sinai, schrieb: „Siehe da, was das Fasten bewirkt. Es heilt die Krankheiten, trocknet die überschüssigen Säfte im Körper aus, vertreibt die bösen Geister, verscheucht verkehrte Gedanken, gibt dem Geist größere Klarheit, macht das Herz rein, heiligt den Leib und führt schließlich den Menschen vor den Thron Gottes … Eine große Kraft ist das Fasten und verschafft große Erfolge."

Im Neuen Testament sagte Jesus, dass die Heilung gewisser Krankheiten nur durch Gebet und Fasten zu erreichen sei.

Im Griechischen heißt „barmherzig sein" „sich in den Eingeweiden ergreifen lassen". Die Eingeweide sind „der Ort, an dem unsere innersten und stärksten

Gefühlsregungen ihren Sitz haben". Heute spricht man ja auch von „Bauchkribbeln", vom „Bauchgefühl" oder auch seit Neuestem vom „Darmgehirn", wenn man spürt, etwas richtig zu machen.

Deshalb gibt es auch (entstehen) die psycho-somatischen Erkrankungen. Je tiefer sie im Verdauungstrakt nach unten gehen, desto schwerer sind die psychischen Belastungen und desto länger dauerten sie schon an. Der Heilungsprozess geht dann den Gegenweg. Es zieht vom Dickdarm zum Dünndarm, über den Zwölffingerdarm zum Magen. Beim Fasten wird diese tiefe psychologische Wirkung genau so entgegengesetzt aufgerollt. Deshalb ist gerade bei solchen Erkrankungen im Verdauungstrakt das Fasten von größter Wichtigkeit.

Essen macht schlaff und schläfrig, im Fasten wird man wach und offen für das Geistige, offen für Gott und durchlässig für Gottes Geist. Im Fasten erkennt der Mensch seine Geschöpflichkeit an, den Spalt des Nichts, der in seiner Existenz klafft, und betet Gott als seinen Schöpfer an.

Das Fasten hat im Grunde eine positive Funktion. Es will uns das Essen und Trinken nicht missgönnen, sondern vergeistigen. Durch Fasten strebt die Seele danach, sich von den Fesseln des Sinnlichen, des Körperbindenden zu befreien, um dadurch eine Reinigung, Verähnlichung und Vereinigung mit dem Göttlichen zu erreichen.

Durch das Fasten werden die Sinne geschärft. Das lässt sich am deutlichsten an den Augen ablesen. Die Augen werden wacher, leuchtender, klarer, lebendiger und scheinen mehr und intensiver zu sehen.

Wer zu fasten beginnt, der erfährt zunächst die Gebrochenheit seiner Existenz, er spürt die Beschwerden, das Hungergefühl, vielleicht Kopfschmerz und Schwäche. Doch wer sich von diesen Erfahrungen nicht abschrecken lässt, kann mit der Zeit immer mehr die beglückende Seite des Fastens erleben, dass das Fasten ihn befreit von der Herrschaft der Begierden, dass es ihn geistiger und wacher macht und ihn für die Wirklichkeit Gottes öffnet.

Zu Beginn des Fastens erleben viele erst einmal eine depressive Phase, dann aber eine Umkehr, die so stark sein kann, dass man sich selbst sogar schnell überschätzt. Deshalb ist auch ein Fasten-Leiter notwendig, der einen führt und leitet, der einem aber auch einmal den Kopf zurechtsetzt, damit man sich nicht zu sehr überschätzt und dadurch schädigt, der einen wieder auf den Boden der Tatsachen zurückbringt! Deshalb sollte man auch nicht vor Ende eines Kurses nach Hause fahren, schon gar nicht mit dem eigenen Auto. Man überschätzt da oft seine eigene Geschwindigkeit und auch seine Reaktionsfähigkeit.

C. G. Jung betrachtet das Fasten als einen Zugang zum Unbewussten. Dies ist natürlich nicht ganz ohne Gefahren für den Faster, vor allem, weil er sich ja auch – wie gerade gesagt – überschätzen kann. Das Unbewusste, dem man sich beim Fasten öffnet, kann einen überschwemmen. Die Sensibilisierung, die Schärfung der Sinne, das Wacherwerden ist allerdings nicht mit einem Erleuchtungs-Erlebnis zu verwechseln.

Richtig und gesund fastet nur, wer dies ohne Angst tut. Wer aus der Angst fastet, etwas Schädliches essen zu können, dem nützt es gar nichts, für den wird Fasten zu einem Zwang. In einem einigermaßen gesunden Körper sind immer genügend Abwehrstoffe gegen etwaige Gifte in den Nahrungsmitteln vorhanden. Nur so konnte der Mensch die Jahrtausende überstehen.

Das 40-tägige Fasten in der alten Kirche wurde so durchgeführt, dass man erst nach 15 Uhr die erste Mahlzeit zu sich nahm und an Werktagen auf Fleisch und Wein ganz verzichtete. Außerdem fastete man nur unter der Woche – am Sonntag nicht. Man war damals schon der Meinung, dass eine längere Periode des Fleischverzichts den Körper entschlacke. Die Moderne Medizin bestätigt dies voll und ganz.

Man kann auch gut und viel arbeiten, wenn man ein oder zwei Tage lang voll fastet. Bei längeren Fastenzeiten sollte man aber die Arbeit etwas langsamer angehen.

Man sollte auch das Fasten als Mittel zur persönlichen Askese erleben. Man muss dies aber von vornherein positiv ansehen und nicht als eine Art Selbstbestrafung. Es ist vielmehr ein Training, mit dem man seine Freiheit einüben kann. Man stößt damit immer wieder an die eigenen Grenzen und lernt dadurch, damit besser umzugehen. Man darf nicht gegen sich wüten, sondern man lernt, auf die eigenen Bedürfnisse zu hören, also auf die innere Stimme unserer Seele, denn Fasten heißt ja eigentlich gegen den Strich leben.

Ein großer Fehler bei vielen dieser Vorsätze ist, dass man unbedingt ein Ziel erreichen möchte, sogar möglichst rasch, ohne sich immer ganz bewusst zu sein, von welchem Punkt aus man startet. Und der nächste Fehler ist dann, dass man sich selbst als Versager sieht, wenn man dieses (meist zu hoch gesteckte) Ziel nicht erreicht. Hier sollte man immer daran denken, was die Bergsteiger sagen und auch die Zen-Leute: „Der Weg ist das Ziel!"

Wenn man das gesteckte Ziel (das man sich eigentlich gar nicht stecken sollte) nicht erreicht, sollte man dies positiv umwerten, indem man es als Chance ansieht, über sich selbst etwas mehr zu erfahren, und damit dann auch lernt, ein Stück nachsichtiger gegenüber anderen zu sein. Fasten macht sensibler, gütiger und barmherziger. Man lernt durch das Fasten, dass man abhängig von Essen und Trinken ist, aber auch, dass man mit mehr Ehrfurcht isst und trinkt, dass man das Essen nicht hineinschlingen, sondern langsam genießen und sich daran erfreuen soll. Es heißt ja „Mahlzeit" und nicht „Schlingzeit"!

Um auf meinen Leib oder, wie die Heilige Hildegard sagt, auf meine Seele hören zu können, muss um mich herum erst einmal eine Atmosphäre des Schweigens sein. In dieser Atmosphäre entdecke ich dann meinen Leib als den wichtigsten Partner auf meinem geistigen Weg.

Ein Problem beim Fasten sind auch die Gedanken, speziell am Anfang. Man ärgert sich eventuell leicht, ist schlechter Laune, reizbar und lustlos und hat Wünsche und Bedürfnisse, die man vorher gar nicht kannte. Man sieht dann oftmals vor seinem geistigen Auge leckeres Essen und riecht es förmlich. Dies alles sollte man aber nicht verdrängen, sondern aufarbeiten. Man sollte sich in diesen Fällen bewusst werden, dass man freiwillig fastet und nicht hungert. Man könnte zu jeder Zeit damit aufhören, aber man verschiebt es eben auf einen späteren Zeitpunkt und freut sich dann darauf.

Wer dies einmal mitgemacht hat, wird aber bestätigen, dass er sich diese Schlemmerwünsche eigentlich nur äußerst selten nach dem Fasten erfüllt, weil dann die einfachsten Gerichte so köstlich schmecken, dass man auf ausgefallene Speisen eigentlich gar keinen Appetit mehr hat. Aber Koch- und Back-Rezepte auszutauschen, die man meist nie braucht, ist eine der beliebtesten Beschäftigungen während eines Fastenkurses, z. B. bei Wanderungen, weil man da sprechen kann – wenn man möchte.

Die Aufbaukost wird dann in vollen Zügen genossen. Ein „Habermus" zum Fastenbrechen oder ein Brat-Apfel mit Zimt wird als reinste Delikatesse empfunden, beäugt, berochen und dann langsam genussvoll verzehrt. Im wahrsten Sinne des Wortes „Mahlzeit". Wir wünschen uns während des Fastenkurses auch nicht „Guten Appetit", sondern „Wohl bekomm´s!".

Fasten verbindet die Menschen, die miteinander fasten, nicht nur für die Zeit des gemeinsamen Fastens. Fasten kann die Seele von Fesseln und Ballast befreien und es kann dadurch ein neuer Anfang gemacht werden. Und wenn man dann sogar Fasten mit meditativem Sitzen verbindet, kann man später – wenn man sich zufällig irgendwo einmal trifft – sagen: „Ach, wir haben doch schon einmal zusammen gesessen!" Die Umgebung wird dann eventuell die Ohren spitzen und uns komisch anschauen, aber das macht einem in der Wiedersehensfreude nichts aus.

In der oberfränkischen „Franken-Post" konnte man am Samstag, dem 12. März 1988, in einem eingerahmten Kästchen folgende Notiz lesen:

„Kein Fasten-Typ. Coburg. – Der Geist ist willig, aber das Fleisch ist schwach. Den Wahrheitsgehalt dieser biblischen Erkenntnis musste der evangelische Gemeindepfarrer N. N. aus dem oberfränkischen N. am eigenen Leibe erfahren. Weil Fasten „IN" sei und alle Amtsbrüder nur noch vom Fasten geredet hätten, habe auch er sich ans Fasten gemacht, schrieb N. in seinem Gemeindeboten. Eineinhalb Tage habe er keinen Alkohol zu sich genommen. „Dann konnte ich den Sprudel nicht mehr riechen", gestand er. „Während ich von einem Glas schäumenden Gerstensafts träumte, bedrängte mich der Gedanke, dass Bier das traditionelle Fastengetränk der Kirche sei. So habe ich für mich die Fastenzeit verkürzt. Um achtunddreißigeinhalb Tage. Ich bin eben kein Typ fürs Fasten!" Dem ist nichts hinzuzufügen.

Schließen möchte ich diese Einführung mit einem Wort des bekannten Benediktinermönchs David Steindl-Rast, das uns unsern Start zu solch einem „Abenteuer-Fasten" zeigen möchte: „Wo wir sind, nicht wo wir sein möchten, das ist der Ausgangspunkt." Viel Erfolg beim Fasten!

Fastenkurs mit Meditation

(Vortrag am 1. Abend des Fastenkurses)

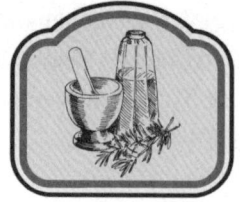

Lasst uns erst einmal gemeinsam fasten,
und gemeinsam schweigen –
um mit uns selbst etwas mehr Geduld zu erlernen –,
den Körper und die Seele reinigen,
um hinterher wieder bewusster
und mit mehr Genuss zu essen.

Dieser Fastenkurs sollte also ein Meditationskurs im Schweigen sein! Ein „Retreat" – wie man im englischsprachigen Raum sagt – also eine spirituelle Ruhepause von einer Woche.

Die Meditation – mit dem gemeinsamen Schweigen – ist ein sehr gutes Mittel, dass wir aus der Hektik des Alltags wieder „zu uns kommen", dass wir wieder „wir selbst werden", uns wieder „auf uns besinnen". Nur so können wir zu der nötigen inneren Ruhe gelangen und nur so können wir dann auch die körperliche Entspannung bekommen, die für eine Besserung oder sogar zur Ausheilung aller Beschwerden nötig ist. Der Philosoph Heidegger sagte dazu: „Die Spur zur heiligen Stille suchen!"

Schweigen heißt, den Lärm, den Umtrieb unseres täglichen Daseins, das Gerede und die Geräusche versuchen wegzuschieben. Dass das Schweigen in unserer Welt so selten und so außerordentlich geworden ist, macht es so kostbar.

Fasten und Meditation sollten mit Schweigen immer Hand in Hand gehen. Das eine geht durch das andere besser, wir sind während der Zeit dadurch zufriedener, können anfallende Reaktionen besser abfangen und haben hinterher in jeder Hinsicht einen besseren Erfolg.

Schweigen lernen heißt hören lernen. Schweigen lernen heißt sich den Erfahrungen anvertrauen, die uns das Schweigen – und nur das Schweigen – verschafft. Das heißt auch, dem Raum verschaffen, was uns als tiefere Erfahrung im Miteinander mit anderen Menschen geschenkt wird. *„Auf die Stimme unserer Seele hören"* – wie Hildegard sagt. In der Stille können wir diese Stimme viel besser „hören"! Nicht an der Oberfläche haften bleiben, sondern diese durchstoßen, um uns selbst in der Tiefe aller Wirklichkeit zu begegnen, sich bereit machen für das, was die Sprache des Schweigens uns zu sagen hat. Das klingt für Anfänger etwas absurd, aber wenn man dieses innere Schweigen erlebt, ist dies wunderschön.

Wer sich so auf den Weg des Schweigens einlässt, wird merken, dass uns dieser Weg des Schweigens innerlich verwandelt. Die Sprache des Schweigens ist sehr stark und bringt uns zu uns selbst.

Fasten ist auch eine „Verlust-Erfahrung" einüben, eine „Via purgativa – ein Reinigungsweg", der das seelisch-spirituelle Wachstum steigert und zugleich den Müll von Körper und Seele ausscheidet, ist also ein totaler „Hausputz" vom Keller bis zum Dachboden. Sich nach oben völlig aufmachen wie eine silbernglänzende Schale, die von oben gefüllt werden kann, bereit machen für das Numinose – für das Göttliche, die unbegreifliche, Vertrauen erweckende Macht.

Der große, inzwischen 90-jährige evangelische Theologe Jörg Zink hat in seinen „Gottesgedanken" Folgendes (gekürzt) gesagt:

„Unsere Seele hat eine leise Stimme. Sie will hörbar werden. Aber diese leise Stimme hören wir nur, wenn wir abseits gehen. Wenn wir, wie Jesus sagt, „die Tür schließen". Die christliche Tradition spricht hier von „tacitas". Wir reden nichts. Wir tun nichts. Wir nehmen nichts wahr. Alles erst einmal zum Schweigen zu bringen, ist eine lange und mühsame Arbeit. Aber wir wollen ja hören können, was uns gesagt wird. Mutter Teresa sagte: „Wenn du dich verändern willst, dann schweige." Oder andere: „Höre auf den feinen Ton, der erklingt, wenn du nichts mehr hörst!" In der Ruhe liegt die Kraft!

Lasst uns also in diesem Kurs zusammen schweigen! Schweigen bei der Meditation, beim meditativen Gehen in den Pausen, bei den gemeinsamen „Fasten-

Mahlzeiten". Wer will, kann sich auch beim gemeinsamen Wandern an jedem zweiten Nachmittag austauschen – aber nur, wenn es der andere auch will. Ein Zeichen mit dem Zeigefinger an den Mund sollte genügen, um jedem anderen verständlich zu machen, dass man sein Schweigen nicht unterbrechen will!

Schweigen ist eine der Tugenden, die sehr kostbar ist. Jede Zeit hat ihre Tugenden. Wenn man sich umsieht im Alltag, gehören heute besonders dazu: schnelle Auffassungsgabe, Engagement, Verantwortungsbewusstsein, prompte Erledigung – um nur einige aufzuzählen.

Von der Geduld als einer Tugend – der „Patientia", wie es im Lateinischen heißt – ist selten die Rede und in unserer schnelllebigen Zeit dafür kein Platz, meint man. Von diesem Wort „Patientia" kommt auch das Wort „Patient" – also der „geduldige Mensch". Wenn man krank darniederliegt, muss man Geduld haben. Da hat man dann Zeit, „in sich zu gehen". Wenn man dem Treiben unserer Zeit zuschaut, mögen Tempo, Unruhe und Zeitgeist das bestätigen. Aber die Ungeduld schafft Spannungen, macht Beziehungen kaputt, geht gewalttätig mit der Zeit um. Wir brauchen heute Geduld nötiger denn je. Sie weckt enorme Kräfte in uns.

Wer den Problemen des Lebens gegenüber Geduld zu pflegen bereit ist, wird auf Lösungen treffen, auf die er mit Ungeduld nie gekommen wäre. Manche haben es nur noch nicht probiert, was sich mit Geduld alles erreichen lässt. Junge Menschen – aber auch noch viele Ältere – haben da oft ihre Einwände. Das dauert ihnen alles zu lange. Vielleicht ist es tatsächlich ein Zeichen von Reife, wenn einer geduldig warten kann. Darum sagt ja die Schrift: „Ein Geduldiger ist besser als ein Starker. Und der, der seines Mutes Herr ist, besser als der, der Städte gewinnt."

Die ungeduldige Neugier, hinter ein Geheimnis kommen zu wollen, hat schon manches zerstört. Ungeduld ist also fast so etwas wie Lieblosigkeit, aus der heraus man sich gegenüber dem Lebenspartner oder einem Berufskollegen durchsetzen will. Der Ungeduldige erwartet einfach, dass das ganze Leben sich nach seinem Zeitmaß richtet. Das ist Ungeduld! Geduld und Langmut sind Eigenschaften Gottes, von denen wir bis auf diesen Tag leben. Sollten wir nicht auch auf diese Weise Seines Geistes Kinder sein?

Mit schriftlichen oder mündlichen Anleitungen kann man schon allein anfangen und sich später immer wieder in Kursen oder in einer Meditationsgruppe mit Anleitung etwas orientieren und seinen Sitz und seine innere Haltung etwas verbessern. Wenn man den Weg weitergeht, ist es gut, einen persönlichen Begleiter, Betreuer oder Meditations-Lehrer zu haben. Nur sollten wir darauf achten, dass wir nicht in eine Abhängigkeit kommen. Geht ruhig zu jemand anderen und gebt acht, wie dieser es macht. Paulus hat ja gesagt: „Prüft alles und behaltet das Beste!" So sollten wir es auch tun, wenn wir uns auf diesen Weg begeben!

Bei den meisten Kursangeboten zur Kontemplation oder zum Zen wird mit Körperübungen begonnen, z. B. aus der Eutonie (Wohlspannung), dem Yoga oder Ähnlichem. Bei diesen Übungen geht es darum, zur Ruhe zu kommen und Leib, Seele und Geist in Einklang und zu einer inneren Harmonie zu bringen. Es werden körperliche und seelische Verspannungen gelöst und Hilfe gegeben, um in der Meditation und Kontemplation wach, aufrecht und nicht verspannt zu sitzen.

Deshalb machen wir in jedem Fastenkurs auch jeden Morgen eine leichte Wirbelsäulen-Gymnastik, die man individuell variieren kann. Solche Körperübungen sind besonders am Anfang wichtig. Wer solche Übungen in einem Kurs gelernt hat, kann sich seinen Körper bewusster und wach machen, z. B., indem er, bevor er sich zur Stille hinsetzt, von den Fußsohlen bis zum Kopf mit den flachen Händen abklopft, das Brustbein mit den Fingerknöcheln, Hals, Gesicht und Kopf mit den Fingerkuppen. Die Ohr-Muscheln können etwas geknetet werden, denn da sitzen viele Reflexpunkte des Körpers – wie wir aus der Ohr-Akupunktur wissen. Das macht wach und munter. Auch einfaches, intensives Rekeln und Gähnen, besonders morgens nach dem Aufstehen, ist sehr gut.

Das anfängliche Üben des Sitzens ist wohl zutreffend zunächst als Konzentrationsübung und dann erst als Meditation, aus der dann die Kontemplation erwächst. Kontemplation kann man nicht selber machen. Wir können uns nur in der Übung der Stille bereithalten für ein Innewerden der göttlichen Wirklichkeit.

Wir lernen, Beschwerden, die im normalen Leben, aber auch bei solchen und ähnlichen Kursen immer wieder auftreten, mit der richtigen Atmung oder einfachen Übungen zu meistern, um dann körperlich weitgehend beschwerdefrei sich ganz der Kontemplation hingeben zu können, um dann das Wesentliche zu erfassen oder besser „sich erfassen zu lassen". Das ist oft ein weiter Weg und wir wollen ihn in dieser Woche gemeinsam als Gruppe gehen.

Deshalb ist das „Du" untereinander – wenn wir überhaupt miteinander sprechen – bei den Übungen und vielleicht auch bei den gemeinsamen Wanderungen, wo Sprechen manchmal unvermeidlich ist, sehr hilfreich.

Die Riten beim Meditieren und Fastenkurs
(Sie sind auf der ganzen Welt (fast) gleich!)

- Den Meditationsraum nicht mit Schuhen betreten, aber auch nicht barfuß, sondern mit warmen Socken an den Füßen! Die Schuhe werden vor dem Meditationsraum fein säuberlich nebeneinander hingestellt. An der Ordnung der Schuhe vor dem Raum sieht der Meister, welche Ordnung im Kurs herrscht!
- Beim Betreten des Meditationsraumes erst stehen bleiben, Hände falten und zur Mitte hin verneigen. Dies bedeutet: Ich hole mich aus aller Zerstreutheit zusammen und vertraue mich der alles umfassenden Wirklichkeit an. Diese Gebärde kann für die Einzelnen verschiedene Bedeutungen haben und auch mit einem Gebet verbunden werden. In Indien sagt man: *„Ich grüße Gott im Nächsten, deshalb verbeuge ich mich ehrfurchtsvoll vor ihm!"*. Man kann es aber auch als *gymnastische Übung* für seinen Rücken betrachten (Originalton Willigis!). Vor und nach der Übung tut es gut, den Rücken zu beugen. Geschieht die Verneigung im Sitzen, sollte man sich beim Aufrichten etwas mit den Händen vom Boden abdrücken, damit im Rücken keine übermäßige Anspannung entsteht.
- Jeder steht dann im Raum vor seinem Meditationskissen oder -bänkchen. Er wartet auf das Klappern mit den Hölzern am Anfang = *gemeinsam Hände falten, verbeugen und hinsetzen,* und am Ende einer Sitzung klappern = *aufstehen, Hände falten, gemeinsam verbeugen.* Dieses Klappern mit den Hölzern geschieht auch im Esssaal zu Beginn und am Ende des Essens, wird aber dort noch einmal extra erklärt!
- Im Raum *Gongen* bei der Meditation: langsames 3-x-Gongen zu Beginn des Sitzens*: 1. Gong:* Man setzt sich und sucht seine richtige Sitzposition;

2. Gong: Man ruckelt hin und her, bis man auch jede Störung von Körper und/oder der Kleidung im Griff hat; *3. Gong*: Man hat seine Position gefunden, konzentriert sich auf das „Nicht-mehr-Denken" und bindet seine Gedanken an das langsame Zählen seiner Atemzüge, immer von 1 bis 10 (wenn man merkt, dass man auf einmal bei 20 angelangt ist, war man nicht konzentriert und fängt wieder bei 1 an), oder an sein „Leitwort". Während einer Meditation: *2 x Gong* kurz hintereinander heißt Ende der Meditations-Sitzung. In Japan sagen manche spaßeshalber dazu „die Glocke des Himmels". Man wird – wenn man eine „schmerzhafte" Sitzung hat, durch diesen Gong davon „erlöst". *1 x Gong während einer Sitzung* heißt: nach innen umdrehen und mit dem Gesicht zum Raum setzen zum gemeinsamen Rezitieren oder zu einem Vortrag.

Zur Technik des Sitzens

In diesem Hildegard-Heilfasten-Schweige-Kurs sollen nicht nur unser Körper und unsere Seele gereinigt werden, wir lernen auch durch gezielte Atem- und Bewegungsübungen den Umgang mit unserem eigenen Körper – und damit der Seele –, die wir eventuell über einen längeren Zeitraum vernachlässigt haben. Ich sage absichtlich „WIR", da ich als Fastenleiter diesen Kurs wohl führe, aber auch immer voll mitgemacht habe –, was ich natürlich auch bei diesem Kurs tue! Wir sitzen in der Gruppe gemeinsam schweigend in einer für uns angenehmen Meditationshaltung, anfangs zum Erlernen mit dem Gesicht nach innen in einem Kreis – später mit dem Gesicht zur Wand.

Viele haben schon mit Yoga oder Ähnlichem gewisse Meditations-Erfahrungen gemacht, die man in einen solchen Fastenkurs für sich mit einbringen sollte. Wenn jemand schon Kontemplation-, Zen- oder Yoga-Kurse gemacht hat, sollte er während des Fastens genau so sitzen, wie er es bisher gewohnt war. Das ist alles sehr hilfreich.

Diejenigen, die noch keinerlei Erfahrung mit dem Sitzen gehabt haben, führe ich jetzt bei diesem Kurs und in den Pausen danach noch etwas intensiver in das meditative Sitzen ein. Da ich selbst Kontemplation-Schüler von P. Willigis bin, leitete ich „meine Faster" immer darin an, und wenn sie eine Woche gefastet und meditiert haben, sind sie schon ganz schön in die Materie eingedrungen. P. Willigis nahm auch alle Faster, die bei meinen bisherigen Fastenkursen von mir eingeführt wurden, als Schüler an. Dies galt bei ihm wie eine Einführung in die Kontemplation.

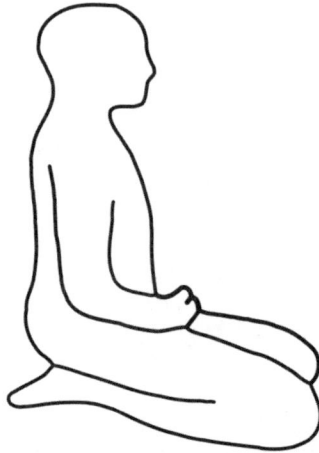

Der Fersensitz aus dem Yoga scheint anfangs das Einfachste zu sein. Man sitzt mit seinen Beinen nach hinten, die Großzehen etwas übereinander, lässt die Fersen leicht auseinanderfallen und sitzt so auf seinen eigenen Füßen. Das geht anfangs sehr gut, aber Ungeübte werden nach einigen Minuten Schmerzen in den Muskeln der Beine und in den Füßen bekommen.

Besser geht es auf einem Meditations-Bänkchen, aber man kann den Fersensitz auch ohne Sitzbänkchen mit einer gefalteten Decke zwischen Beinen und Gesäß ausüben. Das ist entspannender als der reine Fersensitz. Mit dem Bänkchen hält man es in der Regel länger aus.

Eine gute Freundin von uns ist Kindergärtnerin und macht dort immer wieder einmal „Yoga für Kinder". Diese machen begeistert mit und setzen sich mit Leichtigkeit in den Fersensitz, und auch der vollkommene Lotussitz bereitet ihnen keinerlei Schwierigkeiten. Die Gelenke und die Knochen der Kinder sind eben noch vollkommen beweglich.

Erwachsene – die nicht mehr so gelenkig sind – nehmen, wie schon gesagt, deshalb für den Fersensitz meist ein *Meditations-Bänkchen* mit einer leichten Schräge nach vorne. Man steckt die Beine unter dem Bänkchen durch, sitzt so auf der Schräge und die Beine werden nicht gedrückt und können so auch nicht oder fast nicht schmerzen – zumindest am Anfang. Das kann sich später bei längerem Sitzen ändern.

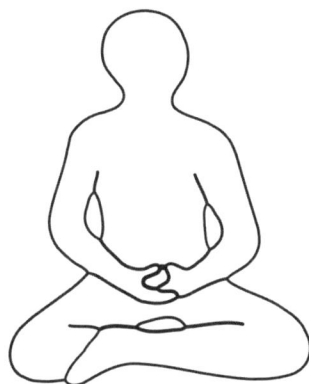

Man kann auch statt des Bänkchens ein *Meditations-Kissen* nehmen. Hier kann man sich die Schräge selbst so zurechtdrücken, wie man sie braucht – hinten etwas höher, vorne etwas tiefer. So rollt man auf den Sitzhöckern nach vorne und kommt ins leichte Hohlkreuz, die Wirbelsäule streckt sich dadurch automatisch und man sitzt aufrecht. Wem das zu unangenehm ist, setzt sich auf einen Stuhl mit einem Schrägkissen (wie es viele mit Schmerzen in der Wirbelsäule tagtäglich benutzen, um auf einem Stuhl zu sitzen). Dadurch kommt er auf dem Stuhl ebenso wie auf einem Sitzbänkchen oder einem Meditationskissen ins Hohlkreuz und in eine gerade Haltung.

Die Beine legt man beim Sitzkissen entweder rechts und links vom Körper nach hinten oder vor dem Kissen übereinander, dem sogenannten Burmesischen Sitz oder auch Schneider-Sitz. Wenn man mit dem Gesäß auf den Sitzhöckern nach vorne gerollt und so mit der Lendenwirbelsäule ins Hohlkreuz gekommen ist, wird die ganze Wirbelsäule nach oben gestreckt und man sitzt gerade. Mit den Schultern rollt man jetzt etwas nach hinten und lässt sie locker nach unten fallen. Dadurch sitzt man vollkommen entspannt in gerader Haltung auf dem Bänkchen, dem Kissen oder auf dem Stuhl.

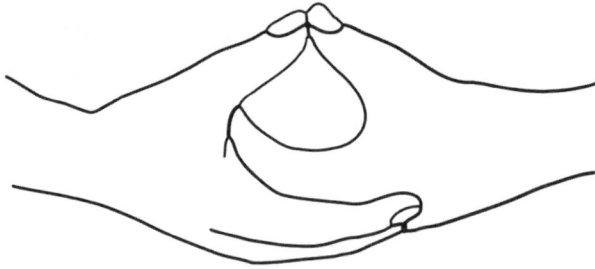

Nun zieht man das Kinn leicht an und schaut mit halboffenen Augen etwa einen Meter vor sich auf den Boden, ohne aber direkt einen Punkt zu fixieren. Die Hände legt man in den Schoß – ineinander oder aufeinander. Ganz korrekt legt man die linke in die rechte Hand, die Daumen berühren sich so leicht, dass man mit den Daumenspitzen ein Stück Seidenpapier halten könnte, ohne es durch den leichten Druck der Daumen zu zerknittern (Originalton P. Willigis). Aber ich habe auch schon große Meister gesehen, die einfach die Hände in den Schoß legen oder im Schoß wie zum Gebet falten.

Ganz Geübte sitzen bei der Meditation im *vollkommenen Lotussitz*. Hier kreuzt man erst die Beine und legt dann den rechten Fuß in die linke Leistenbeuge und den linken Fuß in die rechte Leistenbeuge (oder auch umgekehrt – wie es einem am angenehmsten ist und wenn man keine Schmerzen dabei hat). Das schaffen aber nur die wenigsten – ich auch nicht – und es muss auch nicht unbedingt sein. Es ist schon sehr gut, wenn man den halben Lotussitz schafft, also nur einen Fuß in die Leistenbeuge und den anderen einfach davor auf den Boden legen.

Den vollkommenen Lotus-Sitz, den allerdings die wenigsten Westler können – zumindest nicht am Anfang –, sollte man nur auf dem Kissen probieren. Er ist sehr schwer und wir sollten dabei auf unsere Knie achtgeben. Wenn man dies nicht von klein auf gewöhnt ist, kann es hier zu Verletzungen kommen! Wer vorher schon Schwierigkeiten mit den Knien hat, sollte damit sehr vorsichtig sein.

Wichtig ist beim Sitzen auf einem Kissen, dass auch die Knie (zumindest die Unterschenkel bis fast zu den Knien) den Boden berühren (entsprechend höhere Unterlage nehmen). Die Knie liegen tiefer als die Leisten. Für die meisten ist das Sitzen mit verschränkten Beinen nicht oder nicht für längere Zeit möglich. Man sollte sich damit nicht quälen, sondern dann besser ein Bänkchen nehmen.

Wir können natürlich in den verschiedensten Körperhaltungen üben: Im Gehen, im Stehen und im Liegen. Die intensivste Art ist natürlich das gesammelte, aufrechte Sitzen. Je stärker wir dabei die Unterstützung vom Boden empfinden, umso besser können wir Verspannungen loslassen und längere Zeit still sitzen. Man sollte immer drei Bodenberührungspunkte haben, ob auf dem Bänkchen oder dem Kissen: das Gesäß und die beiden Knie, oder auf dem Stuhl oder Hocker: das Gesäß und die beiden Füße.

Als Unterlage haben wir eine Decke oder eine Matte, auf die wir ein *Meditations-Kissen* legen oder ein *Meditations-Bänkchen* stellen. Man kann – wenn einem das Sitzen in der Tiefe schwerfällt – natürlich auch auf einem Hocker oder Stuhl sitzen. Wichtig ist nur, das man *aufrecht, mit geradem Rückgrat* sitzt. Dabei ist das schräge Sitzkissen oder das Meditations-Bänkchen mit einer leichten Schräge nach vorne eine große Hilfe. Die Beine legen wir auf dem Kissen rechts und links nach hinten (dies kann man sogar evtl. auf dem Bänkchen sitzend so machen, ist aber nicht für alle zu empfehlen – ausprobieren!) oder man legt sie vor sich auf den Boden. Dabei können wir verschiedene Haltungen einnehmen. Gegen aufkommende Kälte beim längeren Sitzen sollte man sich noch über die Beine eine warme Decke legen.

Auf einem Stuhl oder Hocker ist es ratsam, ein *Schräg- oder Keilkissen* zu nehmen. Durch diese Schräge rollt man auf den beiden Sitzhöckern mit dem Gesäß nach vorne und kommt so ins Hohlkreuz. Jetzt sitz man mit geradem Rückgrat. Wenn wir dann noch mit beiden Schultern nach hinten rollen und diese dann nach unten locker fallen lasen, kommt man so in die ideale Meditationshaltung. Dies gilt für alle Arten des Sitzens

Dies ist nur eine kleine Einführung für den heutigen Abend. Sie kann eine von Meditations-Lehrern oder -Meistern geleitete große Einführung nicht ersetzen, aber es ist ein Anfang und man bekommt eine Ahnung, auf was man sich einlässt.

Wichtig ist immer, dass man irgendwie aufrecht sitzt. Ob man nun im Fersen-sitz, auf einem Meditationskissen, einem Meditations-Bänkchen, einem Hocker oder auf einem Stuhl sitzt, das muss jeder selbst für sich ausprobieren und entscheiden, was einem am angenehmsten ist und in welchem Sitz man ohne größere Beschwerden über eine längere Zeit entspannt sitzen kann.

Man wird auch während eines Kurses immer wieder einmal einen anderen Sitz ausprobieren. Ein Trost für alle, die verzweifelt den richtigen Sitz für sich suchen, sei eine Aussage von P. Hugo Enomiya-Lassalle, SJ (1898 – 1990), der in einem Buch schreibt, dass er 2 Jahre den falschen Sitz hatte und erst dann den richtigen für sich gefunden hat. Dann saß er aber goldrichtig wie eine Eins im vollkom-menen Lotussitz 3 Stunden lang – so lange dauerte sein Vortrag damals 1976. Wir – mein damaliger Sitznachbar Abt P. Fidelis und ich – versuchten während des langen Vortrags irgendwie unsere Beinstellung etwas zu verändern, um die Schmerzen zu verringern. Aber es half alles nichts – zum Schluss waren sie ein-geschlafen. P. Lassalle sprang wie ein Junger auf, trotz seiner damals 77 Jahre.

Noch etwas zur Sitzhaltung: Wir bewundern die Leute in Afrika und Indien, wenn sie mit oft sehr schweren Lasten auf dem Kopf gehen. Sie haben eine grazile Haltung. Auch wir könnten dies ganz leicht mit einem Taschenbuch auf dem Kopf lernen. Unsere Mannequins müssen bei ihrer Schulung das richti-ge und aufrechte Gehen auch dadurch lernen, dass sie mit einem Gegenstand (z. B. mit einem Taschenbuch) auf dem Kopf Treppen hoch- und runtergehen. Die Mönche in tibetanischen Klöstern lernen diese korrekte Haltung beim Me-ditieren, indem man ihnen eine brennende Butterlampe auf den Kopf stellt. Bei der kleinsten Unkorrektheit tropft ihnen flüssige Butter auf ihre Schultern oder die Lampe fällt gar herunter. Die Lampen können 3 bis 4 Stunden brennen, und so lange müssen sie in dieser Haltung ausharren. Dies sei zur Nachahmung empfohlen – zumindest mit einem Taschenbuch!

Bei einem Meditationskurs bei uns im Haus hatten wir für unsere Begriffe lan-ge gesessen – drei mal 20 Minuten mit meditativem Gehen in den Pausen. Eine Teilnehmerin sprang am Ende der 3. Sitzung sofort auf und brach zusammen, weil ihr die Beine eingeschlafen waren. Sie hatte sich, wie sich hinterher her-ausstellte, dabei den Fuß gebrochen! Sie war natürlich nicht so geübt wie Pater Lassalle, obwohl sie auch schon längere Zeit meditierte.

Man wird auch während eines solchen Kurses in die Atmung beim Sitzen eingeführt. Das ist genauso wichtig wie das Sitzen selber. Aber davon etwas später.

Als meine Frau und ich 1974 den ersten Kontemplationskurs bei P. Willigis im Bildungshaus Vierzehnheiligen machten, hatten wir schon einige Jahre Erfahrung mit Yoga und waren auch hier zum Meditieren angeregt worden. Dieser Kurs war ausgeschrieben als „Christliche Meditation im Stile des Zen" und stand unter dem großen Motto „Loslassen".

Nach einer kleinen, allgemeinen Einführung in den ganzen Kurs am Abend versuchten wir am nächsten Tag, den richtigen Sitz für uns zu finden. Hier galt das Motto „Loslassen": zuerst alle Muskelverspannungen loslassen und locker sitzen.

Am zweiten Tag sollten wir im richtigen Sitz alle unsere Gedanken an das Wort „loslassen" binden und damit alle anderen Gedanken aus unserm Kopf vertreiben oder zur Seite schieben. Das war sehr schwer, aber am Abend klappte es schon einigermaßen, auch weil uns Willigis sagte, dass die Japaner sagen würden, die Gedanken seien „wie die Wolken am Berg Fudschijama, der dort steht und immer stehen wird. Und die Wolken kommen, und die Wolken gehen, aber der Fuji steht". So sollten wir es mit diesen Gedanken machen. Einfach nicht beachten und ziehen lassen, uns auch nicht darüber ärgern, dass Gedanken kamen. Wenn man richtig meditiert, weiß man hinterher von diesen Gedanken gar nichts mehr – und so ist es auch bei uns heute noch.

Am dritten Tag sollten wir das Wort „loslassen" auch noch loslassen. Das war nun das Schwerste. Als Hilfsmittel sollten wir eventuell ein Leitwort nehmen. Das sollte aber ein Wort mit weichen Lauten sein, also „Liebe", das englische „God", „Shalom" oder den Urlaut „OM" oder auch das daraus hervorgegangene, christliche „Amen". Man kann auch bei der Einatmung denken: „Ich suche Dich, Gott!, bei der Ausatmung: „Höre mein Rufen!". Oder auch beim Ein- und Ausatmen bis 10 zählen: einatmen „1", ausatmen „2", einatmen „3", ausatmen „4" usw. bis 10 und dann wieder bei „1" anfangen. Wenn man auf einmal merkt, dass man bei „27" angelangt ist, hat die Konzentration nachgelassen oder man ist fast eingeschlafen. Nicht ärgern und wieder bei „1" anfangen!

P. Willigis sagt immer: *„Dieser eine Atemzug!"*

Das ist das Wichtigste für diesen Augenblick. Kein Vorher und kein Nachher! Immer „im Hier und Jetzt sein!" So wird der Kopf und der ganze Mensch beim Meditieren ganz leer und frei und offen nach oben wie eine leere Schale, die dann gefüllt werden kann. Was uns dabei geschenkt wird oder werden kann, ist eine Gnade und wir können dabei absolut nichts erzwingen.

Das Allerwichtigste beim Meditieren ist, dass wir unsere Gedanken binden und dann loslassen, dass wir sie nicht wie wild umherschweifen lassen. Jeder, der einen Meditations-Lehrer oder -Meister hat, hat ja sowieso schon sein Leitwort, mit dem er meditiert. Die obigen Worte sollen nur eine kleine Hilfestellung für diejenigen sein, die dies noch nicht haben. Man kann die obigen Sätze natürlich gegen andere austauschen, nur sollten sie kurz und prägnant sein, und man sollte auch möglichst während eines solchen Kurses einen Satz nicht mehr gegen irgendeinen anderen austauschen. Der Fastenleiter gibt sicher auch hier einen Rat, wenn man sich nicht selbst für etwas entschließen kann.

Wenn man dann aber sein Wort einmal gefunden hat, sollte man auch bei diesem Wort ein Leben lang bleiben und nicht immer wieder wechseln. Nur diese Kontinuität bringt es, dass wir dieses Wort auch verinnerlichen. Es kommt dann immer in uns hoch: Wenn wir nachts einmal nicht schlafen können, wenn wir irgendwo in der Warteschlange stehen, wenn uns Ängste befallen – immer ist dieses Wort dann präsent und hilfreich – in allen Lebenslagen

Fasten und Meditation im Schweigen ist also eigentlich eine zutiefst religiöse Angelegenheit, nicht nur ein Abspeck- oder Fitness-Programm, sondern eben *„ein Beten mit Leib und Seele!"*

Schutz durch Meditation – „O-Raum" aufbauen

Ich hatte einmal eine Patientin, die „saugte" mir bei jeder Behandlung mit manueller Lymphdränage meine Lebens-Energie, die sie damals von mir bekam, regelrecht aus. Sie fühlte sich nach jeder Behandlung „wie neugeboren", ich dagegen war danach immer so schlapp, dass ich mich immer einige Minuten hinlegen musste, bevor ich mich der nächsten Behandlung widmen konnte. Ich spürte, wie meine Energie wie in einem Strom von meinem Körper abgezogen wurde und während der Behandlung über meine Hände in die Patientin überging.

Ich erzählte dies bei passender Gelegenheit Pater Willigis, und er erzählte mir, dass in Norddeutschland eine Therapeutin Verena van Ogtrup dasselbe Phänomen verspürte und dies Pater Hugo Enomiya Lassalle (1898 – 1990) berichtete. Dieser gab ihr den guten Rat, sich mit einem „O-Raum" zu schützen und dies, während sie meditierte, einzuüben. Sie sollte folgendermaßen vorgehen:

Sie solle sich ganz normal zur Meditation hinsetzen und sich dabei vorstellen, dass sie in einem großen Ei sitze, das sie vollkommen umhülle. Jetzt müsse sie in Gedanken nur noch die Strahlen, die uns ständig umgeben, durch diese Ei-Hülle nicht mehr in sich hineinlassen. Wenn ihr dies gelungen sei, solle sie dann nur noch die Strahlen von sich selbst, von denen sie wolle, dass sie hinaus wollen oder sollen, wirklich hinauslassen. Dies solle sie dann nicht nur bei der Meditation machen, sondern immer, wenn sie das Gefühl habe, dass es notwendig sei, um sich selbst zu schützen.

Wenn sie nun jemandem positive Energie übertragen wolle, müsse sie diese Energie – kosmische oder, besser gesagt, göttliche Energie – durch ihren eigenen Körper vom Kopf über die sogenannte Tonsur durch die Wirbelsäule und durch die Arme und Hände durchleiten und dem Patienten geben. Dann gebe sie wohl dem Patienten Energie, aber nicht von sich selbst, sondern Energie von oben. Dann habe sowohl der Patient etwas davon als auch sie selbst, denn ein Teil der Energie, die man dem Patienten gibt, komme auch ihr selbst zugute.

Durch lange Meditation sensibilisiert, übte ich diese „O-Raum-Übung" und merkte, nachdem ich dies einige Zeit gemacht hatte, dass dies nicht nur bei der Behandlung anderer Menschen funktionierte, sondern auch, wenn man in ein negatives Strahlenfeld gerät, z. B. in Erdstrahlen oder Elektrosmog. Mit diesem Effekt des O-Raumes konnte ich mich fortan überall vor unliebsamen Strahlen schützen. Wenn ich irgendwo spürte, dass die Strahlung sich für mich unangenehm anfühlte, dann konnte ich mich durch meinen O-Raum schützen und diese Strahlung für mich quasi unwirksam machen. So habe ich gelernt, ruhig in einem Erdstrahlungs- oder Elektrostörfeld zu sitzen oder dort sogar ruhig zu schlafen, ohne irgendeine negative Beeinflussung meines Körpers dabei zu bekommen.

Deshalb habe ich dies bei allen meinen Kursen und auch schon an viele Patienten weitergegeben, sodass – wenn die Leute durch Meditation lernen, sich diesen O-Raum aufzubauen – sie sich gut schützen können. Ich bekomme immer wieder von sensiblen Leuten, die diese Strahlen spüren, positive Rückmeldungen.

Als wir – meine Frau und ich – bei P. Lassalle 1975 einen Meditationskurs mitmachten, erzählte er von seiner Zeit in Japan und wie er 1945 am 6. August den Atombombenabwurf im Zentrum von Hiroshima miterlebte. Ich selbst weiß es jetzt noch wie heute, als ich als Kind diese Nachricht über unseren Volksempfänger hörte, und bin wie damals immer noch tief erschüttert, dass ein Krieg solche Auswirkungen hat.

P. Lassalle saß damals dort in seiner Kellerwohnung mit einem kleinen Fenster in Kopfhöhe und schrieb irgendetwas. Auf einmal wurde es draußen grellhell, wie er es noch nie erlebt hatte. Er dachte: „Jetzt geht die Welt unter und das Jüngste Gericht beginnt!" Er legte alles aus der Hand und bereitete sich geistig darauf vor – aber nichts geschah. Nach einiger Zeit – er wusste nicht, wie lange er dort so gesessen hatte – stand er auf, öffnete die Tür und ging nach draußen. Rund um ihn herrschte absolutes Chaos. Alles rundherum war ein brennendes Trümmerfeld – ein Inferno, wie er es sich bisher noch nie hat vorstellen können. Er ging durch die brennenden Trümmer an den Rand dorthin, wo er dachte, dass dort das Brennen aufhören würde. Es kamen ihm Leute in schwerer Schutzkleidung entgegen und schauten ihn entgeistert an. Sie fragten ihn, ob ihm nichts passiert sei. Er meinte nur: „Warum?"

Er hatte keinerlei Verletzungen oder Verbrennungen davongetragen und auch später keinerlei Strahlenschäden und auch keinerlei Nachwirkungen dieser Katastrophe – es war wie ein Wunder! Er war im Zentrum des Atombombenabwurfs und ihm wurde nicht ein Härchen gekrümmt, obwohl es ringsum Tausende von Toten gab und noch mal Tausende, die später an den Spätfolgen der Atomstrahlen starben, auch heute noch nach fast 70 Jahren.

Deshalb bin ich der festen Meinung, dass jemand wie P. Lassalle, der sich seit 1939 in Japan aufhielt und mindestens seit dieser Zeit – aber ich glaube auch schon vorher – intensiv meditierte, sich dadurch einen gewaltigen Schutz gegen Strahlungen jeder Art aufbauen konnte, selbst gegen die Strahlen von Atombomben!

Vorbereitungs-Informationen zum Fasten

(Die Fastenblätter 1 und 2 sollten den Teilnehmern eines Fastenkurses 3 bis 4 Wochen vor Kursbeginn vom Kurshaus zugeschickt werden. Kopiervorlagen im Anhang dieses Buches.)

Was sollte man zu einem Fastenkurs unbedingt dabeihaben:
- Sportliche, leichte, aber doch warme Kleidung, in der man sich gut bewegen, aber auch ruhig und ohne Spannung sitzen kann, für die Wanderungen Wanderschuhe und evtl. auch Regen- und Windkleidung.
- Eine Gummi-Wärmflasche, kein Heizkissen (wegen der Strahlung)!
- Eine Thermoskanne und/oder eine Thermosflasche (praktisch wäre, beides zu haben!) für das Zimmer, aber auch für die Wanderungen.
- Bürste oder Handschuhe zum Trockenbürsten der Haut.
- Jeder Teilnehmer sollte unbedingt alle seine Medikamente mitnehmen, bes. diejenigen, die er für seine Beschwerden regelmäßig einnimmt. Die sollte er auch dem Fastenkursleiter zu Beginn des Kurses zeigen, weil manche Medikamente evtl. im Kurs reduziert werden können oder sogar müssen! Deshalb sollte man auch vorher mit seinem Hausarzt darüber sprechen!
- Eine Klistierspritze oder einen Irrigator.

Die vorbereitenden Entlastungstage

Die Fastenkur oder der Fastenkurs sollte immer mit den Entlastungstagen beginnen, die schon zu Hause mindestens 3 – 4 Tage vor dem Kurs begonnen werden sollten. An diesen Entlastungstagen sollte man sich auf das Fasten und

Meditieren vorbereiten, nicht nur seelisch, sondern auch körperlich, indem man schon einmal die Seele und den Körper entlastet.

Der ganze Mensch wird entlastet, indem er an diesen Tagen auf alles tierische Eiweiß verzichtet und sich mit leicht verdaulichen Speisen pflanzlicher Art begnügt. Es sollten an diesen Tagen mäßig Obst, Gemüse und Salate, Vollreis (oder gekochte Dinkelkörner) und Vollkornbrot (natürlich möglichst auch aus Dinkel) gegessen werden.

Zur Entgiftung des Darms eignen sich für diese Tage am besten Äpfel, möglichst natürlich biologisch angebaute, also ohne Spritzmittel. Sie sollten sogar schon in der Schale etwas runzelig sein, dann bekommen sie den Leuten viel besser, sagt uns die Heilige Hildegard (und viele Patienten haben mir dies inzwischen bestätigt! Sie schmecken besser und sind auch bekömmlicher.)

Man kann aus den entkernten Äpfeln mit der Schale, zerschnitten und mit viel Wasser, ein Kompott kochen. Dies mit viel Zimt und evtl. etwas Galgant und Bertram würzen – erhöht noch den Genuß, entgiftet außerdem, reguliert den ganzen Köper und stimmt ihn ideal auf das Fasten ein.

Aber ab 14 Uhr am Nachmittag sollten Leute, die unter Schlafstörungen leiden, nichts Rohes mehr essen, sondern nur noch Gekochtes, da Rohes den Darm und den Kreislauf zu sehr belastet und sie dadurch eventuell in der kommenden Nacht nicht so gut geschlafen können.

Getrunken wird an diesen Entlastungstagen zur Vorbereitung auf das eigentliche Fasten jede Menge, speziell Fenchel- und /oder Salbei-Tee. Wir müssen mit den Flüssigkeiten versuchen die Schlacken aus dem Körper auszuschwemmen und ihn auf das richtige Fasten vorbereiten, mindestens 35 g Flüssigkeit pro kg Körpergewicht und pro Tag. Mehr ist erlaubt, aber auf keinen Fall weniger. (Genauer nachzulesen unter „Flüssigkeitshaushalt des Körpers".)

Der Abführtag

Der Abführtag ist der erste Tag des Fastenkurses. Früher nahm man an diesem Tag oder auch während einer ganzen Fastenkur jeden Morgen Glaubersalz. Das schmeckte nicht besonders gut und manch einer bekam darauf einen Brechreiz. Beim Hildegard-Fasten nehmen wir statt Glaubersalz zu Beginn des ersten Tages die Ingwer-Gewürzmischung, das aus Dinkelmehl, Ingwer-, Süßholz- und Zitwer-Wurzelpulver und etwas Rohrzucker besteht. Das normalisiert den Stoffwechsel, speziell bei Rheumatikern und Gichtpatienten, da dieses Gemisch nur die „schlechten Stoffe ausleiten", wie uns die Heilige Hildegard sagt, und die guten Säfte im Körper lässt.

Man sollte von diesem Granulat morgens nüchtern noch im Bett 1 – 3 Teelöffel (je nachdem, wie „voll" sich der Darm noch anfühlt) zusammen mit einem kleinen Schlückchen Herzwein nehmen. So bleibt man noch einige Zeit liegen und achtet darauf, dass man dabei schön warm ist und bleibt. Deshalb sollte man evtl. mit der Wärmflasche auf dem Bauch den Darm von außen erwärmen und so nachhelfen (deshalb die Wärmflasche nicht vergessen! Kein elektrisches Heizkissen mitbringen, da diese Strahlungen für den Körper nicht ganz gut sind!). Wenn die Füße morgens kalt sind, die Wärmflasche statt auf den Bauch an die kalten Füße legen. Dies machen wir am ersten Morgen recht intensiv und an den anderen Tagen, wenn sich der Darm nicht ausreichend entleert hat, auch mit etwas weniger von dieser Ingwer-Gewürzmischung.

Wir essen an diesem 1. Abführtag am Anfang des Kurses auch noch Äpfel als Kompott, aber weniger als am Tag vorher, und mittags schon eine Fastensuppe nach dem Rezept, das später im Buch aufgeführt wird. Dazwischen natürlich immer jede Menge Fenchel- bzw. Salbei-Tee oder auch nur warmes Wasser. Der zweite Tag ist also schon ein richtiger Fastentag, an dem aber noch die Ausleitung im Vordergrund steht. In Notfällen, aber erst, wenn man drei Tage keinen Stuhlgang mehr gehabt hat, kann man mit der Klistierspritze oder dem Irrigator nachhelfen (mit dem Fastenleiter besprechen!).

An manchen Kliniken wird jeden Tag bei einer Fastenkur eine Darmspülung gemacht. Hier werden einige Liter warmes Wasser in den Darm eingelassen und wieder mit allem Darminhalt abgesaugt – und das manchmal 3 bis 4 Wochen lang. Einige meiner Patienten haben dies auch mit sich machen lassen, mit dem negativem „Erfolg", dass ihre ganze Darmflora zerstört war. Wir mussten sie dann mühsam wieder aufbauen. Ich halte dies für eine Radikal-Kur, die mehr schadet als nützt. Eine Darmspülung dieser Art kann sehr gut sein – die haben wir vor über 50 Jahren etwas primitiver mit dem „Subaqualen Darmbad" an der Uni-Klinik in Würzburg gemacht, aber nur bei Patienten, bei denen eine Bauchoperation bevorstand quasi als Vorbereitung, damit der Darm vollkommen entleert war. Aber tägliche Darmspülungen dieser Art finde ich nicht gut, wenn nicht sogar schädlich!

Tagesablauf der eigentlichen Fastentage

Ab dem dritten Tag ist dann Vollfasten, nur mit der Dinkel-Gemüse-Brühe und Fenchel- und/oder Salbeitee bzw. warmem Wasser. Wenn nötig, wird am Morgen des 3. Tages noch etwas Ingwer-Ausweitungs-Granulat genommen, aber dann nur noch wenig und immer mit etwas Herzwein, wie schon beschrieben. Jeder Tag sollte einen festen Stundenplan haben, in den aber auch die notwendigen Ruhephasen immer mit eingebaut sein sollten.

Hier ein Beispiel eines Kurses „Meditation und Fasten", der natürlich individuell abgeändert werden könnte, aber den Plan sollte man sogar schriftlich machen und an einem festen Ort deponieren, wo man immer wieder hinschauen kann. Jeder Teilnehmer sollte ihn auch im Zimmer haben. Er hängt sich ihn einfach an die Wand bei seinem Bett und deponiert einen am Tisch. Auch an der Tür des Meditations- und Übungsraumes sollte ein solcher Plan hängen, damit jeder Teilnehmer sich jederzeit einen Überblick verschaffen kann, was gerade laufen sollte, und dann alles andere dem unterordnen kann.

Wichtig ist auch, dass jeder ca. *5 Minuten vor der Zeit* zu den einzelnen Sitzungen kommt, um die anderen Teilnehmer nicht zu stören.

6.00 Uhr: Wecken: Vor dem Aufstehen, noch im Bett, dehnen, strecken, gähnen. Bei Darmträgheit den Shiatsu-Punkt für den Dickdarm-Mastdarm drücken. Hypotoniker sollten nicht gleich mit dem Kopf nach oben, sondern erst einmal die Beine in die Höhe strecken, das Blut von dort in den Körper laufen lassen und in dieser Halbkerzenstellung etwas radfahren. So kreislaufangeregt kann man dann aufstehen, trockenbürsten (dabei die reflexzonenreichen Handflächen und Fußsohlen nicht vergessen). Dann, wenn nötig, die Ingwer-Gewürzmischung mit Herzwein trinken, plus Wärmflasche auf den Bauch noch einmal kurz ins Bett. Anschließend die Schleimhautregie nach Dr. Vogler, heiße und warme Duschen im Wechsel. Alles wird im Buch noch eingehend erklärt!

7.00 Uhr: Meditatives Sitzen: die ersten 5 Minuten davon Tönen auf „JEOS-HUA", dann weiter zusammen sitzen, ca. 15 bis 20 Minuten (je nach Möglichkeit der Teilnehmer – kürzer oder länger). Gemeinsame Wirbelsäulen-Gymnastik. Noch etwas „Meditatives Sitzen", Rezitieren des Morgenspruchs: „Achte gut auf diesen Tag!"

7.40 Uhr: „Frühstück" mit Fenchel- und/oder Salbei-Tee, warmem Wasser und/oder Dinkelkaffee. Evtl. auch etwas Flohsamen nehmen. Bei Kreislauf-beschwerden auch etwas Honig in den Tee. Danach heißer Leberwickel mit feucht-heißem Handtuch und Wärmflasche.

9.30 bis 10.30 Uhr: Mitarbeit im Haus oder Garten. Eine Stunde Arbeitszeit sollte am Tag sein, damit man nicht den Anschluss an das „normale Leben" verliert. Dies ist für den Körper des Fastenden ein schöner Ausgleich und auch eine massive Anregung des Kreislaufs. Man muss nur darauf achten, dass jeder seine Grenzen dabei nicht überschreitet, also sich nicht übernimmt. Die eigenen Grenzen sollte also jeder Faster bei sich zu erkennen und auch einzuhalten versuchen.

10.00 bis 12.00 Uhr: Meditatives Sitzen – Vortrag und oder Körperübungen – Meditatives Sitzen. Der genaue Tagesplan wird mit allen Teilnehmern und dem Kursleiter abgesprochen. Bei längeren Sitzphasen immer 15 – 20 Minuten sitzen, dann ca. 5 – 10 Minuten meditatives Gehen im Kreis herum im Schulungsraum. Zu Beginn des Gehens kann jeder Teilnehmer – wenn nötig – auf die Toilette gehen und zu Beginn des Sitzens wieder im Raum sein. Da beim Fasten sehr viel getrunken wird, ist dies sehr notwendig!

12.00 Uhr: „Mittagessen" mit heißer Fastensuppe, Fenchel- und/oder Salbei-Tee bzw. warmem Wasser. Auch Flohsamen und Honig bei Bedarf nehmen (sollte auf dem Tischen stehen!).

12.30 Uhr: Mittagsruhe im Bett mit heißem Leberwickel (gefaltetes Frottee-handtuch mit heißem Wasser durchtränken, auswringen, auf den Oberbauch legen und mit Wärmflasche zugedeckt im Bett die Wärme einige Zeit erhalten).

Jeden 2. Tag meditative Wanderung: Wenn der Kurs von Sonntag bis Sonntag geht, dann am Dienstag, Donnerstag und am Samstag ab **14.00 Uhr** mit gesüßtem (Honig) Kräutertee. Alleine (nur im engsten Umkreis des Fastenhauses) oder in der Gruppe (mindestens 3 Faster sollten immer zusammen sein!). Bei einer größeren Gruppe sollte eine Person an der Spitze gehen und eine Person am Ende und schauen, dass niemand alleine zurückbleibt und verloren geht!). Auch sollten die Person an der Spitze und die am Ende zumindest mit einem Handy in Verbindung stehen. Auch wegen der Verbindung zum Fastenhaus und zur Hilfe bei Notfällen sollte jeder Einzelwanderer und jede Gruppe mindestens ein Handy haben! Das Handy aber während des Kurses und im Fastenhaus immer abschalten!

An den Tagen, an denen nicht gewandert wird, dann ab **16.00 Uhr**: Meditatives Sitzen – dazwischen eventuell Tanzen oder Körper- bzw. Atem-Übungen – danach wieder Meditation oder – wenn möglich und von den Teilnehmern erwünscht – jeden 2. bis 3. Tag eine Eucharistie-Feier oder auch eine Agape-Feier.

18.00 Uhr: „Abendessen" – heiße Fastensuppe und Tee bzw. heißes Wasser

19.30 Uhr: Meditatives Sitzen mit eventuell auch meditativer, ruhiger Musik – evtl. sogar Hildegard-Musik.

21.00 Uhr: Bettruhe, evtl. mit Leberwickel und, wenn nötig, vorher Darmspülung mit Klistierspritze oder Irrigator.

Dazwischen sollte jeder Teilnehmer mit gesundheitlichen oder psychischen Problemen die Möglichkeit haben, mit dem Fastenleiter und/oder mit einer geistigen Führung zu sprechen. Kreislaufkontrollen und – wenn nötig – auch Blutzuckermessung sollten gemacht werden.

Während der eigentlichen Fastentage wird keinerlei feste Nahrung zugeführt. Wenn es vom Darm her unbedingt erforderlich wäre, könnte dieser mit Flohsamen (Semen psyllii – steht bei jeder „Mahlzeit" auf dem Tisch) unterstützt werden. Dies sollte aber wirklich nur dann eingenommen werden, wenn es nicht anders geht. Es ist in der Regel nur sehr selten nötig. Meist reichen die Ingwer-Gewürzmischung und die Darmspülungen, wenn man diese überhaupt machen muss. Spätestens nach der ersten Wanderung hat eigentlich jeder Faster Stuhlgang, da durch das Laufen die Peristaltik des Darms stark angeregt wird. Auch wenn ausreichend getrunken wird, ist es sehr selten nötig, dass neben der Ingwer-Gewürzmischung noch andere Maßnahmen ergriffen werden müssen.

Das Fastenbrechen und die Aufbautage

Das Fastenbrechen ist auch gleichzeitig der erste Aufbautag – dies ist meist 2 Tage vor Ende des Kurses, meist der Freitag. Da gibt es einen herrlich duftenden Bratapfel zum Frühstück. Dieser wird ganz einfach, ohne irgendeine weitere Behandlung, nach dem Abwaschen auf ein Blech gesetzt und für ca. 30 Minuten in die Röhre geschoben. Jeder bekommt einen solchen auf dem Teller serviert, schneidet ihn sich auf, streut ausreichend Zimt drauf, eventuell auch etwas Flohsamen und flüssigen Honig, riecht und isst und genießt ihn. Jedes kleine Stückchen Schale wird genussvoll zerkaut. Es ist wie ein kleines Wunder, wenn man in einer Fastengruppe die strahlenden Gesichter rundum erblickt, wie sich jeder intensivst mit seinem Apfel beschäftigt.

Mittags gibt es dann schon eine dünne Fastensuppe mit etwas Gemüse und abends die Fastensuppe mit Gemüse und einigen, gekochten Dinkel-Körnern. Jedes Körnchen wird eingehendst mit den Zähnen zermahlen und genussvoll verzehrt.

Die meisten verstehen jetzt erst das oft so nebensächlich hingeworfene Wort „Mahl-Zeit", wenn man zum ersten Essen geht. Es beinhaltet nämlich zwei sehr wichtige Komponenten, die man nach einer solchen Fastenkur oder einem Fastenkurs erst richtig verstehen kann:

1. „Mahl" – zusammen Mahl halten, kommt von „mahlen". Jedes Korn wird zwischen unseren Zähnen regelrecht zermahlen, deshalb nennt man die Backenzähne auch „Mahl-Zähne".

2. „Zeit": Dieses Wort sollte wir nicht nur so verstehen, dass es Zeit zum Essen ist, sondern auch, dass wir uns dazu Zeit nehmen sollten. Der normale Sättigungs-Effekt setzt ja eigentlich erst nach ca. 20 Minuten ein. Da ist in der Regel der normale Deutsche schon längst „überfressen", wenn man das einmal so krass ausdrücken darf. Die durchschnittliche Esszeit bei einem arbeitenden Menschen beträgt nämlich nur 8 bis 10 Minuten. Dann ist der Magen voll, aber man hat noch kein Sättigungsgefühl. Das setzt erst nach ca. 20 Minuten richtig ein.

Da sind uns Deutschen die Südeuropäer, angefangen schon bei den Franzosen, sehr weit voraus. Die essen in der Regel wohl viel langsamer, sind aber normalerweise im Durchschnitt viel weniger beleibt als die Deutschen.

An den weiteren Aufbautagen wird noch sehr leicht gegessen und möglichst alles mit Dinkel in irgendeiner Form. Zum Frühstück am zweiten Tag kann es dann schon „Habermus" geben. (Das Rezept dazu finden Sie später im Buch.)

Mittags gibt es an diesem 2. Aufbautag unsere Fastensuppe mit mehr Dinkelkörnern und mit Gemüse und abends dann das erste Dinkelbrot mit Butter und Käse. Dies aber erst ab dem zweiten Aufbautag, und den Käse immer mit Mutterkümmel-Pulver essen, da dieser den Käse bekömmlich und leichter verdaulich macht! Wir nehmen zu Hause statt des Pulvers die ganzen Samen des Mutterkümmels. Die werden erst auf das Butterbrot gegeben und dann wird erst der Käse darauf gelegt. Wenn man die ganzen Samen dann zwischen den Zähnen hat und zermalmt, kommt der intensive Geschmack des Mutterkümmels besser heraus und der Genuss ist ein doppelter.

Zu Hause nach dem Fastenkurs kann man auch dann schon leichte Fleischarten essen – wenn jemand nach dem Fasten überhaupt gleich Fleisch essen möchte.

Dies kann dann z. B. etwas gekochtes Hühnerfleisch sein – anfangs auf keinen Fall Gebratenes und auch kein Schweinefleisch.

An dem dritten Aufbautag könnte man dann schon wieder fast normal essen, wenn man es nicht vorzieht, noch einige Tage zumindest nur vegetarisch zu essen. Aber Grundprinzip in diesen Tagen danach gilt: Es sollte alles leicht verdaulich sein. Schwere Speisen belasten den Verdauungstrakt noch zu sehr nach dieser Zeit der Abstinenz.

Für die weiteren Aufbautage zu Hause ist es viel besser, wenn man fünfmal am Tag jeweils eine kleine Mahlzeit zu sich nimmt als drei größere Essen. Dadurch wird der Körper nicht zu sehr belastet und er wird mit den anfallenden Mengen besser fertig. Außerdem isst man erfahrungsgemäß bei fünf kleinen Mahlzeiten weniger als bei drei großen.

Während der ganzen Tage des Fastens sollten alle Genussgifte, wie Alkohol und Nikotin, gemieden werden, aber auch der „gute" Bohnen-Kaffee. Schwarztee sollte nur in Ausnahmefällen zur Stützung des Kreislaufs genommen werden und nur nach Rücksprache mit dem Fastenleiter. Man sollte dabei bedenken, dass Schwarzer Tee etwas stopft. Bei Kreislaufbeschwerden sollte jeder Fastende oder Kursteilnehmer lieber etwas aus seiner Flasche Herzwein nach der Heiligen Hildegard von Bingen nehmen. Der Herzwein ist während des Fastens das Kreislaufmittel, da er sowohl bei der Hypertonie als auch bei der Hypotonie einzusetzen ist.

Wenn man diese Tage gut durchgehalten hat, hat man sehr viel für die Entschlackung des Körpers und der Seele getan. Man merkt dies auch an den Träumen der Kursteilnehmer: Zu Beginn des Fastenkurses sind meist alle Träume schwarz-weiß, je weiter der Kurs geht, desto farbiger werden auch die Träume. Dies ist auch ein Zeichen, dass man sich in diesem Kurs gut aufgehoben fühlt.

Alle notwendigen Medikamente, die eingenommen werden müssen, schlagen schon während des Kurses besser an und wirken schneller und besser, und wenn der Kurs auch noch bei abnehmendem Mond stattfindet, verstärkt sich nochmals die Entschlackung. Dies hält auch in der Regel noch nach einem solchen Kurs eine ganze Zeitlang an. Das Reduzieren von Medikamenten sollte man unbedingt mit seinem Hausarzt zu Hause eingehend besprechen.

Das Abführen oder Purgieren

Das Abführen oder das Purgieren sollte während eines solchen Kurses mit Ingwer-Gewürzmischung, unterstützt durch den Shiatsu-Punkt, die Darm-Gymnastik und den Flohsamen geschehen.

„Wer gut purgiert, der gut kuriert" (Qui bene purgat, bene curat). Dies ist ein uralter Medizinspruch, der speziell für das Fasten sehr, sehr wichtig ist.

Verstopfung und Darmträgheit sind ein leidiges Thema in jeder Praxis, während eines Fastenkurses natürlich erst recht. Jeder, der „verstopft ist", sollte sich selbst einmal etwas genauer anschauen oder auch anschauen lassen. Diese Leute können nämlich nicht „Loslassen", gar nichts, weder ihre Gefühle, noch ihren Darminhalt. Man hält alles zurück und ist dadurch verkrampft und verspannt. Und die Befreiung der Psyche von allen Verkrampfungen fängt mit dem Darm an und fällt dann in die Klosettschüssel.

Als Erstes sollten, sowohl während eines Fastens als auch zu Hause, wenn man irgendwelche Probleme in dieser Art hat, die Ingwer-Gewürzmischung genommen und auch ein bestimmter Punkt gedrückt werden, der Shiatsu-Punkt zur Anregung der Darmperistaltik.

Wir haben ja zu Beginn des Fastens einen Purgiertag, deshalb muss erst etwas über Ingwer und die Ingwer-Gewürzmischung gesagt werden:

Die Ingwer-Gewürzmischung besteht – wie schon beschrieben – aus Dinkelmehl, Ingwer-, Süßholz- und Zitwer-Wurzelpulver und etwas Rohrzucker. Vom Ingwer (Zingiber officinale) wird der Wurzelstock (rhizoma Zingiberis) verwendet.

Früher nahm man am Abführtag bei „nichthildegardischen Fasten-Kursen" jeden Morgen Glaubersalz. Das schmeckt nicht besonders gut und manch einer bekam darauf einen Brechreiz. Viele empfinden auch einen regelrechten Ekel vor Glauber- oder Bittersalzen.

Beim Hildegard-Fasten machen wir dieses Abführen etwas eleganter mit der Ingwer-Gewürzmischung. Dies ist besonders herzschonend, weil damit nur die schlechten und krankmachenden Säfte den Körper über den Darm und die Nieren verlassen, während die guten Sachen im Körper verbleiben, wie uns die Heilige Hildegard wissen lässt. Wir nehmen also statt Glaubersalz zu Beginn des ersten Tages die Ingwer-Gewürzmischung, die den Stoffwechsel normalisiert, speziell bei Rheumatikern und Gichtpatienten. (Die bekommen auch zu Hause in der Praxis diese Mischung zur Entschlackung verordnet!)

Am ersten Morgen sollte man nur einen Teelöffel der Ingwer-Gewürzmischung essen, evtl. zusammen mit einem Schluck Herzwein. Sollte dies noch nicht helfen, dann am zweiten Morgen zwei Teelöffel der Ingwer-Gewürzmischung nehmen. Wenn am dritten Tag noch nichts gekommen ist, dann sollte vielleicht schon ein Klistier gemacht werden oder ein hoher Einlauf mit einem Irrigator, um den Darm zu entleeren. Denn selbst wenn man gar nichts isst, erzeugen die Darmbakterien pro Tag – auch während der Fastenzeit – ca. 50 Gramm Abfall, der ausgeschieden werden sollte. Das ist etwa ein daumengroßes Stück.

Es gibt Faster, denen reicht ein einziger Teelöffel der Ingwer-Gewürzmischung am ersten Tag, und sie haben täglich eine kleine Darm-Entleerung. Andere dagegen brauchen neben den Keksen noch jeden zweiten Tag einen Einlauf. Wie jemand reagiert, kann man eigentlich nie vorhersagen. Es gibt Faster, die sonst einen geregelten Stuhlgang haben und während der Fastenzeit sehr viele Schwierigkeiten, auf der anderen Seite aber auch Leute, die sich sonst sehr damit plagen und beim Fasten wunderbar ohne jedes Hilfsmittel zurechtkommen.

Man nimmt diese Ingwer-Gewürzmischung morgens nüchtern im Bett, bleibt noch einige Zeit liegen und achtet darauf, dass man dabei schön warm ist und bleibt. Man muss eventuell mit irgendeiner Wärmequelle nachhelfen, sollte deshalb immer eine Wärmflasche beim Fasten bereit haben. Diese Wärmflasche gibt man entweder an die Füße – wenn diese kalt sind – oder legt sie sich bei warmen Füßen auf den Bauch.

Dieses Purgieren mit der Ingwer-Gewürzmischung machen wir am ersten Morgen, wie gerade beschrieben. An den anderen Tagen nur, wenn der Darm nicht ausreichend entleert wurde, vor dem anderen Tagesprogramm – am frühen Morgen also.

Wir essen an diesem Abführtag – wenn wir es zu Hause als Vorbereitung noch nicht ausreichend getan haben – auch Äpfel, aber weniger als an den Tagen vorher, und mittags schon eine Fastensuppe. Dazwischen natürlich schon jede Menge Tee, speziell Fenchel- und/oder Salbei-Tee. Dies sind mit Abstand die besten Tees beim Fasten. Nur wer diese Tees absolut nicht mag, der kann dann eventuell auf einen dünnen Hagebutten-Tee ausweichen – der säuert aber etwas! Alle Tees sind von heiß bis lauwarm einzunehmen, aber niemals ganz kalt, da während eines Fastens auch die Wärmezufuhr äußerst wichtig ist und auch als sehr angenehm empfunden wird. Alternativ kann man auch warmes Wasser trinken – was ich selbst auch sehr gerne trinke. Es bekommt dem Körper mit am besten, weil es völlig neutral ist.

Zu den „Mahlzeiten" sollte dann auch warmer Dinkel-Kaffee „ohne alles" zur Verfügung stehen. Außerdem könnte noch stilles Mineral-Wasser getrunken werden – aber nur in Ausnahmefällen und möglichst nicht viel, da es nach Hildegard ein „rohes Wasser" ist, also ein „ungekochtes", das nicht so gut für den Körper ist. Dies ist nur eine Alternative für diejenigen, die weder den einen noch den andern Tee mögen oder sogar eine innere Abneigung dagegen haben. Außerdem wird beim Fasten ein solches Mineral-Wasser sehr selten gut vertragen.

In der indischen Ayurveda-Medizin sagt man, dass man morgens nicht frühstücken, sondern nur warmes, abgekochtes Wasser trinken solle. Wer das einmal ausprobiert, wird merken, dass dies für den Magen wie Balsam ist. Wer also keinen Tee mag, sollte dann abgekochtes, warmes Wasser trinken. Dies kann man sich auch für den wöchentlichen Fastentag vormerken.

Hildegard sagt übrigens auch, wie in der Ayurveda-Medizin, dass man morgens nicht unbedingt etwas essen solle, sondern erst gegen Mittag. Also etwa um die Zeit, wo der Blutzuckerspiegel absinkt, das wäre etwa 10.30 Uhr bis 11 Uhr. Dasselbe sagt auch Hildegard!

Der zweite Tag ist dann schon ein voller Fastentag. Wenn der Teelöffel der Ingwer-Gewürzmischung vom Tag vorher noch nicht geholfen haben sollte, muss man an diesem Morgen zwei Teelöffel der Ingwer-Gewürzmischung nehmen.

Man kann diese Entleerungs-Phase (ich sage immer spaßeshalber „Entsorgung") noch unterstützen, indem man den Shiatsu-Punkt drückt und/oder anschließend auf der Toilette die Darm-Gymnastik macht. (Dies wird alles im nächsten Absatz dieses Kapitels ausführlich beschrieben.)

Zur Unterstützung sollte man dann zu Beginn der Aufbautage Flohsamen in ausreichender Menge zu sich nehmen, wenn man Schwierigkeiten mit dem Darm hat. Man sollte dabei dreimal täglich einen Teelöffel voll Flohsamen zusammen mit je einem Glas Tee oder abgekochtem, warmem Wasser einnehmen. Flohsamen (Semen Psyllii) sind die Samen eines Spitzwegerichs aus dem Mittelmeerraum oder aus Indien. Er quillt bis zum 40-Fachen seines Volumens auf, macht dadurch im Darm enorm Volumen und gibt außerdem noch selbst Schleim ab, sodass er im Darm keinerlei Reizwirkung ausübt, sondern im Gegenteil, er schleimt den Darm schonend aus, was wir in dieser idealen Form sonst nirgends finden. Man kann ihn auch ohne Bedenken auf Dauer nehmen, ohne dass ein Gewöhnungseffekt auftritt. Aber immer den Flohsamen in den Mund nehmen und mit der Flüssigkeit hinunterspülen, niemals erst im Glas einweichen und dann versuchen zu trinken. Er quillt dann schon im Glas, aber das soll er erst eine Station tiefer machen!

Wenn man dagegen Leinsamen betrachtet: Hier kommt es zu einem Gewöhnungseffekt. Leinsamen ist außerdem ein Vitamin- und Kalzium-Räuber. Bei der Heiligen Hildegard wird Leinsamen nur äußerlich als Auflage bei Schmerzen im Bauchbereich angewendet.

Die Heilige Hildegard schreibt unter Ingwer u. a.:

„Aber auch der Mensch, der Abführgetränke bereiten und einnehmen will, pulverisiere und siehe Ingwer und nur halb so viel Süßholz und zu einem dritten Teil vom Ingwer Zitwer; und dann wiege er dieses Pulver gleichzeitig, dann nehme er so viel Zucker, wie dieses Pulver wiegt. All dies wiege zusammen so viel wie dreißig Münzen. Dann nehme er von reinstem Semmelmehl (Dinkel-

feinmehl) *so viel, wie eine halbe Nussschale fasst, und so viel Wolfsmilchsaft, wie eine eingeschnittene Schreibfeder im Einschnitt fassen kann, und so bereite er von dem vorgenannten Pulver und dem Mehl und dem Wolfsmilchsaft einen feinen Teig wie für Törtchen. Und diesen Teig teile er in vier Teile und trockne sie im März oder April an der Sonne, weil in diesen Monaten der Sonnenstrahl so mild ist, dass er weder zu warm noch zu kalt ist, und daher besondere Heilung bringt.*

Wenn er aber in diesen Monaten die vorgenannte Wolfsmilch nicht haben kann, sodass er (es) auf den Mai verschieben muss, dann soll er, nachdem er das vorgenannte Törtchen im Mai bereitet hat, (es) an der Maisonne trocknen und so für die geeignete Zeit aufbewahren. Und wer dann einen Abführtrank nehmen will, der nehme nüchtern den vierten Teil von der vorgenannten Menge. Wenn aber sein Magen so stark und fest ist, dass er die Berührung dieses Tranks nicht spürt, dann soll er wiederum die Hälfte des dritten Teils des vorgenannten Törtchens nehmen und bestreiche ihn von neuem ganz mit Wolfsmilchsaft; und so nehme er es, wiederum an der Sonne getrocknet, nüchtern.

Aber bevor jemand diesen Trank nimmt, wärme er sich, wenn er kalt ist, und so nehme er (ihn). Und wenn er ihn genommen hat, ruhe er ein wenig wach im Bett, und wenn er dann aufsteht, gehe er ein wenig hin und her, jedoch so, dass er keine Kälte leidet."

Anfangs machte man in den Hildegard-Vertrieben nach dieser Anweisung die Ingwer-Ausleitungs-Kekse, heute macht man so die Ingwer-Gewürzmischung, Sie ist etwas kompliziert in der Herstellung und deshalb ist es sehr schwierig, sie selber zu machen.

Man sollte sie, speziell in der ersten Phase einer Fastenkur, morgens nehmen, besonders bei Störungen des Darmes und allgemeinen Stoffwechsel-Störungen, da sie die schlechten Säfte aus dem Menschen ableiten, ohne die guten Säfte aus dem Gleichgewicht zu bringen, wie uns die Heilige Hildegard wissen lässt.

Man kann sie aber auch zwischendurch, wenn man nicht fastet, aber an den oben beschriebenen Beschwerden leidet, nehmen, immer in der vorher beschriebenen Form – morgens nüchtern, und die Körperwärme sollte dabei erhalten werden, das heißt, man darf während der Einnahme und einige Minuten danach nicht auskühlen.

Aber auch alle Rheumatiker sollten sie in einer gewissen Regelmäßigkeit nehmen. Die allgemeinen Beschwerden werden besser und Rheuma-Medikamente – ob schulmedizinische oder hildegardische – wirken besser und können reduziert oder sogar ganz weggelassen werden. Aber immer nur nach Rücksprache mit seinem Therapeuten – ob Arzt oder Heilpraktiker!

Der Shiatsu-Punkt zur Darmanregung

Als Allererstes am Morgen noch im Bett, bevor man das erste Mal aufsteht, sollte die Darm-Anregung nur mit dem Shiatsu-Punkt-Drücken versucht werden.

„Shiatsu" ist eine japanische Druckpunkt-Behandlung, mit der über bestimmte Punkte gewisse Reize auf bestimmte Regionen des Körpers ausgeübt werden können, ähnlich wie bei der Akupressur.

In unserm Fall wird jeden Morgen unmittelbar vor dem Aufstehen zwei bis drei Minuten lang ein gewisser Punkt im Rhythmus – eine Sekunde ein, eine Sekunde aus – mit spitz geformten Fingern tief in den Bauch hineingedrückt.

Die Lage des Punktes zur Darm-Entleerung: Er liegt – wie auf der Zeichnung zu sehen – zwischen dem Nabel und dem linken Darmbeinkamm, also bei ca. 4.30 Uhr, wenn man den Bauch des Patienten von vorne als Behandler betrachtet und den Nabel als Mittelpunkt nimmt – aber mehr im unteren Drittel. Wenn man diesen Punkt gefunden hat, geht man noch im Liegen mit zwei bis drei Fingern der rechten Hand genau senkrecht in die Tiefe und reizt damit den Übergang vom Dickdarm zum Mastdarm. Die ganze Darm-Peristaltik wird in diesem Bereich massiv angeregt, der Mastdarm füllt sich dadurch und wird zur Entleerung gereizt.

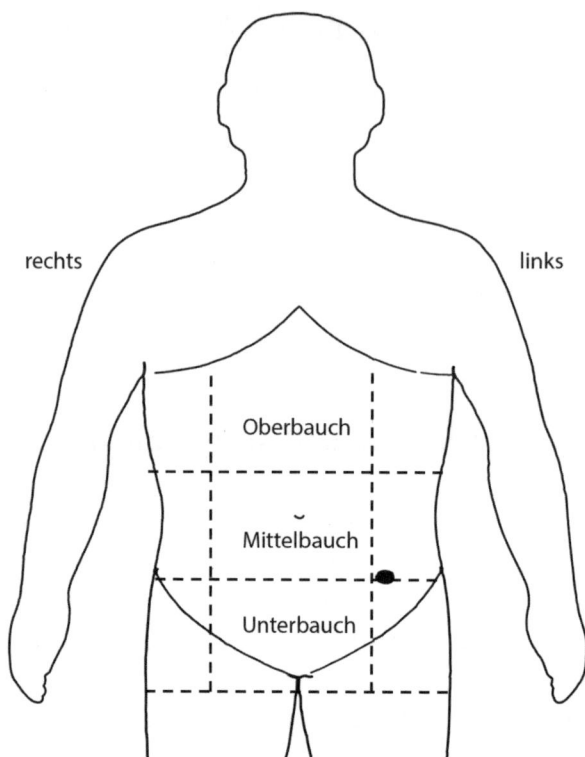

rechts   links

Oberbauch

Mittelbauch

Unterbauch

Wenn man dies frühmorgens, unmittelbar vor dem Aufstehen, also noch unbedingt im Bett liegend, zwei bis drei Minuten lang macht, dann wird die Peristaltik so angeregt, dass man in der Regel eine spontane Darmentleerung hat.

Die Darm-Gymnastik

Der Mensch ist ein rhythmisches Wesen und zu diesem Rhythmus gehört auch
die regelmäßige Entleerung des Darms, möglichst täglich zur selben Zeit.

Bei Störungen der Darm-Entleerung, wenn die anderen Sachen nicht so helfen,
wie man denkt, sollte man eventuell auch eine Art Darm-Gymnastik machen.
Das kann man während des Kurses schon probieren zur Unterstützung des
Shiatsu-Punktes, ist aber auch speziell für zu Hause gedacht, wenn der Kurs zu

Ende ist und einen der graue Alltag wieder packt, auch mit allen seinen Darm-Problemen.

Bei der Darm-Gymnastik sollte man immer ganze fünf Minuten (mit der Uhr in der Hand oder Kurzzeitwecker an der Wand) auf der Toilette aufrecht sitzen und nicht die Arme auf die Knie gestützt!(Erfahrungen von Patienten) Dann mit den Bauchmuskeln so drücken, als ob man einen gut gängigen Stuhlgang hat (ohne dass anfangs etwas „kommt") und dann den Enddarm wieder nach oben Richtung Nabel ziehen. Niemals mit Gewalt pressen! Das Ganze im Rhythmus drücken – ziehen, drücken – ziehen, jede Phase ca. 5 bis 10 Sekunden, dauernd im Wechsel, ganze fünf Minuten lang. Dadurch wird die Peristaltik des Darms so angeregt, dass sich nach einiger Zeit auch die hartnäckigste Stuhl-Verstopfung langsam löst und es zu ganz normalen, täglichen Entleerungen kommt.

Diese Gymnastik muss über einige Monate täglich zweimal durchgeführt werden, und zwar immer zur selben Zeit im 12-Stunden-Rhythmus, also z. B. morgens um 7 Uhr und abends um 7 (19) Uhr. Man sollte darauf achten, dass es wirklich nicht 5 oder 10 Minuten vorher oder nachher ist, sondern fast mit dem Gongschlag. Das ist in der ersten Zeit von besonderer Wichtigkeit. Wenn sich nach einigen Monaten alles normalisiert hat, dann kann man schon einmal einige Minuten verzögern, aber in der Regel hat sich dann der Darm so an seinen Rhythmus gewöhnt, dass er sich von alleine meldet – und dann sollte man auch sofort gehen. Niemals die Darmentleerung unterdrücken, wenn sie sich meldet!

Da diese Bauchmuskeln, gerade bei Leuten mit Darm-Problemen, oftmals unterentwickelt und schlaff sind, ist es meistens so, dass die Patienten, wenn sie einige Tage diese Darm-Gymnastik gemacht haben, in die Praxis kommen und über Bauchschmerzen klagen. Dies ist nichts anderes als ein ganz normaler Muskelkater! Da diese Muskeln ständig vernachlässigt wurden, jetzt aber zweimal am Tag sehr intensiv bewegt und aktiviert werden, reagieren sie in der ersten Zeit genauso wie bei einem ungeübten Wanderer die Beinmuskeln bei einer Bergtour. Aber dieser Schmerz ist auch ein Zeichen, dass die Muskulatur sich anpasst und langsam durch dieses Training stärker wird. Nach einiger Zeit der Übung hört dieses Ziehen im Bauch dann von ganz alleine auf.

Zur Darm-Gymnastik ein Beispiel aus der Praxis:

Vor einigen Jahrzehnten kam eine Patientin, damals ca. 35 Jahre alt, zu mir in die Praxis, die von Jugend an schwerste Darmstörungen hatte und dadurch regelmäßig Abführmittel nahm. Durch diese Abführmittel hatte sie nun einen Leberschaden, der schon ärztlich behandelt wurde, aber das Darm-Problem bestand nach wie vor.

Ich verordnete ihr die oben angegebene Darm-Gymnastik und legte ihr dringendst ans Herz, dass sie ihren 12-Stunden-Rhythmus genau einhalten solle. Der Ehemann montierte im Klosett einen Kurzeitwecker an die Wand und die ganze Familie – voran ihr 5-jähriger Sohn – achtete genau darauf, dass Mutti immer pünktlich auf dem Klo war. Dies machte sie auch einige Wochen und mit Unterstützung von mir in der Praxis mit Colon-Massage und Reflexzonen-Therapie am Fuß. Auch stellte sie die Ernährung um auf etwas mehr Schlackenstoffe und bekam noch einige homöopathische Medikamente (die Hildegard-Heilkunde kannte ich damals noch nicht) zur Unterstützung. Sie hatte auch recht guten Erfolg damit – zweimal täglich eine normale Darm-Entleerung.

Nach einigen Wochen machte sie einen Omnibus-Ausflug, kam dadurch einmal nur ca. 10 Minuten zu spät zu ihrer Darm-Gymnastik auf die Toilette und alleine durch diese kleine Verspätung wurde ihr Darm-Rhythmus für zwei Wochen umgeworfen. Er hatte sich eben noch nicht so normalisiert, dass er ohne diese Unterstützung auskam.

Wenn die Entleerung dann aber erst einmal eine Normalität ist, dann können die 10 Minuten natürlich dem Körper nichts mehr ausmachen. Man darf dann nur nicht wieder in den Fehler verfallen, dass man das Gefühl des „Entleeren-Müssens" unterdrückt und auf später verschiebt. Dieser Darm-Druck ist eben auch die „Stimme unserer Seele", auf die wir hören müssen. Nachdem der Darm wieder normal funktionierte, konnte übrigens in diesem Fall auch der Leberschaden wieder ganz ausheilen.

Während des eigentlichen Fastens reicht eine Entleerung alle ein bis zwei Tage aus. Es müssen ja keine Riesenmengen kommen. Die Darm-Entleerung beschränkt sich auf gewisse Giftstoffe, die über den Darm abgegeben werden, und – da der Darm selbst, wie schon gesagt, ca. 50 Gramm Abfall durch seine Darmflora erzeugt – noch aus den alten Darmflora-Abfällen.

Wenn man wieder normal isst, sollte man seinen Darm dann natürlich wieder täglich, eventuell sogar zweimal täglich entleeren. Ideal wäre da immer eine Entleerung zur selben Zeit, wie oben schon erwähnt.

Sollte weder der Punkt noch die Darm-Gymnastik während des Fastens eine mindestens alle zwei Tage stattfindende Entleerung gewährleisten, dann sollte durch einen Einlauf mit einer Klistier-Spritze oder einem Irrigator nachgeholfen werden. Dies ist im übernächsten Absatz beschrieben.

Da aber zum Morgenprogramm die Ingwer-Ausleitungskekse an erster Stelle dazugehören, ist die Anwendung der Einläufe oder der Klistiere nur in ganz hartnäckigen Fällen nötig, erfahrungsgemäß bei 10 bis 20 % der Faster.

Zur weiteren Unterstützung haben wir dann noch den

Flohsamen (Semen psyllii)

Dies ist der Samen einer Spitzwegrichart aus dem Mittelmeerraum (Plantago afra) oder aus Indien (Plantago indica). Der deutsche Name „Flohsamen" kommt daher, weil die kleinen schwarzen Samen wie viele Flöhe ausschauen, weshalb ihn die Botaniker Semen psyllii – Samen der Flöhe nannten.

Hier hat uns Hildegard mit dem Flohsamen ein wunderbares Mittel in die Hand gegeben. Es kommt jetzt nur noch darauf an, dass die „Verstopften" auch genug dazu trinken, mindestens 35 Gramm Flüssigkeit pro Kilogramm Körpergewicht und pro Tag. Dann kann dieser Flohsamen auch entsprechend quellen, gibt Füllmasse für den Darm, erzeugt selbst noch Schleim und schon drängt er massiv ins Freie – der Stuhlgang ist gerettet.

Von diesem Flohsamen nehmen wir, wenn nötig, dreimal täglich einen Teelöffel voll mit jeweils 1 Glas warmem Tee oder Wasser (ca. 200 Milliliter!). Bei der Einnahme sollte man den Flohsamen in den Mund nehmen und so schnell wie möglich hinunterspülen, da er sonst überall im Mund, wo es feucht ist, hängenbleibt.

Gebissträgern wird empfohlen, vor der Einnahme des Flohsamens das Gebiss herauszunehmen, da sie sonst noch sehr lange einen „Genuss" davon haben. Einzelne Körnchen schieben sich unters Gebiss, quellen und heben es etwas hoch. Diesen Tipp gab mir eine findige Patientin – natürlich Gebissträgerin –, die diese Erfahrung gemacht hatte und sich eine „eigene Technik der Einnahme" ausgedacht hatte, wie sie mir sagte, „zum Weitersagen an andere Leidensgefährten". Manche nehmen ihn aber auch im Müsli oder im Joghurt ein.

Man sollte ihn möglichst nicht in ein Glas Wasser geben, Wenn man es nicht sofort trinkt, quillt es in dem Wasser und nach einiger Zeit könnte man es herauslöffeln – was nicht Sinn der Sache ist. Der Quellvorgang sollte erst nach der Einnahme eine Station tiefer im Magen bzw. im Darm beginnen.

Der Flohsamen sollte beim Fasten immer auf dem Tisch stehen. Hier sollte sich jeder bedienen – aber Vorsicht. Wenn die anderen Maßnahmen schon für Stuhlgang sorgen, kann der Flohsamen dann auch einmal für zu gute Entleerung sorgen. In der Zeit der Aufbaukost nach dem Fasten ist er aber sehr willkommen. Aber auch sonst zu Hause, wenn der Darm nicht genügend entleert, leistet er seine guten Dienste. Besonders gut wirkt der Flohsamen auch bei „Divertikel" im Darm. Er füllt diese Darm-Ausbuchtungen mit lockerem, schleimigem Stuhl und oft bessert sich dadurch eine Darmentzündung und die Divertikel können sich etwas verkleinern.

Wichtig bei einer Darmverstopfung ist natürlich auch, dass wir den Patienten zum Reden bringen. Wir müssen ihn erst einmal in der gründlichen Anamnese ausfragen und dann möglichst, mit gezielten Fragen zwischendurch, seinen hoffentlich einsetzenden Redefluss lenken. Auch wenn er einmal dabei vom Thema abkommt, ist dies für den Therapeuten recht interessant und man hört da manchmal etwas von größter Wichtigkeit für die gesamte Behandlung. Das fehlt heute nämlich den meisten Patienten, dass sie jemanden finden, der ihnen auch einmal zuhört.

Umsonst sagt nicht ein mittelalterliches Sprichwort: „Die Beicht macht leicht!" und das „Von-der-Seele-Reden", wie es der Volksmund heute noch ausdrückt, ist bei obstipierten Patienten besonders wichtig. Jede Behandlung einer Stuhlverstopfung ist also in Wirklichkeit schon eine kleine Psychotherapie. Der Erfolg dieser Therapie fällt dann in die Klo-Schüssel und in dem Augenblick, wo dies funktioniert, ist der Patient auch sonst viel entkrampfter und entspannter, und wir können uns andere Behandlungen dadurch oft sparen. Manchmal kommt es auch nach einem ausführlichen Gespräch sofort zu einer spontane Darmentleerung- was ich in der Praxis schon oft erlebt habe.

Wenn man den Darm erst einmal zum Arbeiten gebracht hat, hat man schon mehr als die Hälfte aller Probleme beim Patienten gelöst bzw. er hat sie sich selbst gelöst. Er hat ja etwas für sich getan und hat gelernt „loszulassen".

Wenn alles zusammen noch nicht die richtige Wirkung bringt, dann bleiben als Nächstes uns immer noch die

Einläufe mit der Klistier-Spritze oder dem Irrigator

Wenn beim Fasten zwei oder mehr Tage kein Stuhlgang kam, wird es Zeit, dass wir etwas anderes dagegen tun. Hier gibt es zwei Möglichkeiten:

1. Einlauf mit der Klistier-Spritze: Sie ist ein Gummiball mit einem Einfüllstutzen. Wir füllen ihn mit lauwarmem Wasser (oder Kamillen-Tee) so, dass keine Luft mehr im Ball ist. In einer Hockstellung schieben wir den Einfüllstutzen tief in den After (ca. 5 – 7 cm) hinein und entleeren den Inhalt in den Mastdarm. Dies machen wir eventuell – je nach Größe des Gummiballes – zwei- bis viermal und versuchen dann so lange wie möglich den Inhalt im Darm zu halten, damit sich die Verhärtungen und Verklumpungen etwas lösen können. Erst wenn es nicht mehr geht, entleeren wir den Inhalt in die Toilette. Dies kann einige Male wiederholt werden, bis wir das Gefühl haben, dass der Darm leer ist.

Danach hat der Fastende nur sehr selten am nächsten Tag noch einmal eine Entleerung. Es muss sich eben erst wieder etwas ansammeln. Aber am übernächsten Tag kommen dann schon wieder unsere 50 Gramm.

2. Der Einlauf mit dem Irrigator: Der Irrigator ist ein größeres Gefäß, das bis zu einem Liter fasst und einen langen Schlauch und einen Einfüllstutzen am Ende des Schlauchs hat. Der Einlauf mit dem Irrigator sollte möglichst von einer anderen Person gemacht werden. Der Patient liegt auf der Seite, unter sich ein Gummituch, um Verschmutzungen zu vermeiden. Der Einfüllstutzen wird mir Vaseline eingefettet und tief in den After des Patienten eingeführt (ca. sieben cm). Die Schlauchklemme, die bis dahin verhindert hat, dass der Inhalt des Irrigators ausläuft, wird entfernt und der Irrigator mit Inhalt ca. 40 – 50 Zentimeter hochgehalten. Dadurch läuft der Inhalt in den Mastdarm. Alles andere ist dann wie beim Klistier.

Gymnastische Übungen bei schweren Verdauungsproblemen

Bei fast jedem Kurs gibt es eine(n) Teilnehmer(in), der/die schon vor dem Kurs nur sehr schwer Stuhlgang hatten und bei denen alle vorher aufgeführten Maßnahmen nichts halfen. Selbst beim Klistier (dem hohen Einlauf) kam nur etwas braune Brühe heraus. Die ca. 50 g pro Tag, die jeder Faster im Schnitt Stuhlgang haben müsste, wurden nach fünf Tagen noch nicht erreicht und die Betroffenen litten unter Bauchschmerzen. Dann machte ich mit dem oder der Geplagten einzeln oder in der kleinen Gruppe folgende Übungen:

1. **Übung, auf dem Rücken liegend:**
   Linkes Bein anwinkeln, mit beiden Händen den linken Oberschenkel an den Oberkörper heranziehen, den Kopf dabei anheben und so die Druckspannung ca. 15 Sekunden anhalten. Dann umgekehrt – rechtes Bein anwinkeln, mit beiden Händen den rechten Oberschenkel an den Oberkörper heranziehen, den Kopf dabei anheben und diese Druckspannung auch wieder ca. 15 Sekunden anhalten. Ca. 8-10-mal auf jeder Seite ausführen!

2. Übung, ebenfalls in Rückenlage:

Beide Beine hochziehen und angewinkelt auf den Boden stellen, Knie zu-sammenbringen und dann die angewinkelten Beine so weit wie möglich nach links kippen und den Kopf dabei auf die rechte Seite drehen. Dann genau umgekehrt – Beine nach rechts, Kopf nach links. ca. 8-10-mal auf jeder Seite ausführen!

3. Übung, ebenfalls in Rückenlage:

Beide Beine hochziehen und angewinkelt auf den Boden stellen, Füße etwa schulterbreit fest auf den Boden aufsetzen. Knie etwas auseinanderhalten, das Gesäß ca.20 cm vom Boden hochheben und eine „Brücke" bilden, in-dem man mit den Armen am Boden den Körper stabilisiert. Nun abwech-selnd das rechte und das linke Bein so weit wie möglich nach vorne stre-cken und dabei das Becken auf dieser Seite leicht anheben. Immer ca. 15 Sekunden in dieser Lage anhalten und dann dasselbe mit dem anderen Bein machen. Auch diese Übung ca. 8-10- mal wiederholen.

Auch diese Übungen sollten Sie sich für zuhause merken und machen. Hier habe ich schon positive Rückmeldungen bekommen.

Schlussbemerkungen zum Abführen

Um dieses Kapitel noch zu vervollständigen, muss auch noch ein Wort zu den allgemeinen Abführmitteln und deren Wirkung auf den Darm gesagt werden.

Die normalen Abführmittel reizen die Darm-Schleimhaut zur Absonderung von Schleim und führen somit ab. Dies ist aber ein Reiz, bei vielen Patienten sogar ein Dauerreiz, der niemals gesund sein kann. Es wird mit diesen Mitteln – egal, ob chemisch oder pflanzlich – die Darm-Schleimhaut so gereizt wie die Nasen-Schleimhaut bei einem Schnupfen. Es wird quasi damit ein künstlicher Darm-Katarrh erzeugt. Dieser ist auf Dauer natürlich äußerst schlecht für die Schleimhaut und setzt die Widerstandskraft sehr herab, die Darm-Flora wird zerstört und die Leber überbelastet.

Anders dagegen bei unserm Flohsamen. Er quillt und regt alleine schon durch seine Masse den Darm zur Peristaltik an. Außerdem gibt er jede Menge Schleim an die Darm-Schleimhaut ab, schleimt somit den Darm aus und schont damit die Darm-Schleimhaut und die Darm-Flora.

Deswegen sind m. E. Fasten-Kuren mit täglichen oder fast täglichen Darm-Spülungen nicht das Beste. Die gesamte Darm-Flora wird zerstört und muss dann hinterher wieder mit lebenden Darm-Bakterien mühsam aufgebaut werden.

Aus diesem Grunde ist auch eine Antibiotica-Behandlung wirklich nur im äußersten Notfall vorzunehmen, weil sie, wie einer meiner Lehrer, Prof. Dr. Mommsen, einmal sagte, „Feind und Freund tötet". Prof. Mommsen hat auch den Ausspruch geprägt: „Bakterien sind in weitaus größerem Maße Gesundheits-Erreger als Krankheits-Erreger!," und er sprach in seinen Vorträgen auch nie von unserm „Gesundheits-System", sondern nur von unserm „Krankheits-System", weil eben viele Menschen durch zu starke Behandlungen erst richtig krank gemacht werden.

Dr. Hallermann aus Dortmund drückte dies in einem Vortrag einmal folgendermaßen aus: „Bei einer Vielzahl von Kindern mit immer wiederkehrenden Infektionskrankheiten wird die Eigenabwehr fast erschlagen. Sie werden mit Fieberzäpfchen, Antibiotica, Solfonomiden, antibioticahaltigen und/oder sulfonamidhaltigen Hustensäften, Hustenblocker, Schnupfenblocker und Grippeblocker behandelt. Dies ist die Standard-Behandlung und damit wird alles getan, um die Eigenabwehr des Patienten zu zerstören. Diesen Kindern wird jede Gelegenheit genommen, mit eingedrungenen Erregern selbst fertig zu werden. Damit ist zwangsläufig auch der nächste Infekt schon vorprogrammiert und der übernächste usw."

Gerade, als ich diese Zeilen schrieb, kam eine junge Mutter mit ihrer 6 Monate alten Tochter zu mir in die Praxis und erzählte mir, dass die Tochter mit 3 Monaten in einer Kinderpraxis eine Impfung gegen Keuchhusten bekam. Damit sie aber keine Reaktionen bekäme, hätte man ihr in der Praxis auch gleich ein Fieberzäpfchen gesteckt. Dies bestätigt die Aussagen des Dr. Hallermann voll.

100

Damit möchte ich auf keinen Fall ausdrücken, dass Antibiotica in jedem Fall schädlich sind. Manchmal muss man eben das kleinere Übel – in diesem Fall die teilweise Zerstörung der Darm-Flora – in Kauf nehmen, um einem noch größeren Übel, z. B. bei einer lebensbedrohlichen Entzündung, abzuhelfen. Aber man sollte eben nicht immer gleich mit Kanonen auf Spatzen schießen, wie es leider Gottes mit Antibiotica immer wieder getan wird. Damit schadet man dem Patienten mit Sicherheit viel mehr, als man ihm nützt.

Deswegen ist dieses Kapitel über das „Abführen" etwas größer ausgefallen, weil eben alle schädigenden Stoffe möglichst schonend aus dem Körper wieder entlassen werden sollten. Wenn man die hier aufgeführten Wege richtig nutzt, braucht man keine (oder fast keine) Abführmittel.

Die meisten Menschen nehmen anfangs sowieso nur deswegen Abführmittel, weil sie diese für sie etwas peinliche Angelegenheit so schnell wie möglich hinter sich bringen möchten, wenn sie schon nicht ganz zu vermeiden ist. Deswegen fängt das richtige Entleeren eigentlich im Kopf an. Man muss erst von der dringenden Notwendigkeit und der gesundheitsfördernden Wirkung einer richtigen Ausscheidung überzeugt sein, bevor man sich damit so viel Arbeit macht.

Der Flüssigkeitshaushalt des Körpers

„Viel trinken ist Pflicht!" Von vielen Leuten, die im Gesundheitswesen tätig sind, wird dieser Satz wohl oft den Patienten immer wieder gesagt, aber meist nur so nebenbei. Die Patienten machen dies danach einige Tage und dann wird ihnen das zu lästig und sie lassen es wieder, weil sie eben nicht genau wissen, warum. Deshalb möchte ich Ihnen dies etwas genauer erklären, denn ein informierter Patient (oder Faster in diesem Fall) ist ein guter und folgsamer Patient, sage ich immer, der auch richtig mitarbeitet und weiß, warum er dies tut. Denn nur, wenn der Patient richtig mitmacht, kann man als Therapeut auch Erfolge haben.

Gegen den Patienten (oder Faster) geht gar nichts. Da beim Fasten mit der getrunkenen Flüssigkeit eigentlich alles steht und fällt, ist dies hier natürlich besonders wichtig.

Auch die Heilige Hildegard rät uns, viel zu trinken. Sie sagt: *„Aber der Mensch soll sich auch nicht übermäßig das Getränk vorenthalten, wovon Schwerfälligkeit im Denken und Handeln resultiert."* – Auch bei Tisch sollte der Mensch, wie sie sagt, viel trinken. Ich zitiere: *„Denn wenn der Mensch bei Tisch, nämlich zwischendurch beim Essen, nicht tränke, würde er schwerfällig in geistiger und körperlicher Hinsicht. Es würde auch keinen guten Blutsaft herbeiführen, und er könnte darum keine gute Verdauung haben. Trinkt der Mensch aber zu viel beim Essen, dann macht das in den Säften seines Körpers einen üblen Schwall von Sturmfluten, so dass die rechten regelmäßigen Säfte in ihm zersprengt würden."* Also auch hier empfiehlt sie wieder „das richtige Maß", die *„Discretio".*

Für den Verdauungstrakt benötigt der Mensch unwahrscheinliche Mengen Flüssigkeit. Im Einzelnen sieht dies etwa so aus:

1. Im Mund wird pro Tag, immer berechnet nach dem Körpergewicht des Patienten, etwa 1 – 1,5 Liter Speichel erzeugt.
2. Im Magen auch ca. 1 – 1,5 Liter Magensäfte und
3. dieselbe Menge von ca. 1 – 1,5 Liter in der Galle, die dann über die abfließenden Gallengänge in den Zwölffingerdarm fließen.
4. Über dieselben Wege kommen dann noch 2 – 3 Liter Verdauungssaft von der Bauchspeicheldrüse dazu, die auch in den Zwölffingerdarm fließen und
5. dort im Zwölffingerdarm und im Dünndarm kommen nochmals 2 – 3 Liter Verdauungsflüssigkeit, extra von den Darmdrüsen erzeugt, dazu.

Wenn man dies nun zusammenzählt, sind dies im geringsten Fall ca. 7 Liter Flüssigkeit, im Höchstfall 10,5 Liter Dies ist ein ganzer Wassereimer voll.

Nun hat aber der Körper natürlich das ausgeklügelste Recycling, das man sich vorstellen kann. Jeder Tropfen Flüssigkeit wird immer wieder, wenn er seine Pflicht als irgendein Verdauungssaft erfüllt hat, wiederverwendet und dann dorthin transportiert, wo er gerade gebraucht wird.

Der ganze Transport zu den verschiedenen Verdauungssaftdrüsen läuft natürlich über den Kreislauf, der eben die Hauptverkehrsstraße im Körper darstellt. Wenn jetzt der Mensch zu wenig Flüssigkeit zu sich nimmt, ist dieser Verkehrsweg unterversorgt und leidet Mangel. Im Klartext ausgedrückt, muss er eben sparen, wo es geht, um alle körpereigenen Funktionen irgendwie zumindest mit einem Notprogramm aufrechtzuerhalten.

Der Kreislauf leidet also unter Flüssigkeitsmangel. Da nützt also ein eingenommenes Kreislaufmittel sehr wenig, solange diese fehlende Flüssigkeit nicht in ausreichendem Maße aufgefüllt wird. Wird der Mensch aber entsprechend aufgefüllt, benötigt er oftmals kein Kreislaufmittel mehr. Dies beweisen die vielen Senioren, die bei großer Hitze oft einen Kreislaufkollaps erleiden und ins Krankenhaus eingeliefert werden. Hier ist nach der Untersuchung die erste Maßnahme eine intravenöse Infusion mit einer 0,9%igen, isotonischer Kochsalzlösung. In den meisten Fällen reicht das aus, um den Kreislauf zu stabilisieren ohne irgendwelche zusätzlichen Medikamente. Die Patienten bleiben noch 1 bis 2 Tage zur Beobachtung im Krankenhaus und werden dann entlassen. Das kostet im Jahr den Krankenkassen einige Millionen und dem Patienten viele Unannehmlichkeiten. Das alles könnte mit einer ausreichenden Flüssigkeitszufuhr vermieden werden!

Über die verschiedensten Wege verliert der Mensch im Laufe des Tages einige Flüssigkeit. Diese Wege sind:

1. Die Haut, die mit ca. 2 Quadratmeter Fläche neben dem Darm das größte Ausscheidungsorgan des Körpers ist und täglich eine ganze Menge Wasser an ihre Umgebung abgibt, auch wenn man nicht schwitzt. Wenn man aber schwitzt, dann ist natürlich die Wasserabgabe sogar noch höher als normal.
2. Bei jeder Ausatmung wird auch Wasser mit weggeatmet, denn die empfindlichen Schleimhäute wollen es immer feucht haben. Am besten zu sehen ist dies bei kaltem Wetter im Freien, wenn jede Ausatmung sichtbar wird.
3. Die harnpflichtigen Abfallstoffe, die über die Nieren ausgeschieden werden bzw. sollten, benötigen eine gewisse Menge Wasser und
4. braucht der Körper auch noch eine Menge Wasser für den Darm, damit es nicht staubt, wenn Sie zur Toilette gehen.

Der erwachsene Mensch besteht selbst im Gewebe aus ca. 60 bis 70 % Wasser und das muss eben auch immer wieder aufgefüllt werden. Die Flüssigkeit, die über die Ausscheidungen, wie eben aufgezählt, abgegeben wird, beträgt, wenn der Mensch nicht weiter schwitzt und normal trinkt, täglich ca. 35 Gramm (=

Milliliter) pro Kilogramm Körpergewicht und pro Tag. Wenn er weniger trinkt, kann der Körper natürlich auch nicht so viel ausscheiden. Er spart, wo er kann und kann dadurch seine vielfältigen Aufgaben, die immer mit einer gewissen Menge Flüssigkeit verbunden sind, nicht so erfüllen, wie er es eigentlich sollte. Füllt er diese verlorene Menge Flüssigkeit nicht regelmäßig auf, kommt es zu Kreislaufstörungen, Gallen- und Nierensteinen, Stuhlverstopfung, welker und schlaffer Haut, aber auch zu Schrumpfungsprozessen in den Bandscheiben und den Gelenkknorpeln. Sie trocknen aus!

Die älteren Menschen könnten alle noch gesünder sein, wenn sie schon immer ausreichend Flüssigkeit getrunken hätten. Auch die Damen würden sehr viel später Falten bekommen und bräuchten keine Feuchtigkeits-Creme dagegen, weil eben die Feuchtigkeit schon im Unterhautgewebe wäre und die Falten von innen ausfüllen würden. Außerdem hätten bei starken Medikamenten die vielen Nebenwirkungen gar nicht die große Wirkung, weil die schädigenden Stoffe schneller und besser ausgeschieden würden.

Also sollte jeder viel trinken, mindestens diese 35 Gramm Flüssigkeit pro Kilogramm Körpergewicht und Tag, abzüglich der Flüssigkeit in der Nahrung, die man mit ca. 1/2 bis 3/4 Liter berechnen kann. Möglichst wenig „rohes Wasser", wie die Heilige Hildegard sagt, also möglichst kein ungekochtes Wasser. Die Flüssigkeit sollte also überwiegend mit warmen und kalten Kräutertees aufgefüllt werden. Hier sage ich meinen Fastern immer – mit einem Augenzwinkern: „Auch Bier ist abgekochtes Wasser! Aber bitte nicht den ganzen Flüssigkeitshaushalt damit auffüllen. Auch hier gilt: die „Discretio" einhalten.

Ich sage meinen Patienten immer, sie sollten sich ihre Tagestrinkmenge als Tee oder abgekochtes Wasser frühmorgens hinstellen, einen Teil davon in Thermoskannen zum Warm-Trinken aufbewahren und den anderen Teil in einem Krug oder einer Karaffe zum Kalt-Trinken (= Zimmertemperatur) irgendwo hinstellen. Am Abend muss das dann alles ausgetrunken sein, nur so hat man ein Maß dafür, dass man auch ausreichend trinkt. Auf dem Weg zur Toilette kann man dann immer im Vorbeigehen ein Glas trinken, damit sich der Weg auch lohnt!

Oft bestehen Flüssigkeitsdefizite über Jahre hinweg und dadurch, dass dann zu wenig ausgeschieden wird, kommt es zu Ablagerungen von harnpflichtigen

Stoffen im Gewebe. Diese stören natürlich alle Funktionen etwas und rufen dadurch die mannigfaltigsten Beschwerden hervor. Deshalb ist es am Anfang so wichtig, dass man erst einmal sein persönliches Trinkmaß findet. Wenn man sich erst einmal daran gewöhnt hat, fordert der Körper von ganz alleine sein Recht und verlangt nach mehr Flüssigkeit. Von einigen Urologen hörte ich, dass sie der Meinung sind, dass jeder Mensch versuchen sollte, jeden Tag – ob es im Sommer heiß ist und man viel trinkt und auch viel schwitzt oder im Winter sehr kalt – mindestens 1,5 Liter Urin auszuscheiden. Dann wird der Körper ausreichend entgiftet und „innerlich ausgewaschen und gereinigt."

Ich sage meinen Patienten, die über Jahre hinweg immer zu wenig getrunken und nun viele Beschwerden haben, dass sie eine inneren Müll-Deponie haben, eventuell sogar schon Sondermüll-Deponien. Wir müssen diese ausschwemmen oder ausmisten, wie einstmals der sagenhafte Held Herkules in der griechischen Sage, der einen Fluss durch den Stall des Königs leitete, um den ganzen Dreck herauszubekommen.

Allerdings können nicht alle Patienten, speziell nicht die älteren, sofort von einem halben Liter Flüssigkeit pro Tag auf drei Liter umstellen. Dies müssen sie in einer langsamen Gewöhnungsphase aufbauen, da sonst das Herz die großen Mengen Flüssigkeit nicht verkraften kann und deshalb natürlich auch in dieser Phase speziell gestützt und gestärkt werden sollte. Hier leistet der Herzwein vorzügliche Dienste, aber auch ein Weißdorn-Präparat aus der „normalen" Naturheilkunde ist oftmals angebracht. Hierzu einige Beispiele aus der Praxis:

Eine Patientin hatte verschiedene starke Beschwerden, trank aber recht wenig. Zu meiner üblichen Verordnung kam nun die Anweisung, dass sie täglich mindestens 3 Liter Flüssigkeit trinken solle. Dies fiel ihr am Anfang sehr schwer, wurde aber mit der Zeit immer besser.

Eines Tages kam sie wieder einmal in die Praxis und erzählte mir, dass sie sich neulich am Abend zum Essen ihre Wasserkaraffe zum Trinken geholt habe. Zu ihrem eigenen Erstaunen hatte sie aber schon ihre Tages-Trinkmenge getrunken und musste sich nun nochmals einen frischen Tee machen. So hatte sie sich schon an das Trinken gewöhnt.

Von diesem Zeitpunkt ging es ihr auch viel besser, die Medikamente wirkten intensiver und konnten nach einiger Zeit zum größten Teil abgesetzt werden. Der Körper hatte seine ausreichende „Betriebs-Flüssigkeit" und konnte so durch seine Abwehrkräfte – durch seinen inneren Doktor – die ganzen kleineren Probleme ohne Hilfe von außen selbst lösen.

* * *

Eine junge Patientin, 18 Jahre jung, groß und mit fast 100 Kilogramm Gewicht kam in die Praxis, hatte massive Kreislaufbeschwerden mit einem Blutdruck von 90 / 60 oder gar 80 – 70 / 50 – 40. Sie fiel immer wieder einmal einfach um, weil es ihr „schwarz vor den Augen wurde". Stuhlgang hatte sie 1 x in der Woche, sehr hart und mit leicht blutenden Hämorrhoiden.

Meine Verordnung: Zwei Wochen täglich vier Liter Flüssigkeit und sonst kein weiteres Medikament einnehmen! Danach solle sie mich anrufen, wie es ihr gehe.

Nach zwei Wochen kam der Anruf: Blutdruck 120 / 80, keinerlei Kreislaufbeschwerden mehr und täglich einmal gutgängigen Stuhlgang ohne Reizungen und ohne Hämorrhoiden-Blutungen. Medikamente also total überflüssig. Es lag wirklich nur am Flüssigkeits-Defizit des Körpers, dass die normalen Funktionen nicht richtig ablaufen konnten.

* * *

Früher sagten ja auch die „Alten", dass jemand, der schlechten Stuhlgang habe, so viel trinken müsse, dass es die Nieren nicht mehr schaffen könnten, dann müsse er die Flüssigkeit über den Darm abgeben.

Ich sage auch immer spaßeshalber zu meinen Patienten, dass selbst das schönste Mädchen zu 60 % aus Wasser bestehe. Der Rest sei nur ein Haufen Staub und nur durch das Wasser sei das Leben darin möglich.

Als drastischen Vergleich erzähle ich auch, dass keine Hausfrau auf den Gedanken käme, mit einem Spielzeug-Eimerchen Wasser einen großen Hausputz zu veranstalten. Das erste Zimmer würde wohl vielleicht noch sauber werden, im zweiten würde man den Dreck gleichmäßig verteilen und ab dem dritten Zimmer würde alles noch viel schmutziger werden. Beim Haus würden sie so etwas gar nicht versuchen, aber ihrem Körper muten sie dies zum Teil über Jahrzehnte zu.

In der Nahrung ist natürlich auch eine ganze Menge Flüssigkeit enthalten, die man bei dieser Rechnung immer mit berücksichtigen sollte. Man schätzt, dass ca. 1/2 bis 3/4 Liter Flüssigkeit – oft auch 1 ganzer Liter, wenn viel Obst und Gemüse in der Nahrung ist – mit der Nahrung schon zugeführt wird und diese Menge können wir dann bei unserer Rechnung abziehen. Denn selbst ein trockenes Stück Brot enthält noch Wasser, sonst wäre es wie Zwieback.

Auch zum Abnehmen ist eine große Menge Flüssigkeit äußerst wichtig. Man muss sich nämlich vorstellen, dass jedes Kilo, das abgenommen wird, vom Körper erst einmal auf seine Wiederverwendbarkeit geprüft wird. Das heißt also, wenn ich ein Kilo real abnehme (also nicht nur Gewebe-Flüssigkeit verliere), dann muss der Körper zwei bis drei Kilo erst einmal abbauen. Die Inhaltsstoffe werden genau geprüft, zwei Kilo werden wieder eingelagert, da die Inhaltsstoffe für den Körper zu wertvoll sind, das restliche Kilo wird dann ausgeschieden. Diese ganzen Kilos müssen immer über den Kreislauf bewegt werden, der natürlich seine normalen Aufgaben trotzdem noch erfüllen muss, und das belastet diesen natürlich enorm. Wenn dann in dieser Situation noch zu wenig getrunken wird, kommt es zu massiven Kreislaufstörungen.

Deshalb haben viele Faster nach einigen Tagen enorme Schwierigkeiten mit ihrem Kreislauf – aber nur, wenn sie zu wenig Flüssigkeit zugeführt und diese Mahnungen nicht befolgt haben.

Das beste Mittel zum Abnehmen ist sowieso Flüssigkeit in jeder Form. Wenn mich in der Praxis jemand fragt, wie er am besten abnehmen könne, sage ich immer: „Mit viel Flüssigkeit – Wasser oder Tee!".

Dann erzähle ich den Patienten, dass sie jedesmal, wenn sie Hunger verspürten, erst einmal ein großes Wasserglas voll Wasser oder noch besser lauwarmen oder heißen Tee trinken sollten. Dann können sie auch noch langsam essen, solange sie noch Hunger haben. Wenn vorher die Flüssigkeit im Magen ist, kommt diese Grenze schneller und sie essen weniger. Sie müssen natürlich diese Grenze auch genau einhalten – und das ist das Schwierige an dieser Sache. Die „Alten" haben ja früher schon immer gesagt: „Wenn es am besten schmeckt, muss man aufhören!" Dies gilt heute auch noch genauso.

Wenn dann der nächste Hunger kommt, müssen sie genauso verfahren – erst trinken, dann essen! Wenn sie nach dem Trinken keinen Hunger mehr haben, dann brauchen sie auch nichts mehr hinterher zu essen. Dadurch können sie die eine oder die andere Zwischenmahlzeit ganz ausfallen lassen und essen auch zu den normalen Mahlzeiten etwas weniger.

Ich hatte schon Patienten in der Praxis, die mit dieser Methode, natürlich sehr langsam, in einem Jahr zwischen 10 und 20 Kilo abgenommen haben, ohne dass sie in dieser Zeit jemals ein Hungergefühl gehabt haben. Dies ist meines Erachtens die einfachste und wirkungsvollste Art, abzunehmen. Es erfordert allerdings vom Patienten sehr viel Disziplin, und es darf eben keine Ausnahmen von dieser Regel geben. Die Crash-Kuren mit „10 Kilo in 1 Woche!" taugen nichts, dann setzt hinterher sofort der Jo-Jo-Effekt ein und sie nehmen mehr zu, als sie vorher abgenommen haben.

Übrigens werden Faster während eines solchen Kurses sehr oft „anrüchig", das heißt sie „stinken" oft aus allen Poren. Das ist ganz normal, denn der Körper gibt einen Teil der abgebauten Stoffwechselschlacken nicht nur über Urin und Stuhlgang ab, sondern auch über die Lunge und die Haut. Besonders wenn Körperfett abgebaut wird, riecht man nach Nagellackentferner – nach Azeton. Dieses Azeton ist ein Stoffwechselprodukt beim Fettabbau. Wir sollten uns also freuen, wenn wir so riechen.

Allerdings riechen auch Diabetiker manchmal nach Azeton. Dann ist dies ein Alarmzeichen. Hier müsste man – oder der Fastenleiter – zur Sicherheit einen kleinen Blutzuckertest machen, besonders wenn ein Diabetiker fastet.

Der Unterschied zwischen normalem Fasten und Hildegard-Fasten

Worin besteht nun der Unterschied zwischen einem normalem Fasten und dem Fasten nach der Heiligen Hildegard von Bingen?

Das Fasten nach der Heiligen Hildegard besteht darin, dass man 6 bis 10 Tage nichts Festes isst, sondern nur viel trinkt. Manche Fastenleiter praktizieren auch das „Modifizierte Fasten" nach Hildegard von Bingen. Da isst man nur etwas Gemüse und nur wenig Dinkel und das meist nur einmal am Tag. Ich habe dies auch für mich schon ausprobiert und finde es nicht schlecht, aber gar nichts essen, sondern nur Flüssiges zu sich nehmen ist für meine Begriffe noch besser und bekommt den meisten Fastern auch besser. Das mag aber individuell verschieden sein.

Dieses „Gar-nichts-Essen" wird auch in anderen Fastenkursen durchgeführt. Die wesentlichen Unterschiede der Hildegard-Fastenkurse und -kuren zu anderen Fastenkursen oder Fastenkuren bestehen aber in Folgendem:

1. Beim Fasten nach der Heiligen Hildegard sollte mindestens einmal täglich, eventuell sogar zweimal, eine sogenannte Fastensuppe getrunken werden. Sie besteht aus einer Abkochung aus Dinkelkörnern zusammen mit etwas Gemüse, grünen Kräutern und Gewürzen. Sie ist basisch und entsäuert dadurch den Körper. Sie sollte immer gut warm gereicht werden. Das Rezept dazu finden Sie im Buch.

2. Beim Hildegard-Fasten wird nicht mit Glaubersalz abgeführt, sondern mit der körperschonenden Ingwer-Gewürzmischung, evtl. unterstützt durch Klistiere oder hohe Einläufe mit dem Irrigator. Während des Kurses und in der auslaufenden Phase der Aufbaukost sollte auch der Flohsamen intensiv genommen werden.

3. Jeder Fastende, ob in einem Kurs oder zu Hause bei einem ambulanten Fasten, sollte immer eine Flasche Herzwein zur Verfügung haben, mit dem er seine eventuell auftretenden Kreislaufprobleme, aber auch Blutzucker-

Krisen, wie sie immer wieder einmal während eines Fastenkurses auftreten können, sehr schnell und sehr gut in den Griff bekommen kann.

4. Bei einem solchen Kurs wird in erster Linie der basische Fenchel-Tee und der ebenfalls basische Salbei-Tee getrunken. Die Fenchelkörner werden mit kochendem Wasser überbrüht, einmal kurz aufgekocht, und dann noch 10 Minuten ziehen lassen. Die Stärke des Tees richtet sich nach dem Geschmack des Einzelnen. Man kann sie individuell verändern. Aber besser einen dünnen Tee und viel trinken als einen starken und weniger trinken! Auf keinen Fall sollte man gemahlene Fenchelkörner dazunehmen. Da kommt wohl der intensive Geschmack des Fenchels besser heraus, aber der Mahlstaub der Körner ruft bei vielen Fastern einen Reiz im Hals aus, der dann zu einer Abneigung gegen den Fencheltee führt. Lieber die ganzen abgewaschenen Körner etwas länger ziehen lassen.

Durch die basische Dinkel-Gemüse-Brühe und durch den basischen Tee werden die sowieso schon meist übersäuerten Menschen in ihrem Säure-Basen-Haushalt ausgeglichen, aber nicht durch Obst-Säfte-Fasten z. B., die noch mehr übersäuern. Außerdem sind in der Brühe so viele Spuren-Elemente, dass durch dieses Fasten auch nicht der für den Körper und sein Wohlbefinden so wichtige Elektrolyt-Haushalt durcheinanderkommt.

Aufgrund dieser beiden Tatsachen fühlen sich die Faster nach der Heiligen Hildegard von Bingen während und auch nach dem Fasten sehr viel wohler als bei anderen Fastenkursen. Die Leute, die schon verschiedene andere Fasten-Kurse und -Kuren mitgemacht haben, bestätigen dies fast alle. Man hat vom ersten Tag an keinerlei Hungergefühl und fühlt sich rundum wohl – bis auf die kurzen Phasen der Fasten-Reaktionen (die aber in der Regel schnell vorbeigehen). Hungergefühl kommt durch das viele Trinken fast nie auf und man fühlt sich trotz des Nahrungsentzugs voll leistungsfähig. Die Aussage einer Mitfasterin „Dies ist die mildeste und angenehmste Fastenkur, die ich jemals mitgemacht habe!" fand ich besonders treffend und wurde im Laufe der Jahre und Jahrzehnte von vielen Teilnehmern bestätigt.

Da bei einem solchen Kurs auch unbedingt meditiert werden sollte, ist als Gegenpol auch viel Bewegung in Form von Wandern und meditativem Tanzen angesagt. Dabei fühlen sich die meisten während eines solchen Kurses unwahrscheinlich fit – aber nur, wenn der richtige Rhythmus zwischen Ruhe und Bewegung eingehalten wird. Hildegard war ja eine Benediktinerin, die nach dem Grundsatz „Ora et labora – bete und arbeite" lebte und wirkte, und wenn wir dies im Kurs regelmäßig machen, also meditativ sitzen und dann wandern oder rhythmisch tanzen, bekommt ein solcher Kurs den richtigen „Pfiff" (der Ausspruch eines Kursteilnehmers!), bekommt er allen gut und heilt an Leib und Seele!

Fastenerfahrungen

Alle Faster bekommen irgendwann –früher oder später – irgendwelche Reaktionen, die man als eine Antwort des Körpers auf das Fasten verstehen muss. Hierbei muss man sich aber erst einmal allgemein mit der Reaktion befassen.

Jede Aktion ruft eine Re-Aktion im Körper hervor. In der biologischen Medizin sagt man, dass jede chronische Erkrankung durch eine Therapie irgendwelcher Art erst aktiviert, das heißt, in den akuten Zustand zurückversetzt werden muss, bevor sie ausheilen kann. Akut werden heißt also immer Verschlimmerung – man spricht auch von der „Erstverschlimmerung". Das ist nicht immer sehr angenehm für den Patienten und man muss in dieser Phase dem Patienten zureden und ihm im wahrsten Sinne des Wortes zur Seite stehen, damit er diese Durststrecke überwindet. Man muss auch den Patienten dahingehend versuchen zu beeinflussen, dass er in dieser akuten Phase nicht wieder zu Cortison oder Ähnlichem greift, weil dadurch wieder viel Positives, was man bisher erreicht hat, zunichte gemacht werden könnte.

Einige Beispiele dazu: Jeder, der einmal eine Kur in irgendeinem Kurort mitgemacht hat, hat erfahren müssen (wenn er die Kur richtig gemacht hat und sich strikt an die Anweisungen seiner Ärzte und/oder Therapeuten hielt), dass nach zwei bis drei Wochen eine Verschlimmerung seiner Beschwerden aufgetreten ist. Viele Kurgäste schimpfen dann, dass es ja jetzt schlimmer sei als vor der Kur – und das stimmt meist sogar. Eine Kur ist eben eine biologische Behandlung und der Körper kann auch nur biologisch reagieren, das heißt also mit einer Erstverschlimmerung. Diese Erstverschlimmerung findet man in der klassischen Badekur genauso wie in der homöopathischen Behandlung – und natürlich auch bei einer Fastenkur.

Wenn Ihnen kalt ist und Sie steigen in die Badewanne mit warmem Wasser, bekommen Sie als Re-Aktion erst einmal eine Gänsehaut. Dann entspannt sich die Haut, wird wieder glatt und eine wohlige Wärme durchströmt Ihren Körper. Das ist genau dasselbe – erst einmal eine Erstverschlimmerung, die in diesem Fall wohl nicht sehr lange anhält, aber die uns deutlich aufzeigt, wie so etwas abläuft.

In diesem Sinne sind die verschiedenen Reaktionen der Teilnehmer eines Fastenkurses oder einer Fastenkur auch zu verstehen. Allgemein reagieren die verschiedenen Organe auch verschieden auf die Fastenkur.

Die Atmung wird z. T. enorm vertieft, weil die Vitalkapazität steigt und der Körper mehr Sauerstoff in dieser Zeit verbraucht. Außerdem müssen größere Mengen Kohlendioxyd u.a. – also gasförmige Schlackenstoffe – abgeatmet werden. Diese „Abgase" werden weggeatmet und die Ausatemluft wird dadurch manchmal etwas „anrüchig". Ebenso die Haut und auch alle anderen Ausscheidungen werden im Geruch etwas intensiver.

Die Schilddrüsen-Hormone nehmen etwas ab, der Stoffwechsel wird also etwas verlangsamt, der Energiehaushalt wird reduziert, die Kälteempfindlichkeit wird dadurch gesteigert. Die Insulin-Produktion wird natürlich auch verringert, da es im Augenblick nicht so gebraucht wird. Die Langerhans'schen Inseln, die Produzenten des Insulins, haben etwas Urlaub und können danach wieder besser ihre Aufgaben erfüllen. Die Sexualhormone werden verringert und das sexuelle Verlangen nimmt dadurch auch etwas ab, was sich bei vielen Fastern durch ruhigere Träume bemerkbar macht. Der Menstruations-Rhythmus kann sich etwas verschieben – reguliert sich aber hinterher wieder –, Zyklus-Beschwerden werden dadurch reduziert oder verschwinden sogar ganz und auch Wechseljahrs-Beschwerden werden verringert. Viele Frauen bekommen bei einer Fastenkur eine „Extra-Periode" zur Unzeit und sie sollten sich vorher etwas darauf einstellen.

Der Schlaf-Wach-Rhythmus wird auch durcheinandergebracht. Einige Faster brauchen weniger Schlaf, andere Faster viel mehr als vorher. Auch die Stimmungs-Schwankungen können von leicht depressiv bis himmelhoch jauchzend gehen, wobei die Euphorie meist überwiegt.

Nun aber noch einige konkrete Beispiele: Einige Teilnehmer eines Fastenkurses und auch ich selbst als mitfastender Leiter eines Kurses bekommen (manchmal) am dritten und vierten Tag eine allgemeine Schwäche. Der Zustand geht einher mit Wackelknie beim Laufen und Stehen und einem leichten Gefühl des Zusammenbrechens. Dies hält ungefähr zwei Stunden an, danach kommt es zur entgegengesetzten Reaktion: Das Gefühl unheimlicher Leistungsfähigkeit kommt über einen und ein psychisches Hochgefühl. In dieser Phase neigt man sehr stark dazu, sich selbst zu überschätzen. Vorsicht also!

* * *

Eine junge Frau, die sonst täglich einige Äpfel aß, hatte starke Kreislaufstörungen mit dem Gefühl des Zusammenbrechens und einem Heißhunger auf Äpfel. Nachdem sie dann nach Absprache mit dem Fastenleiter sich ein Fläschchen Apfelsaft gekauft hatte und davon – sehr stark mit abgekochtem Wasser verdünnt – immer wieder einmal einen Schlückchen trank, fühlte sie sich wieder fit und war wieder voll leistungsfähig. Das Gefühl kam während des Kurses nicht mehr.

* * *

Einige Teilnehmer hatten vorübergehendes starkes Hautjucken. Nachdem sie etwas mehr tranken, verschwand dies ohne irgendwelche Medikamente.

* * *

Der Urin wurde zwischendurch immer wieder ganz dunkel (wie „Altöl" – so der Ausspruch eines Fasters) und roch sehr intensiv, z. T. sehr sauer. Dies war eine sehr starke Phase der Ausscheidung, die bei solchen Fasten-Kursen immer wieder kommen und ganz normal sind.

* * *

Eine Fasterin wurde übernervös und bekam leichte Krampfneigungen in den Muskeln und ein starken Spannungsgefühl im Kopf. Bei früheren Fasten-Kursen erhielt sie in solchen Fällen eine Calcium-Injektion, wie sie mir sagte. Bevor ich dies mache, probiere ich in solchen Fällen erst einmal Folgendes aus und tat es auch hier:

Ich gab ihr Magnesium phosphoricum D 3 Tabletten, abends vor dem Schlafengehen sollte sie 10 Tabl. in 1/2 Glas heißem Wasser gelöst trinken (hatte ich immer bei den Fastenkursen dabei. Ebenso einige Ampullen Calcium zur Injektion – habe sie aber äußerst selten gebraucht!).

Am nächsten Morgen war alles wie weggeblasen. Magnesium phoshoricum D 3 wurde von ihr aber noch einige Tage vorsorglich genommen, da die Fasterin auch allgemein zu Krämpfen, speziell zu nächtlichen Wadenkrämpfen, neigte. Eine Injektion war nicht mehr nötig.

* * *

Bei einigen jüngeren Teilnehmerinnen kam die Periode durch das Fasten einige Tage zu früh und war viel stärker und viel dunkler und klumpiger als normalerweise. So etwas ist beim Fasten eine ganz normale Ausscheidungs-Reaktion. Der Körper reinigt sich dadurch enorm und es werden die anderen Ausscheidungs-Organe damit entlastet.

Deshalb sage ich immer, dass die Männer eigentlich etwas neidisch auf die Periode der Frauen schauen müssten, da diese durch die monatlichen Blutungen eine ganz tolle Reinigung haben. Vielleicht werden deshalb im statistischen Durchschnitt die Frauen auf der ganzen Welt in jedem Kulturkreis älter als die Männer.

* * *

Eine Fasterin hatte plötzlich sehr starke Knieschmerzen mit einer Schwellung. Nachdem auch sie etwas mehr getrunken hatte, nahm dieser Schmerz genau so plötzlich wieder ab, wie er gekommen war.

In der Naturheilkunde sagt man, dass die Knie mit den Nieren zusammenhängen und man solle keine Knie-Behandlung machen, ohne nicht auch die Nieren mitzubehandeln.

* * *

Eine Teilnehmerin bekam ein leichtes Taubheitsgefühl im Mund und im Zungenbereich. Hier handelte es sich um eine massive Verspannung in der Nacken-Schulter-Partie. Diese Gegend wird ja auch als die „psychische Spannungszone" bezeichnet. Alte Sprichwörter sprechen ja davon, „dass es einen darniederdrückt" oder „er oder sie kann die Lasten nicht mehr tragen" und auch der sprichwörtliche „Witwenbuckel" hat dort seine Ursache. Diese Spannungen können kommen aus einem inneren Zwiespalt zwischen „Fasten wollen" und „Fasten müssen" – weil ich mich eben einmal zu diesem Kurs angemeldet habe und auch hingefahren bin, muss ich auch mitmachen!.

Nachdem ich als Fastenleiter bei ihr mit einer leichten Massage mit Chiropraktik (da in diesem Bereich auch ein Wirbel verkantet war) gemacht und ein längeres Gespräch mit ihr geführt hatte, waren die Spannungen vollkommen weg und kamen auch während des ganzen Kurses nicht wieder.

Solche Spannungen in diesem Bereich traten auch bei anderen Teilnehmern immer wieder auf und wurden alle in ähnlicher Weise behandelt. Da ich auch Chiropraktiker bin, konnte und durfte ich dies machen. Wenn der oder die Fastenleiter(in) dies nicht ist, müsste in solchen Fällen Hilfe von auswärts angefordert werden!

* * *

Einige Teilnehmer bekommen während eines solchen Kurses immer wieder starke Hustenreaktionen mit enormem Auswurf, ohne dass eine Erkältung vorliegt. Auch dies ist eine Ausscheidungs-Reaktion, in diesem Fall eben über die Schleimhäute der Bronchien.

* * *

Viele bekommen während des Kurses Magenschmerzen mit saurem Aufstoßen, obwohl nur die Fastensuppe und der Fencheltee getrunken wird. Hier helfen die Fencheltabletten zur Unterstützung, mehrmals täglich immer 3 Tabletten in den Mund nehmen und lutschen, erstmals morgens nüchtern 3 Tabletten nehmen.

Diese Reaktion tritt aber in der Regel nur bei solchen Fastern auf, die vorher schon „stocksauer" waren, das heißt, wo der gesamte Körper und speziell der Verdauungstrakt übersäuert waren. Eine starke Übersäuerung kommt bei vielen Leuten durch die Eiweiß-Überernährung in der heutigen Zeit vor. Man sollte normalerweise nicht mehr als 1 Gramm Eiweiß pro Tag und pro kg Körpergewicht zu sich nehmen. Das heißt also, wenn jemand 80 Kilogramm wiegt, sollte er nicht mehr als 80 Gramm Eiweiß pro Tag zu sich nehmen. 80 Gramm Eiweiß sind aber schon in 100 Gramm Rindfleisch enthalten, aber auch in 100 Gramm Sojamehl, was den meisten Vegetariern nicht bekannt ist. Deshalb gibt es heute auch immer mehr total übersäuerte Vegetarier in den Praxen. Käse hat dagegen nur 20 bis 25 Gramm Eiweiß pro 100 Gramm.

Deshalb ist bei allen Übersäuerungen immer eine fleischarme und ansonsten vegetarische Kost zu bevorzugen.

* * *

Starkes Ohrensausen und Kopfschmerzen treten auch während eines solchen Kurses auf. Viele Faster haben dies schon vor dem Kurs, dies wird aber im Laufe eines solchen Kurses meist stärker.

Zur Unterstützung bekam der Faster in diesem Fall ein homöopathisches Durchblutungsmittel verordnet, da er es mit den beiden Hildegard-Mitteln, dem Herzwein und zusammen mit den Galgant-Tabletten nicht in den Griff bekam.

* * *

Ein trockener Alkoholiker hatte Bedenken, dass der Herzwein ihm schaden könnte, da er ja durch die kleinste Menge Alkohol wieder rückfällig werden könnte.

Ich schickte ihn mit seiner Flasche Herzwein in die Küche des Meditationshauses, in dem der Fastenkurs stattfand. Dort wurde der Herzwein nochmal zwei Minuten bei offenem Deckel aufgekocht und so konnte er ihn dann verwenden.

Durch das Aufkochen verdampft der ganze Rest-Alkohol, ohne dass dadurch die Wirkung beeinträchtigt würde. Der einzige Nachteil: Der Herzwein ist nicht mehr so lange haltbar und demzufolge für den alsbaldigen Verbrauch bestimmt. Man muss in einem solchen Fall eben nur immer so viel „entalkoholisieren", wie man in den nächsten 3 bis 4 Tagen verbraucht. Andere trockene Alkoholiker haben mir bestätigt, dass dieser „trockene" Herzwein bei ihnen keinerlei Sucht-Reaktionen ausgelöst habe.

Dasselbe kann man auch bei Kindern machen, wenn diese den Herzwein einnehmen müssten, damit sie keinen Alkohol mit einnehmen.

* * *

Durch das Fasten kann auch manchmal der Darm gereizt werden, wobei es dann vorübergehend zu Darm-Schmerzen und dünnen, durchfallartigen Stühlen kommt. – Auch dies ist ein Reinigungs-Prozess. Man kann dies als eine Art „Ausputzen" des Darms von allem Dreck verstehen. Es ist ein Zeichen, dass dort wirklich etwas im Darm zum Ausputzen war, und es hört meist nach ein bis drei Tagen vollkommen auf.

* * *

Bei Kopfschmerzen ist eventuell der Blutzucker zu tief abgesackt oder der Faster hat zu wenig getrunken. Im ersten Fall hilft der Herzwein und/oder ein Teelöffel Honig – der bei jeder Fasten-Mahlzeit auf dem Tisch stehen sollte. Dann sollte der Faster natürlich auch noch mehr trinken.

Wenn die ersten beiden Mittel aber nicht helfen und die Kopfschmerzen immer wieder auftreten, hilft meist (vorübergehend) ein Punkt an der Hand, den der Faster sich selbst drücken kann und der oft erstaunlich schnell eine Entspannung und Entkrampfung im Kopf mit sich bringt. Sollte nichts davon helfen, müsste ein Therapeut die Ursache erforschen – dies aber außerhalb des Kurses!

Um diesen Kopfschmerz-Punkt zu finden, muss man erst den Winkel der beiden Knochen suchen, den Daumen und Zeigefinger an der Hand auf der Außenseite der Hand bilden – für die Akupunkteure: Dickdarm 4.

Von diesem Punkt Dickdarm 4 geht man Richtung Zeigefinger-Spitze genau auf dem Knochen ca. 1 cm nach vorne und findet dort, wenn man Richtung Kleinfingersitze tastet, eine kleine Vertiefung im Knochen. Genau dies ist unser gesuchter Punkt.

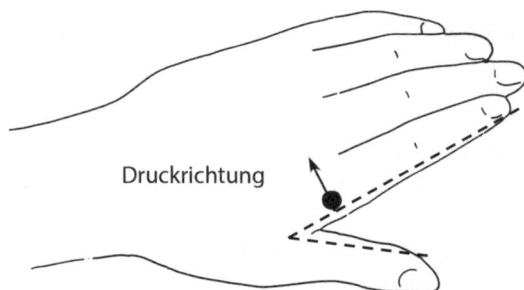

Zeichnung Hand mit Kopfschmerzpunkt

Dieser muss nun in Richtung der gegenüberliegenden Seite der Hand gedrückt werden. Bei Rechthänder erst an der linken Hand, dann anschließend an der rechten Hand. Er schmerzt in der Regel etwas, speziell an der linken Hand (bei Rechtshändern), und man drückt ihn im 1-Sekunden-Rhythmus. Oft lässt dadurch ein Kopfschmerz fast schlagartig nach, die Leute haben das Gefühl (und sagen dies auch), als ob es heller um sie herum würde. Bei Linkshändern erst an der rechten Hand drücken, dann die linke.

* * *

Viele Faster sind während eines solchen Kurses unwahrscheinlich müde und wollen viel schlafen. Das ist wieder *„die Stimme unserer Seele"*, also unser gesunder Instinkt, der einfach viel Schlaf fordert, und dem sollten wir auch nachgeben. Der Körper braucht dies eben in dieser Phase des Fastens.

* * *

Manch einer verspürt sehr viel Durst und die errechnete Menge mit 35 Gramm Flüssigkeit pro Kilogramm Körpergewicht und Tag reicht nicht aus. Auch dem sollte man nachgeben und einfach so viel trinken, wie der Körper verlangt. Er sagt uns schon zur rechten Zeit, wann er genug hat. Dann haben wir eben keinen Durst mehr. Wenn er uns allerdings sagt, dass wir weniger trinken sollten, dann sind die richtigen Instinkte noch nicht so richtig wach und wir sollten uns etwas zwingen, unser Soll zu erreichen. Nach einiger Zeit merken wir dann, dass er die Flüssigkeit wirklich braucht, und trinken dann meist mehr als weniger.

* * *

Ein Faster bekam einen sehr starken Schnupfen, ohne aber eine Erkältung zu haben. Dies war auch eine starke Ausscheidungs-Reaktion, die „fast" normal ist und ein Zeichen dafür, dass der Faster im Nasen-Nebenhöhlen-Bereich eine alte Störung hatte, die jetzt durch das Fasten und vor allem durch Bertram in der Fastensuppe gelöst wurde.

Hildegard sagt beim Bertram: *„Und ein Menschen, der viel Schleim im Kopf hat und Bertram häufig isst, dem mindert er den Schleim in seinem Kopf."* Durch das Fasten wurde dieser alte Herd ausgeräumt und der Faster hatte später auch keinerlei Beschwerden mehr damit. Deshalb sollten alle während eines solchen Kurses immer wieder etwas Bertram schnupfen, aber später dann die Nase mit etwas Wasser spülen, damit sich durch das Pulver keine harten Grinde in der Nase bilden.

Auch wachen viele Faster nachts auf und haben den Mund voller Schleim. Das ist auch die Wirkung des Bertrams.

* * *

Eine Fasterin, die wegen ihrer ständigen Allergien fast ständig ein corticoidhaltiges Medikament einnehmen musste, hatte während des Fastenkurses nicht einen einzigen Anfall und musste dadurch nicht einmal ihr Medikament einnehmen.

Einem zweiten Faster, der eine allergische Bronchitis hatte, erging es ebenso.

* * *

Bei Bronchitis und anderen Lungen-Erkrankungen empfehle ich prinzipiell immer, dass die Leute versuchen sollen, mindestens 1/2 Liter Ziegenmilch täglich in irgendeiner Form mit der Nahrung aufzunehmen. Wer nicht an frische Milch rankommt, kann sich auch das Ziegenmilch-Pulver kaufen und sie sich täglich frisch mixen. Die Heilige Hildegard sagt nämlich unter dem Stichwort *„Ziege"* u. a. Folgendes: *„Und wenn jemand Schmerzen in der Lunge hat, dann trinke er häufig Ziegenmilch, und er wird geheilt werden."* So einfach kann dies sein. Es gibt heute schon große Sanatorien für Erkrankungen der Atemwege, wo jeder Patient deshalb täglich einen halben Liter Ziegenmilch bekommt – mit bestem Erfolg!

* * *

Die Blutdruck-Reaktionen während eines Fastenkurses nach der Heiligen Hildegard sind recht interessant. Bei fast allen Fastern kommt es zu einer enormen Blutdruck-Regulierung zum Normalen hin.

Bei einer Hypotonie, einem zu niedrigen Blutdruck also, kommt es in der Regel erst einmal zu einem weiteren Absinken des Blutdrucks. In dieser Phase ist der Herzwein, zusammen mit einer gewissen körperlichen Betätigung, Wechselduschen, Trockenbürsten usw., eine sehr große Stütze und man braucht nur in seltenen Fällen noch etwas anderes dazuzugeben.

Nach Überwindung dieser ersten Fasten-Reaktion mit Kopfschmerzen, eventuell sogar mit Magen-Schmerzen und leichter Übelkeit, steigt der Blutdruck wieder, oftmals sogar einiges über die Anfangswerte, und stabilisiert sich. Dies ist auf die Dinkel-Fastensuppe mit den Gewürzen und auch die allgemeine Reinigung zurückzuführen.

Bei der Hypertonie, dem zu hohen Blutdruck, geht er langsam, aber sicher etwas nach unten und ist nach einer Woche Hildegard-Fasten ca. 20 bis 50 mm (je nach Ausgangslage) unter dem Anfangswert und bleibt dort auch in der Regel stehen.

* * *

Gegen Ende einer Fastenwoche haben oftmals Faster, die Gallensteine haben oder deren Gallengänge verseift sind, leichte, kolikartige Beschwerden im rechten Oberbauch.

Ich gebe in solchen Fällen dann noch einige Galgant-Tabletten extra zum Lutschen und, wenn dies alleine noch nicht helfen sollte, Belladonna D 4 oder D 6 Tabletten und in den meisten Fällen geht dies dann damit relativ schnell weg. In solchen Fällen ist auch der Leberwickel sehr vorteilhaft und der sollte prinzipiell nach jeder „Mahlzeit" gemacht werden.

* * *

Am Ende der Fastenwoche war bei einer Fasterin das Hautjucken einer Woll-Allergie vollständig verschwunden. Sie konnte sich sogar – was früher undenkbar war – eine Wolldecke auf die nackte Haut legen, ohne dass sie irgendwelche negativen Reaktionen merkte.

* * *

Bei einer Fasterin, die schon vor der Fastenwoche schwerste Darm-Störungen hatte, brachten alle Darm-Entleerungsmaßnahmen incl. Klistier erst etwas, nachdem ich ihr zwei Tage hintereinander eine Colon-Massage gemacht hatte. Danach räumte der Darm mit Hilfe eines weiteren Klistiers gründlich aus. Die ist allerdings die Ausnahme, nicht die Regel.

* * *

Bei manchen Fastern werden während des Fastens versteckte Krankheits-Herde aufgewühlt und machen z. T. starke Schmerzen.

Eine Fasterin bekam aus heiterem Himmel eine massive Tonsillen-(Mandel-) Reizung, die erst abklang, nachdem ich ihr ein Lymphmittel innerlich und eine Lymphsalbe äußerlich gegeben hatte, zusammen mit einer Reflexzonen-Behandlung am Fuß. Es kam daraufhin jede Menge Eiter heraus, die Mandeln schwollen ab und die Fasterin fühlte sich danach „wie neugeboren".

* * *

Ein anderer Faster bekam plötzlich Zahnschmerzen an einem Zahn, der bisher als völlig normal gesehen wurde. Das Zahnfleisch war geschwollen und gerötet.

Hildegard sagt uns, dass wir in solchen Fällen das Zahnfleisch mit einem Rosendorn anstechen sollten, um so den Überdruck wegzunehmen. Ich machte also – der heutigen Zeit angepasst – mit einer kleinen, sterilen Injektions-Einwegnadel einen lokalen Aderlass am Zahnfleisch, indem ich einige Male hineinstach. Der Schmerz hörte fast augenblicklich auf. Am nächsten Tag kam es an derselben Stelle zu einem kleinen Eiterbläschen, das aufging. Nachdem auch dies raus war, schwoll alles ab und das Gewebe wurde wieder schmerzfrei und reagierte ganz normal.

Es war in beiden Fällen „nur" eine Reinigungs-Reaktion. Ob der Herd allerdings schon damit völlig beseitigt war, kann man nicht sagen. Ich hörte davon nie wieder etwas.

* * *

Abgenommen haben die Faster natürlich auch, allerdings nicht alle.

Einige hatten schon vor dem Kurs Untergewicht. Hier konnte ich nach einigen Tagen erst einmal eine Gewichtsabnahme von ca. einem Kilogramm ermitteln, das aber am Ende der Woche wieder drauf war.

Andere Faster, die mit Übergewicht anfingen, hatten in dieser Woche bis zu 7 Kilogramm an Gewicht verloren, „was aber vorwiegend nur Gewebewasser sein dürfte!"

Alle fühlten sich am Ende des Kurses sehr wohl, hatten keinerlei Hungergefühl. Einige wenige wollten sogar noch nicht wieder aufbauen, sondern noch einige Tage zu Hause weiterfasten.

Alle fühlten sich gereinigt. Die Haut roch ganz anders – reiner und sauberer. Der Darm nahm mit der ersten „Mahlzeit" wieder voll seine normale Tätigkeit auf und förderte bei den meisten Teilnehmern viel größere, voluminösere Portionen zu Tage. Der Geruch der Ausscheidungen war nicht mehr gärig oder sauer, sondern fast nicht mehr vorhanden.

Beim Fastenbrechen am Ende des Kurses bekamen immer einige der Faster den sogenannte „Gastro-Colon-Reflex" – „Magen-Enddarm-Reflex" – d. h. nach dem ersten Essen eine sofortige Entleerung des Darms.

* * *

Manche Faster bekommen während eines Kurses großen Appetit oder gar eine Gier nach Süßem, die mit dem Herzwein alleine nicht zu stillen war. Hier verordne ich in der Regel ein homöopathisches Mittel: Rp. Argentum nitricum D 6 dil. 50,0 3 x täglich und immer, wenn die Gier auf Süßes übergroß wird, 5 Tropfen pur auf die Zunge geben.

Dies gebe ich in der Praxis auch Patienten, die abnehmen wollen – ohne Fasten – die aber unwahrscheinlichen Appetit auf Süßigkeiten haben. Durch die vielen süßen Sachen, die diese Leute dann zu sich nehmen, sind sie in der Regel auch total übersäuert, weil eben „süß" im Magen ein massiver Säurelocker ist.

Man kann alleine mit diesem Entzug des Süßen und mit der ausreichenden Flüssigkeitszufuhr sehr viel Übergewicht verlieren, allerdings langsam. Die schnellen Erfolge bringen eigentlich in solchen Fällen sehr wenig. „Gut Ding‘ braucht Weile!", heißt ein altes Sprichwort. Beim Abnehmen trifft dies ebenso zu wie bei vielen anderen Dingen.

Inzwischen ist ja in Deutschland auch das beste Süßungsmittel ohne Kalorien – *Stevia – das Süßkraut* – zugelassen und über alle Apotheken erhältlich. Das ist gut für alle, die abnehmen möchten und auch für alle Übersäuerten.

* * *

Wenn jemand nach solch einem Fastenkurs, auch wenn er schon zwei Tage aufgebaut hat, mit dem Auto nach Hause fährt, sollte er noch vorsichtiger sein als sonst. Man hat dann nämlich manchmal das Gefühl, als ob man schwebt, und vom Kreislauf her wird zu schnelles Fahren auch nicht vertragen.

Aber das merkt sicher jeder selber, denn er hat ja während eines solchen Kurses gelernt, *„auf die Stimme seiner Seele zu hören"*, und sie sagt uns sicher immer im richtigen Augenblick das dafür Notwendige. Wir dürfen diese *„Stimme unserer Seele"* nur nicht vom Alltag übertönen lassen.

Fast alle Faster bekommen während eines solchen Kurses erst einmal recht wirre Träume. In dieser Phase bauen sie die Spannungen ab – die sie vorher schon hatten – und der ganze Körper fängt an, sich zu harmonisieren. Diese Träume sind anfangs schwarz-weiß.

Die Harmonisierung von Körper und Seele merkt man daran, dass der Faster auf einmal schönere, harmonisch ablaufende Träume bekommt, auch öfters aufwacht und dann gerne an seine Träume denkt. Diese Träume sind nun farbig!

* * *

In meine Praxis kam einmal eine Patientin, 22 Jahre alt, 1,74 m groß mit einem Gewicht von 42 kg. Sie litt unter Bulimie, einer krankhaften „Fresssucht" mit nachfolgendem Erbrechen. Durch eine neue Partnerschaft hatte sie dies nun fast überwunden, konnte aber nichts mehr zunehmen, egal, was sie unternahm. Selbst nach einem Krankenhausaufenthalt mit einer Infusions-Therapie hatte sie nur unmerklich zugenommen und danach sofort wieder das Zugenommene verloren. Sie war durch dieses Untergewicht und durch die ständige Übelkeit und den Brechreiz, die sie immer noch hatte, total geschwächt und beinahe dem Tode nah. Die Eltern wurden – als sie noch ein Kind war – geschieden und als kleines Mädchen wurde sie von ihrem Stiefvater öfters missbraucht, was natürlich auch eine totale Abneigung gegen jede sexuelle Beziehung zur Folge hatte. Sie hatte auch seit Monaten keine Periode mehr und sie und ihr älterer Partner (er war doppelt so alt wie sie) wünschten sich sehnlichst Kinder.

Als sie von mir in der Praxis erfuhr, dass sie erst einmal 3 Tage total fasten, nur Fenchel- oder Salbeitee trinken solle, schauten sie und ihr Partner mich an, als ob ich geisteskrank wäre. Ich erklärte ihr dann, dass dadurch der gesamte

Magen-Darm-Trakt völlig entgiftet würde und sie nur so eine Chance hätte, wieder an Gewicht zuzunehmen und zu Kräften zu kommen. Hinterher müsse sie dann mit Dinkelgrießsuppen so langsam wieder aufgebaut werden. Das sahen sie ein und sie hielt sich dann auch strikt an meine Anordnungen.

Sie hatte von mir in der Praxis eine Gabe Nux vomica D 200 (Brechnus) bekommen und für den Fall, dass die Übelkeit wieder auftrat, verordnete ich ihr Nux vomica D 6, sie sollte davon nur bei Bedarf (also bei Übelkeit) alle 1/4 bis 1/2 Stunde 1 Tablette lutschen bis zum Aufhören der Übelkeit. Sie hat dieses Medikament aber nicht mehr benötigt. Zur Entgiftung des Magen-Darm-Traktes verordnete ich ihr noch Okoubaka D 2-Tabletten, 3 bis 5 x täglich 1 Tablette zum Lutschen.

Nach drei Tagen wog sie nur noch 40 kg – hatte also 2 kg abgenommen – fühlte sich aber viel wohler und sogar kräftiger. Die Dinkelgrießsuppen mit Salz, Galgant, Bertram, Quendel und Petersilie taten ihr sehr gut. Der Brechreiz war vollkommen verschwunden, sie nahm langsam zu. In der nächsten Zeit wurde dann der Dinkelgrieß in Hühnersuppe gekocht und dann so langsam mehr und mehr Gemüse dazugenommen.

Nach 4 Monaten wog sie 62 kg und wollte dann natürlich nichts mehr zunehmen. Sie fühlte sich rundum gut und gesund. Sie bekam wieder ihre Periode und in den folgenden Jahren 3 oder 4 Kinder.

* * *

Ein Patient erzählte mir, dass er während des Krieges tief in Rußland mit einer Gruppe Soldaten von der Hauptgruppe abgeschnitten wurde und diese Gruppe sechs Wochen in einem unwegsamen Sumpfgebiet auf sich allein gestellt war. Sie hatten nur für drei Tage Verpflegung dabei und jeder noch seine Notration im Tornister. Trotz gewissenhafter Einschränkung hatten sie nach ca. 1 Woche nichts mehr zu essen und mussten sich dann ca. 5 Wochen mit einer Suppe aus Ulmenrinde zufrieden geben.

Vor dieser Trennung von der Truppe hatte er sehr starke und schmerzhafte Magengeschwüre, war im Hauptlazarett untersucht worden und hatte auch schon einen Operationstermin, den er aber jetzt nicht einhalten konnte.

Nachdem sie wieder zur Truppe zurückgefunden hatten, meldete er sich beim Hauptlazarett zurück, um seine Magen-Operation durchführen zu lassen. Seine Befunde waren durch die Verlegung des Lazaretts wegen der Kriegsereignisse verloren gegangen und er musste neu untersucht werden.

Zu aller Erstaunen stellte man fest, dass alle Geschwüre total ausgeheilt waren und man nicht mehr operieren musste. Sie waren „ausgefastet" worden, wie man ihm sagte. Die schleimige Ulmenrindensuppe wird dazu auch ihren Teil beigetragen haben. Wie ich später in einem Buch las, verwendeten die Indianer Nordamerikas bei allen Magen-Darm-Störungen Ulmenrindensuppe zum Ausheilen. Die Soldaten wussten davon wohl nichts, aber kochten sich einfach eine Suppe von der Rinde greifbarer Bäume und die Suppe der Ulmenrinde war am genießbarsten und so machten sie genau das Richtige.

Der Patient starb dann ca. 35 Jahre nach diesem Vorfall an seinem 3. Herzinfarkt, da er trotz aller Ermahnungen seiner Ärzte und auch von mir weiter seine 40 Zigaretten am Tag rauchte. Mit dem Magen aber hatte er seit dieser unfreiwilligen Fasten-(Hunger-)Kur keinerlei Beschwerden mehr.

* * *

P. Willigis erzählte in Würzburg bei einem Kurs „Kontemplation und Fasten nach der Heiligen Hildegard von Bingen" ein kleines Geschichtchen:

„Zwei Leute wussten, dass sie 4 Wochen lang nichts zu essen haben würden. Der Erste suchte trotzdem verzweifelt überall, ob er nicht doch etwas auftreiben könnte, sein ganzes Denken und Handeln drehte sich nur ums Essen und seinen leeren Magen. Er war nach 4 Wochen tot – verhungert.

Der Zweite nahm die Zeit an. Er wusste ja, dass es nur 4 Wochen dauern würde. Er fastete, indem er viel Flüssigkeit zu sich nahm und sich in Meditation und Gebet versenkte. Er war sich ja ganz sicher, dass er in 4 Wochen wieder etwas bekäme.

Er erlangte eine körperlich und geistige Reinigung, dadurch eine körperliche Gesundung und Tiefenerfahrungen, die er ohne Fasten nie erlangt hätte und die ihn für sein ganzes weiteres Leben prägten."

Ein warnendes Beispiel: Ein Patient meiner Praxis wollte unbedingt fasten und ich sollte ihn in dieser Zeit betreuen, aber er „hatte keine Zeit" (meinte er), um an einem richtigen Fastenkurs teilzunehmen. Ich ließ mich dazu überreden, nachdem er mir versprochen hatte, in dieser Zeit des Fastens (er war Schreinermeister mit einigen Angestellten) auf keine Baustelle zu gehen und auch nicht viel in der Werkstatt zu arbeiten. Er wollte nur im Büro sitzen und von dort seine Fäden ziehen und mindestens zweimal am Tag mit seiner Frau spazieren gehen.

Also fastete er nach den Regeln der Heiligen Hildegard, führte regelmäßig seine Frau spazieren und kam einmal am Tag zu mir in die Praxis. Er absolvierte die Vorfastentage und auch den Beginn. Es ging alles gut – eine halbe Woche lang. Dann hatte seine Tochter 18. Geburtstag. Es gab ein großes Fest mit vielen Gästen, ein großes kalt-warmes Buffet mit allem Drum und Dran und Getränke jeder Art. Er war ganz brav, prostete seinen Gästen mit Fencheltee zu, aß nichts von dem Buffet und ließ sich von allen bewundern, wie tapfer er doch sei. Als nach Mitternacht alle Gäste gegangen waren, war das halbe Buffet noch übrig und sie stellten die Reste zusammen.

Da überkam es ihn und er aß „nur" ein bisschen Salat. Nicht viel, wie er später behauptete. Aber in der Nacht bekam er heftige Bauchschmerzen, man rief den Notarzt und brachte ihn ins Krankenhaus. Er hatte einen Darmdurchbruch.

Aber das war auch sein Glück. Denn an der Stelle, wo er den Darm-Durchbruch hatte, entdeckte man einen Darmkrebs. Und das war genau die Stelle, an der er jahrzehntelang den stillen Funk-Melder von der Feuerwehr getragen hatte. Dort hatte sich durch die ständige Strahlung des Funkweckers wahrscheinlich der Darmkrebs gebildet und war jetzt erst durch die Not-Operation entdeckt worden.

Das ist also ein klarer Hinweis darauf, dass man beim Fasten-Brechen sehr vorsichtig sein muss, was man isst und wie viel man isst!

Dieses warnende Beispiel erzählte ich auch immer am Ende des Kurses, wenn es ans „Fastenbrechen" geht, damit jeder einsieht, dass man auch hier die nötige „Discretio" einhalten muss, um sich nicht zu schaden!

Therapien und tägliche Übungen

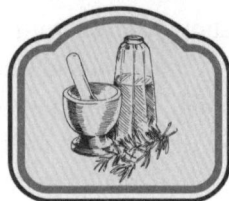

Das Morgen- und Tagesprogramm
(kurze Zusammenfassung)

Das Morgenprogramm sollte etwa so aussehen:
(Alle diese Punkte sind ausführlich im Extra-Blatt beschrieben)
1. Nach dem Aufwachen (noch im Bett): dehnen, strecken, gähnen
2. Morgen-Übung zur Darmentleerung: unmittelbar vor dem Aufstehen den Shiatsu-Punkt für die Darmentleerung drücken.
3. Beine in die Höhe (bei niedrigem Blutdruck) und Radfahren in der Luft
4. Wenn nötig (nach Angabe und Rücksprache mit dem Fastenleiter), die Ingwer-Gewürzmischung zu Ausleitungskeks mit einem Schlückchen Herzwein nehmen. Danach wieder mit Wärmflasche ins Bett.
5. Darm-Entleerung, eventuell mit Unterstützung durch die Darm-Gymnastik
6. Trockenbürsten des Körpers, auch die Hände und die Fußsohlen – unbedingt vor dem Duschen!
7. Schleimhautregie nach Dr. Vogler
8. Duschen (eventuell im Wechsel: lang heiß – kurz kalt)

Dehnen – Strecken – Räkeln – Gähnen

Dies sollte am Anfang eines jeden Morgens stehen, bevor wir uns aus dem Bett erheben. Dadurch kommt der Kreislauf gleich etwas in Schwung und viele muskulären Verspannungen lösen sich. Bei manchen Leuten geschieht dabei sogar eine Art Eigen-Chiropraktik an der Wirbelsäule, d. h., leicht verschobene Wirbel gehen dadurch sofort wieder in ihre richtige Lage zurück und verhindern dadurch, dass wir tagsüber Schmerzen in diesen Bereichen bekommen. Der Grund, dass dies morgens vor dem Aufstehen so leicht geht, ist der, dass wir durch die Bettwärme in der Nacht sehr entspannt sind und noch sehr geschmeidig. Dadurch können sich zu diesem Zeitpunkt leichte Fehlstellungen sehr oft von selbst korrigieren, ohne dass wir weiter etwas tun müssen. Wenn wir erst aufstehen und dies machen, kann es nicht mehr so wirksam sein.

Sie werden nur sehr selten einen Hund oder eine Katze sehen, die nach einem längeren Liegen und Schlafen sofort aufspringt. Sie werden gemächlich aufstehen, sich erst einmal dehnen, strecken und räkeln. Danach gähnen sie erst einmal herzhaft, schütteln sich meist noch etwas und dann sind sie bereit zum Rennen oder Springen. Lernen wir von unsern Hausgenossen und wir werden sehen, dass uns dies auch sehr gut tut.

Schleimhaut-Regie nach Dr. Vogler

Jeden Morgen sollte man mit einer weichen Zahnbürste den Gaumen und den Zungengrund leicht abreiben. Speziell beim Fasten bildet sich da oft ein starker Belag, der auch noch einen üblen Geschmack im Mund hinterlässt.

Aber Vorsicht! Wenn die Zunge zu fest abgerieben wird, kommt es zu Verletzungen, da die Schleimhaut in diesem Bereich äußerst empfindlich ist. (Ich schreibe hier von „Selbsterfahrungen", denn als ich dies kennenlernte, habe ich diese Stellen so stark gereinigt, dass ich nach 3 Tagen dort eine blutige und schmerzhafte Schleimhaut hatte – dies war nicht im Sinne von Dr. Vogler!)

Heute gibt es in Drogerien und Drogerie-Fachmärkten auch schon extra Zungenschaber in zweierlei Größen mit ganz kurzen, weicheren Borsten. Deren Breite ist nur für die Zunge, mit dem Schmäleren kann man auch den oberen Gaumen leicht abbürsten.

Anschließend etwas Wasser (kalt oder auch abgeschreckt, je nach Gefühl) aus der Leitung in jedes Nasenloch hochziehen, etwas in der Nase lassen und dann kräftig schnäutzen. Man kann natürlich auch irgendetwas anderes nehmen, z.

B. einen Tee, aber dies ist schon wieder zu umständlich und wird mit Sicherheit nicht allzu lange durchgeführt.

Da alle Schleimhäute im Körper über die Reflexzonen zusammenhängen, kommt es durch diese Schleimhaut-Reinigungen und -Reizungen zu positiven Reaktionen in den Schleimhautorganen des Körpers, z. B. des Magen-Darm- und/oder des Uro-Genital-Bereiches.

Man sollte dies auch nach einem Fastenkurs mindestens 6 Monate lang durchführen! Man kann dies allerdings auch ganz alleine machen, – oder auch auf Dauer, ohne in Verbindung zu einem Fasten.

Kalte Abwaschung nach Kneipp bei Schlafstörungen

Jeden Abend oder auch nachts, wenn man nicht schlafen kann, ins Bad gehen, ganz ausziehen und mit einem nassen Waschlappen den ganzen Körper kalt abwaschen, sodass die Haut wohl feucht ist, aber nicht tropft. Ohne Abtrocknen den Schlafanzug oder das Nachthemd wieder anziehen und sofort ins Bett gehen.

Voraussetzung für diese Kneipp'sche Abwaschung ist, dass die Füße warm sind, dann wirkt es erst richtig. Sollte man kalte Füße haben, vorher unbedingt 10 Minuten ein warmes Fußbad machen.

Mit solch einer kalten Abwaschung hat Pfarrer Kneipp den damaligen Papst von seinen Schlafstörungen geheilt. Er wusch ihn kalt ab, hüllte ihn – noch nass – in ein weites Leinentuch und schickte ihn ins noch warme Bett. Er schlief dort sofort ein, ließ sich dies dann noch öfters machen und war geheilt. Es ging unter dem Namen „Spanischer Mantel" in die Medizingeschichte ein.

Nach 14 Uhr am Nachmittag sollte auch jemand, der unter Schlafstörungen leidet, keinerlei rohes Obst und keine rohen Salate mehr essen, weil man sonst abends schlecht einschlafen kann. Da das rohe Obst oder die rohen Salate zu lange im Darmbereich zum Aufschließen verweilen, belasten sie diesen und den ganzen Körper stark und fördern so die Schlafstörungen.

Das Trockenbürsten

Jeden Morgen nach dem Aufstehen zur Anregung der Haut-Durchblutung mit einer Bürste oder einem Bürsten-Handschuh die Haut des ganzen Körpers abbürsten. Mit einer dem Körper angepassten Bürste (anfangs etwas weicher, später, wenn man sich daran gewöhnt hat, kann man eine etwas stärkere Bürste nehmen) immer mit leicht halbkreisförmigen Bewegungen in Richtung zum Herzen bürsten. Dabei die Handflächen und die Fußsohlen nicht vergessen, da sich dort besonders viele Reflexzonen befinden, die eine massive Wirkung auf den ganzen Körper ausüben.

Wenn man das Bürsten morgens noch vor dem Duschen macht, ist es noch viel wirksamer!

Der Leberwickel

Nach jedem „Essen" sollte sich jeder Faster mit einem feucht-heißen Wickel auf der Leber ca. eine halbe Stunde hinlegen.

Dazu befeuchtet man ein zusammengefaltetes Frottee-Handtuch mit heißem Wasser, gibt es so auf den rechten Oberbauch und legt zur Erhaltung der Wärme noch eine mit heißem Wasser halbgefüllte Gummi-Wärmflasche darauf. Die Wärmflasche nur halb füllen, hinlegen und die Öffnung nach oben halten und so die Luft herauslassen, dann zuschrauben. Kein elektrisches Heizkissen dazu verwenden, da die elektrischen Schwingungen gerade bei einem Fastenkurs, wo man sehr sensibel für Schwingungen aller Art wird (und sonst natürlich auch), die Schwingungen des Körpers stören.

Durch die feuchte Wärme des Leber-Wickels wird die Kloake der Leber – die Galle – zur massiven Sekretion angeregt und entgiftet und entschlackt dadurch die größte Drüse des menschlichen Körpers. Wenn diese wiederum gut entschlackt ist, kann sie ihre Entgiftungsaufgaben, die beim Fasten besonders groß sind, besser bewältigen.

Die Entgiftung beim Fasten macht sich manchmal durch Kopfschmerzen bemerkbar. Durch den Leberwickel und entsprechend viel Flüssigkeitszufuhr kann man dem sehr gut entgegenwirken bzw. dafür sorgen, dass es erst gar nicht so weit kommt.

In Bad Neustadt an der Saale, einem Bad, in dem sehr viele Erkrankungen der Verdauungsorgane behandelt werden, bekamen zu der Zeit, in der ich dort arbeitete, die Kurgäste nach dem Mittagessen deshalb auch alle einen heißen Moorbeutel verordnet, den sie sich in der Kurabteilung abholen und mit dem sie sich dann zum Mittagsschaf hinlegen sollten. Da die meisten Patienten dies als sehr angenehm empfinden, wenn sie solch eine „mollige Wärme" auf dem Bauch haben, durch die die Verdauungssäfte richtig zum Fließen kommen, hat dieser Moorbeutel von den Patienten den Spitznamen „Molly" bekommen. Dies ist wirklich ein sehr treffender Name für diesen Leberwickel und auch die Faster sollten diese „mollige Wärme" auf ihrem Bauch richtig genießen. Sie fühlten und berichteten auch davon, dass dies ihnen richtig gut tat.

Das heiße Fußbad

Bei der Behebung von Schlafstörungen ist immer die Voraussetzung, dass man warme Füße hat, sonst hilft absolut nichts. Deshalb sollte man in solchen Fällen abends mindestens 10 Minuten lang ein warmes oder sogar ein heißes Fußbad machen, bis von den Füßen aus richtige Wärmewellen durch den Körper gehen. Dies alleine hilft schon enorm bei vielen Schlafstörungen, da die meisten Störungen von zu kalten Füßen kommen. In sehr vielen Fällen sind gar keine weitere Behandlungen und auch keine Medikamente mehr nötig.

Sollte dies allein aber trotzdem noch nicht helfen, dann sollte man eventuell noch eine kalte Abwaschung (siehe diese) nach Pfarrer Kneipp machen.

Ein heißes Fußbad von ca. 10 Minuten sollte man auch während des Fastenkurses immer wieder einmal zwischendurch machen, wenn man Kreislauf-Beschwerden oder Kopfschmerzen hat. Man kann es aber auch immer dann machen, wenn man das Bedürfnis nach Wärme hat und wenn man vor Kälte –

wie es bei Fastenkursen immer wieder einmal vorkommt – bis auf die Knochen friert. Bei Kopfschmerzen merkt man beim heißen Fußbad, wie dieser Schmerz oft richtig nach unten weggezogen wird.

Wenn man diesem Fußbad (zu Hause) eine Handvoll Salz zusetzt, wird die Wirkung noch verstärkt. Es kann ganz gewöhnliches, billiges Küchensalz vom Discounter sein. Das wirkt genauso gut wie ein teures Spezialsalz aus der Apotheke.

Wenn man während eines Kurses keine Schüssel oder keinen Eimer für ein Fußbad zur Verfügung hat, dann sollte man in der Duschwanne den Stöpsel in den Ablauf geben, einen Stuhl neben die Duschwanne stellen und auf diese Art sein Fußbad durchführen.

Bei diesem Fußbad muss man natürlich immer wieder, wenn man es 10 Minuten lang macht und das Wasser sich zwischendurch etwas abkühlt, heißes Wasser hinzufügen. Dies ist sogar noch günstiger und wirksamer, weil dies ein sogenanntes „aufsteigendes Fußbad" ist. Wenn man solch ein „aufsteigendes Fußbad" korrekt macht, dann beginnt man mit ca. 35 Grad Wasser-Temperatur und gießt immer wieder etwas heißes Wasser nach, bis es nach ca. 20 Minuten etwa maximal 45 Grad Wasser-Temperatur hat. Anfangs kann man es natürlich noch nicht so heiß vertragen, aber nach einiger Zeit gewöhnt man sich sehr gut auch an die höheren Temperaturen. Nach diesem Fußbad, das man natürlich auch mit Zusätzen von Salz oder Kräutern machen kann, sollte man die Füße und die Nackenpartie ganz kurz mit kaltem Wasser abschrecken und dann sofort ins Bett gehen.

Ich habe noch keinen Patienten, außer Leuten mit Schilddrüsen-Überfunktion, gesehen, der danach nicht sofort einschlafen konnte. Schilddrüsen-Patienten sollten mit diesem Fußbad allerdings erst einmal vorsichtig sein. Manche Schilddrüsen-Patienten vertragen es sehr gut, andere nicht.

Dieses aufsteigende Fußbad in der oben beschriebenen Weise gibt es auch als fertige, elektrisch heizbare Wanne mit ganz speziellen Badezusätzen. Bei dieser Wanne wirkt das aufsteigende Fußbad noch besser, weil die aufsteigende Wärme als erstes auf die reflexzonenreiche Fußsohle trifft und damit nochmals einen zusätzlichen Reiz ausübt.

Der alte Grundsatz gilt: „Kühl der Kopf, die Füße warm – macht den besten Doktor arm!" Man kann also immer mit solchen „Kleinigkeiten" die fehlgeleiteten Funktionen des Körpers regulieren und so manches unnütze Medikament einsparen – und sich so „sauwohl" fühlen.

Die Wechselduschen

Bei den Wechselduschen am Morgen sollte immer das alte Kneipp'sche Prinzip eingehalten werden: **Immer mit warm beginnen und mit kalt beenden und immer lange warme und kurze kalte Anwendungen machen!** (10 Minuten warm und 5 Minuten kalt!) Diese Anweisungen gelten prinzipiell für alle wechselwarmen Anwendungen.

Nur, wenn man sich daran hält, hat man auch den gewünschten Effekt. Pfarrer Kneipp ging bei seinen Anwendungen immer von einem gut durchwärmten Körper aus. Wenn man dieses Grundprinzip nicht einhält, dann schadet man sich damit mehr, als man sich nützt.

Da zu Kneipps Zeiten die Wasserversorgung noch nicht so gut wie heute war, hatte er in seiner Anstalt einen Hochbehälter für Kaltwasser. Wenn jemand wegen der Güsse kam und Pfarrer Kneipp sah, dass dem Patienten kalt war, musste er mit einer Schwengelpumpe erst einmal so lange Wasser hinaufpumpen, bis er ins Schwitzen kam. Dann bekam er seinen kalten Guss. Also: nur einen gut durchwärmten Körper mit kaltem Wasser behandeln!

Man erlebt es in der Praxis immer wieder, dass einem die Leute erzählen, dass sie, um sich abzuhärten, morgens lange ganz kalt duschen. Oftmals so lange, bis ihnen richtig kalt wird. Sie wundern sich dann, dass sie trotzdem Durchblutungsstörungen haben. Ich erzähle ihnen dann etwas von diesem Kneipp'schen Grundprinzip, wie oben aufgeführt, und weise sie darauf hin, dass ihr Körper ja gar nicht anders reagieren kann als mit einer Durchblutungs-Störung in der Peripherie. Um die Stammwärme zu erhalten muss er so antworten, wenn sie kalt duschen.

Bei der Wechseldusche sollte man also erst einmal schön warm und so lange duschen, bis man das Gefühl einer wohligen Wärme im ganzen Körper verspürt. Erst dann kann man auf kalt drehen und kurz kalt abduschen (Maximal 30 Sekunden, wenn man vorher schon die Kälte stark merkt, auch kürzer! Wenn man dann noch einmal warm duscht, sollte man dies wieder etwas länger machen (mind. 1 bis 2 Minuten oder auch länger), um dann noch einmal für 10 bis maximal 30 Sekunden kalt zu duschen. Wer möchte, kann diese Prozedur (warm – kalt) dann noch ein drittes Mal machen. Dann ist der ganze Körper superwarm und man fühlt sich wohl.

Leute, die dies noch nicht gewohnt sind oder auch empfindlich reagieren oder schwer krank sind, sollten am Anfang das kalte Wasser nicht so kalt, wie es aus der Leitung kommt, nehmen. In solchen Fällen kann man es etwas mit warmem Wasser vermischen, sodass der Temperatur-Unterschied nicht gar so krass ist. Wenn man dies aber erst einmal eine Zeitlang gemacht hat, dann ist das eiskalte Wasser nach der Wärme eine Wohltat.

Wenn man dies über einen längeren Zeitraum mit einer gewissen Regelmäßigkeit gemacht hat, wird man kaum mehr über Durchblutungs-Störungen klagen können. Sollte es dann aber trotzdem einmal unangenehm werden, kann man sicher sein, dass der Körper einem damit sagen möchte, dass mit ihm irgendetwas nicht in Ordnung ist. Er zeigt es uns dadurch rechtzeitig an. Wir müssen nur *„auf die Stimme unserer Seele hören, wenn wir gesunden wollen!"*

Diese Wechselwärme ist eine richtige Gefäß-Gymnastik, die bei niedrigem Blutdruck sehr stabilisierend wirkt, aber auch bei erhöhtem Blutdruck einen gewissen Ausgleich schafft. Auch Leute, die über Durchblutungs-Störungen klagen, können damit ohne Medikamente sehr viel dagegen tun.

Lebensmittel und Gewürze

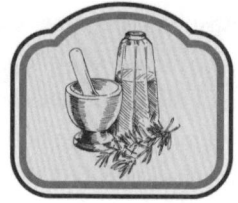

In diesem Teil sind alle Lebens- und Heil-Mittel incl. der während eines Fastenkurses und danach verwendeten Gewürze und ihre Wirkungen auf den Körper erklärt. Außerdem werden hier die verschiedenen Rezepte für den Fastenkurs und die Aufbaukost aufgezeigt.

Die Fastensuppe

Beim Fasten befolgen wir die Regeln, die die Heilige Hildegard uns in ihren Schriften gegeben hat. Wir sollten danach 6 bis 10 Tage nichts Festes essen, sondern nur trinken, 1 x mindestens täglich, eventuell sogar 2 x auch die Fastensuppe nach folgendem Rezept. Sie sollte immer gut warm gereicht werden:
Fastensuppe pro Person und „Mahlzeit":

Eine Tasse Dinkelkörner zusammen mit Mohrrüben, Bohnen, Fenchelknolle, Sellerie, mit Kräutern und als Gewürze, etwas Salz, Galgant, Quendel und Bertram ca. 20 – 30 Minuten kochen, abseihen und den Fastern warm zum Trinken geben. (Die Gemüse können zusammen oder auch einzeln – schön klein geschnitten – in der Suppe gekocht werden, je nach Saison-Angebot – aber keinen Lauch, Spargel und Tomaten mitverwenden!)

Die ersten Tage sollte die Suppe ohne das Gemüse und ohne die Körner gekocht werden!

Diese Suppe wird mittags immer und eventuell auch abends, bei Verlangen des Fastenden nach dieser warmen Suppe, gegeben. Die Faster sollten sie am Tisch noch nach eigenem Geschmack abwürzen. Die Suppe sollte dadurch recht schmackhaft sein und gerne genommen werden.

Auf allen Tischen der Faster sollten hierzu verschiedene Sachen stehen:

Die Grundgewürze Galgant, Quendel, Bertram ebenso wie Salz, evtl. Soja-Würze sowie fein geschnittene Petersilie und Flohsamen. Auch Honig zum evtl. Süßen der Tees und bei abgefallenem Blutzucker. Dazu jede Menge Tee (Fenchel und/oder Salbeitee) sowie heißes und kaltes (zimmerwarmes) Wasser.

Dinkel

Die Grundlage der Fastensuppe und einer jeden Therapie in der Hildegard-Heilkunde sollte die langsame Umstellung der Patienten auf Dinkelkost sein. Je schwerer die Erkrankung, desto totaler sollte die Ernährungsumstellung sein. Man muss es ganz vorsichtig bei den Patienten versuchen, Dinkel in die normale Kost mit einzubauen. Erst einmal ab und zu, dann, wenn möglich, mindestens eine Dinkelmahlzeit pro Tag, in schweren Fällen auch zwei bis drei. Wenn man am Anfang zu radikales Umdenken verlangt, gelingt es meist gar nicht, jedenfalls bei den sogenannten „Normalköstlern". Wenn jemand natürlich schon durch alternatives Denken vorbelastet ist, dann ist die Umstellung auf Dinkel eine Kleinigkeit. Viele Leute in diesen Gruppen kennen Dinkel schon und man rennt offene Türen ein.

Vom Dinkel schreibt Hildegard in ihren „Heilmitteln" Folgendes: „*Der Dinkel ist das beste Getreide, und er ist warm und fett und kräftig und er ist milder als andere Getreidearten, und er bereitet dem, der ihn isst, rechtes Fleisch und rechtes Blut, und er macht frohen Sinn im Gemüt des Menschen. Und wie auch immer die Menschen ihn essen, sei es in Brot, sei es in anderen Speisen, er ist gut und mild.*

Und wenn einer so krank ist, dass er vor Krankheit nicht essen (kauen) kann, dann nimm die ganzen Körner des Dinkels und koche sie in Wasser, unter Beigabe von Fett oder Eidotter, sodass man ihn wegen des besseren Geschmacks gern essen kann, und gib das dem Kranken zu essen, und es heilt ihn innerlich wie eine gute und gesunde Salbe."

Dinkel ist ein uraltes Getreide, das schon vor 8000 Jahren in Mittel- und Nordeuropa verbreitet war. Weizen kam dagegen „erst" vor ca. 5000 Jahren aus dem asiatischen Raum zu uns und verdrängte, durch seine größeren Erträge, langsam den Dinkel. Das Dinkelkorn ist aber das menschenfreundlichste Lebensmittel, das man sich vorstellen kann, seit Tschernobyl erst recht, denn es hat nur in seinen Spelzen radioaktive Strahlen in sich aufgenommen, das Korn selber blieb davon unberührt. Ebenso können andere Umwelteinflüsse kaum an das Korn herankommen. Das bleibt fast alles in den äußeren Spelzen hängen. Dinkel hat nämlich eine Doppel-Spelzhülle, einen Deckspelz und einen Vorspelz.

Es kommt aber auch auf die Art des Dinkels an. Wegen der größeren Erträge bei der Ernte kreuzte man teilweise Dinkel mit Weizen. Da Dinkel ein ursprüngliches Getreidekorn ist, enthält er weniger Gluten als die gezüchteten Weizensorten. Dieser Glutenanteil ist natürlichen Ursprungs und wesentlich bekömmlicher als die Weizenglutene. Im Vergleich zu allen anderen Lebensmitteln verursacht Dinkel fast keine Allergien. Dinkel enthält das *vor Allergie schützende Rhodanid (Thiocyanid),* so dass Patienten mit Lebensmittelallergien Dinkel gut vertragen. Auch bei Zöliakie und Gluten-Allergie hilft Dinkel, wenn man ihn vorsichtig nach und nach in die Ernährung mit einschleicht. Je natürlicher die Dinkelsorte ist, desto besser.

Am bekömmlichsten sind die *Oberkulmer Rotkorn-Auslese,* eine alte Schweizer Landsorte, und das *Schwabenkorn,* eine Rückkreuzung auf Roter Tiroler der Universität Hohenheim. Die Fa. Jura in Konstanz hat viele Bio-Bauern unter Vertrag, die einen garantierten, (etwas) höheren Preis für die gute Ware bekommen. Dafür dürfen sie aber weder düngen noch irgendwelche Spritzmittel auf den Feldern verwenden. Dies wird mit der Gas-Chromotographie immer wieder kontrolliert. Wer gegen diese Verpflichtung verstößt, kommt aus dem Vertrag heraus und auch nie wieder hinein.

Der alte Hildegard-Freund P. Dr. Dr. Berkmüller hat dies so ausgedrückt: „Dinkel besitzt die Frechheit, weder Dünger noch irgendwelche Spritzmittel zu vertragen!"

Die Spelzen des Dinkels sind, in Säckchen eingenäht und als Kopfkissen verwendet, sehr gut bei Nacken-Schulter-Beschwerden, weil sie sich beim Schlafen immer optimal den Krümmungen der Halswirbelsäule und des Kopfes anpassen. Durch den doppelten Spelz ist die Anschmiegsamkeit an die Rundungen z. B. der Halswirbelsäule, des Kopfes und der Schulterpartie besser als bei anderem Getreide-Spelz. Dadurch kommt es beim Schlafen zu einer totalen Entkrampfung in diesem Bereich, wodurch die gesamte Durchblutung – sowohl der Zufluss als auch der Abfluss – bestens funktionieren kann. Dadurch wird auch die Abwehrschwelle gehoben, sodass die Wirkungen bei Schulter-Arm-Syndromen, Kopfschmerzen bis hin zur Migräne, Nervosität und Schlaflosigkeit, aber auch durch Stauungen im Stirn- und Nebenhöhlen-Bereich bis hin zu Eiterungen dort, enorm sind. Wenn man den Spelz dann auch noch als Matratze oder als Matratzen-Auflieger verwendet, kommt diese Wirkung dem ganzen Körper zugute und hilft, alles zum Besseren hin zu regulieren. Wenn auch das Geräusch des Spelzes anfangs etwas ungewohnt ist, später empfindet man es wie Musik zum Einschlafen. Selbst Wasser-Erd-Strahlen und Elektrosmog kommen dadurch nicht an den Körper heran, sondern werden durch eine solche Auflage abgehalten. Man muss sie dann aber alle 4 – 6 Jahre gegen neuen Spelz austauschen.

Durch seinen hohen Silicea-(Kieselsäure) Gehalt wirkt er auch stärkend auf das Bindegewebe und auf die Haare. Zusammen mit der besseren Durchblutung ist dies sicher auch ein Grund mit, dass manche sagen, dass das Dinkel-Kissen auch gut gegen Haarausfall und Probleme mit der Kopfhaut sei.

Das Dinkelkorn selbst enthält in idealer Zusammensetzung Vitamine, Mineralien, Spurenelemente, Eiweiße, Kohlehydrate und Fette, daneben natürlich auch eine ganze Menge Ballaststoffe. Dinkel ist so zur Wiederherstellung der Gesundheit oder auch zu deren Erhaltung bestens geeignet, weil es den Verdauungstrakt nicht so belastet wie andere Lebensmittel. Die Inhaltsstoffe incl. Eiweiß (Dinkel enthält übrigens 13,1 % Eiweiß, viel mehr als andere Getreidearten, ein Hühnerei hat dagegen nur 12 %) werden schon bei niedrigen Temperaturen, also auch schon beim Kochvorgang voll für die menschliche Ernährung aufgeschlossen, was bei anderen Getreidearten nicht immer der Fall ist.

Dinkel wurde früher meist in den unwirtlicheren Mittelgebirgen angebaut, speziell aber auf der Schwäbischen Alb. Der Ortsname „Dinkelsbühl" zeugt dort heute noch davon. Er gedeiht noch in Lagen von über 1000 Meter Höhe. Da beim ausgereiften Getreide sehr leicht die Körner ausfallen, erntete man in den letzten Jahrzehnten oft schon vor der Reife. Es kam dann unter dem Namen „Grünkern" in den Handel. Das am Halm gereifte Korn erhält aber durch die natürliche Reifung gerade in den letzten entscheidenden Wochen eben noch „den letzten Kick" und ist somit vollwertiger als Grünkern. Man vergleiche nur einmal einen Apfel frisch vom Baum mit einem im Lagerhaus künstlich gereiften, das wäre ungefähr dasselbe.

Grünkern war früher eine Notlösung: Wenn ein zu früher Wintereinbruch zu befürchten war, erntete man den Dinkel eben früher und reifte das Korn dann künstlich in einer Darre nach. Die normale „Lebensmittel-Industrie" (nicht der Öko-Anbau) tut heute teilweise so, als ob Grünkern eine eigene Getreidesorte wäre.

Dinkel sollte in jeglicher Form die Grundlage aller Kost bei Magen-Darm-Störungen und -Erkrankungen, der Nierenschonkost sowie aller Stoffwechselstörungen sein. Bei allen Hauterkrankungen und Allergien, internistischen Erkrankungen, also rundherum bei allen Erkrankungen ist Dinkel die Alternative. Selbst bei psychischen Erkrankungen kann man Dinkel als Basistherapie anwenden, da es nach neuesten Forschungen L-Tryptophan enthält, das in der biologischen Medizin ja als psychischer Aufheller gilt. Hildegard drückt dies etwas einfacher aus, wenn sie sagt, dass Dinkel *„frohen Sinn im Gemüt des Menschen macht"*.

Man kann sagen, dass man Dinkel bei allen Krankheiten als Basis-Lebens- und Heil-Mittel einsetzen sollte. Bei einer Fastenkur spielt er auch eine gewaltige Rolle, da er durch seine vielen Mineralstoffe den Elektrolyt-Haushalt und durch sein basisches Verhalten den Säure-Basen-Haushalt des Körpers normalisiert und somit den Körper beim Fasten sogar stabilisiert.

Er ist vielseitig verwendbar. Man kann ihn verbacken als Kuchen, Brot, Brötchen oder Pfannkuchen (Dinkelmehl), man kann Suppen oder Brei (aus Mehl, Flocken, Schrot oder Grieß) daraus machen oder ihn auch als ganze Körner wie Reis verwenden. Man kann ihn süß oder salzig bereiten, aber am besten immer mit Wasser kochen. Wenn man Milch mit verwenden möchte, dann diese erst nach dem Kochvorgang dazugeben.

Die verschiedenen Anwendungsmöglichkeiten des Dinkels werden hier kurz aufgezählt. Man kann ihn also verwenden als:

1. ganzes Korn gekocht, statt *Reis*
2. speziell in der Schweiz den „*Kernotto*". Das ist das Korn, von dem die äußere Kleienhülle abgeschliffen wurde. Das Korn wird dadurch beim Kochen schneller weich und ist so als Einlage für Suppen oder auch als Reis-Ersatz sehr gut geeignet. Es schmeckt aber m. E. nicht ganz so würzig wie das ganze Korn (nussartig), aber über Geschmack lässt sich bekanntlich streiten.
3. *Dinkel-Grütze*, das ist das grob zerkleinerte Dinkelkorn
4. das Korn grob geschrotet als Dinkel-Schrot, das ist aber feiner als die Dinkel-Grütze
5. das ganze Korn gemahlen als *Vollkornmehl*
6. das Innere des Korns gemahlen als *Dinkel-Weißmehl*, wobei zu bemerken ist, dass das Weißmehl des Dinkels – im Gegensatz z. B. des Weizens – alle Inhaltsstoffe enthält, die auch im ganzen Korn sind, mit Ausnahme einiger B-Vitamine, die speziell im Keim enthalten sind, der hier, wie auch beim Kernotto, entfernt wurde. Immer, wenn die Heilige Hildegard in ihren Schriften sagt „*nimm reines Semmelmehl*", dann meint sie dieses Innere des Korns, also Dinkel-Feinmehl.
7. *Dinkelgrieß* = fein geschrotetes Korn, von dem das Mehl abgesiebt wurde für Suppen und Brei.
8. *Dinkel-Kleie*, die jeder überall mit verwenden kann, der Schwierigkeiten mit dem Darm hat.
9. *Dinkel-Flocken*. Das sind enthülste Kerne, die mit Dampf aufbereitet und dann zerquetscht wurden. Durch die Dampfaufbereitung sind diese quasi schon so gut wie gekocht, das heißt, dass man in diesem Fall die Flocken „roh" verwenden kann, ohne dass man sich schädigt. Denn sonst sollte man ja das rohe Korn nicht verwenden, auch wenn es mancherorts sehr propagiert wird. Die z. B. industriell aufbereiteten Haferflocken werden auch mit hochgespanntem Dampf erhitzt und dann gequetscht. Bei Quetschmühlen für den Haushalt – die manchmal angeboten werden – ist die Erhitzung nicht gegeben und sie sind so ungeeignet, um Flocken selbst zu bereiten!
10. In der Schweiz gibt es jetzt noch einige Spezialitäten, da man dort z. B. eine Art *Cornflakes aus Dinkelkörnern* macht und auch die *Dinkel-Gold-Nüssli*, die mit Honig überzogen sind. Sie sind für süße Müsli sehr geeignet.

11. Der *Dinkel-Kaffee* wird von sehr vielen Hildegard-Anhängern gerne getrunken, andere lehnen ihn ab. Aber dies ist reine Geschmackssache. Er wird aus in der Pfanne gerösteten Dinkelkörnern gemacht und zur Zubereitung nach dem Rezept von Dr. Hertzka nicht gemahlen. Die ganzen Körner werden mit heißem Wasser angesetzt und etwas gekocht. Man hat am Anfang dadurch einen grünlich-braunen Kaffee, der mit etwas Milch, eventuell sogar Ziegenmilch, geschmacklich verbessert wird. Die Körner werden nicht weggeworfen, sondern am nächsten Tag wird ein Löffel voll frischer Körner den alten Körnern zugesetzt und wieder mit Wasser gekocht. So macht man es eine ganze Woche lang. Jeden Tag wird ein Löffel frischer Körner den alten zugesetzt und gekocht. Von Tag zu Tag wird dadurch der Kaffee dunkler und ist zum Schluss so schwarz wie richtiger Kaffee. Dann wird das Ganze weggeworfen (auf den Bio-Müll!) und die Woche fängt wieder mit einem dünneren Kaffee von vorne an. Er schmeckt nicht schlecht, auch wenn Anhänger des echten Bohnenkaffees dies etwas kritisch beobachten. Der Dinkelkaffee ist allerdings sehr, sehr magenschonend, da er basisch ist, und jeder, der an einer Übersäuerung des Magen-Darm-Traktes leidet, empfindet ihn als große Wohltat. Der normale Kaffee wird in solchen Fällen noch mehr Säureproduktion im Magen hervorrufen und dadurch den übersäuerten Magen noch mehr reizen.

12. Die Heilige Hildegard schrieb wohl in ihren Texten kein Wort vom Dinkelkaffee – diese Zubereitungsart ist eine Erfindung von Dr. Hertzka –, aber sie schrieb beim Dinkel: *„Und wie auch immer die Menschen ihn essen, sei es in Brot, sei es in anderen Speisen, er ist gut und mild."* Warum also nicht auch – der heutigen Zeit angepasst – einen Dinkel-Kaffee? Da mahlen wir die gerösteten dunklen Dinkel-Körner, brühen ihn mit heißem Wasser auf, lassen ihn ca. 3 Minuten leicht köcheln und dann noch ca. 8 – 10 Minuten ziehen. Mit den Zeitangaben kann sich jeder seine eigene Methode ausdenken – wie er eben dem Kaffee-Trinker am besten schmeckt. Mir persönlich (aber ich bin kein Kaffee-Trinker) schmeckt er so besser. Den Rest geben wir weg und machen am nächsten Tag einen frisch-aufgebrühten Kaffee. Er hat dieselbe entsäuernde Wirkung wie der andere.

13. Dies gilt genauso für das *Dinkel-Bier*. Hier kommen die Anhänger eines guten Bieres voll auf ihre Kosten. Wer es einmal probiert hat, schwärmt davon und möchte es immer wieder trinken. Sicher ist zu Zeiten der Heiligen

Hildegard von Bingen auch schon aus Dinkel Bier gebraut worden. Direkt darauf hingewiesen hat sie allerdings nicht.

14. Bei sehr kranken Leuten und Klein- bzw. Kleinstkinder – meine jüngste Patientin bisher in der Praxis war ganze 9 Tage alt – mit Magen-Darm-Störungen und starken Blähungen verordne ich, neben dem obligatorischen Fencheltee, auch eine *Dinkelbrühe*. Man koche die ganzen Körner, ca. 40 bis 50 Gramm, eventuell unter Zugabe von etwas (nicht viel, nur eine Prise bei Kleinstkindern!) Bertram und Quendel, mit 1 – 1,5 Liter Wasser ca. 20 bis 30 Minuten im Schnellkochtopf, bis das Wasser trüb und die Körner weich sind. Man gebe nur diese Flüssigkeit dem Kranken oder auch den Kindern zu trinken „*... und es heilt ihn innerlich wie eine gute und gesunde Salbe.*", wie uns Hildegard in ihren Texten wissen lässt. Die Krankheiten werden gelindert und die Kinder gedeihen, als ob sie mit einem Supermittel gedüngt worden wären! Diese Brühe ist also ähnlich wie die *Fastensuppe*, nur dass dort noch Gemüse und Gewürze mitgekocht werden.

Einige Patienten berichteten mir, dass sich, seit ihrer Umstellung auf Dinkelkost, ihr Geruchs- und Geschmacks-Sinn enorm verbessert habe. Auch Hautkrankheiten und innere Erkrankungen bessern sich oft zusehends, wenn nicht irgendetwas sie noch blockiert.

Dinkel, als ganzes Korn gekocht, ist m. E. besonders wertvoll, da man es viel intensiver kauen muss als z. B. Reis (im Mund „mahlen"). Dadurch kommt der nussartige Eigengeschmack angenehm zum Vorschein, der Darm hat auch seine notwendigen Schlackenstoffe und der Körper seine lebenswichtigen Spurenelemente usw. Reis schmeckt dagegen richtig leer und fad, wenn man erst einmal richtig auf den Dinkelgeschmack gekommen ist.

Bei der Zubereitung von Dinkel in seinen verschiedenen Formen sind der Kreativität und Phantasie der Hausfrau oder des Hausmannes keinerlei Grenzen gesetzt. Außerdem stehen in der sonstigen Hildegard-Literatur jede Menge Anregungen.

Von einem Freund habe ich eine Faksimile-Ausgabe eines alten Pflanzen-Buches geschenkt bekommen mit dem Titel: „NEU VOLLKOMMEN KRÄUTERBUCH" von Jacobus Theodorus Tabernaemontanus aus dem Jahre 1731.

Es ist eine Schwarte von beinahe 1700 Seiten und wiegt fast 5 kg. In diesem Buch habe ich auch einen Artikel gefunden „Von der Speltz oder Dünckel", der für uns recht interessant ist. Dort ist unter „Innerer Gebrauch der Spelz und Spelzenmähls" zu lesen:

„Auß dem Speltzenmähl machet man herrliche Breylein nicht allein vor die Gesunden / sondern auch vor die Krancken / die bereitet man mit Mandelmilch / mit Kühe- oder andere Milch / Fleisch- Hühner und Kapaunenbrühen / wie es die Gelegenheit geben will. Solche Breylein müssen aber sehr wohl gekocht seyn / die sind nutzlich in den Kranckheiten der Brust und Lungen / dienen wider den Husten und die Lungensucht oder Schwindsucht / sind auch fast heilsam in allen Bauchflüssen. – In der Lungensucht *(also der TBC)* soll man solche Breylein mit Geißmilch zurichten / und damit sie in dieser Schwachheit umso dienlicher seyn mögen / soll man die Geiß mit lauter Speltz füttern und erhalten / und sie sonst nichts anderes essen lassen."

Dieser Abschnitt des Buches hat so viel Ähnlichkeit mit den Lehren unserer Heiligen Hildegard, dass ich Ihnen dies nicht vorenthalten wollte. Hildegard sagt ja auch bei Lungenerkrankungen, dass da Ziegenmilch (oder Geißmilch) sehr heilsam sei. Vom Dinkel wissen wir dies sowieso schon und diese Kombination in einem über 250 Jahre alten Kräuterbuch ist schon recht interessant. Ich frage mich nun: Ist das alte Volksheilkunde in dieser Zeit gewesen oder haben da die Lehren der Heiligen Hildegard schon irgendwo mitgewirkt? Wir wissen es nicht, denn im Autorenverzeichnis dieses Buches habe ich die Heilige Hildegard umsonst gesucht.

Es gibt auch die sogenannte „Holländische Fastenkur mit Dinkel", deshalb „holländische" genannt, weil dies erstmals in Holland erprobt worden ist. Die Kur geht normalerweise über 6 Wochen. Man esse jeden 2. Tag dreimal täglich Dinkel in irgendeiner Form mit Gemüse, also ganz vegetarisch, und trinke dazwischen jede Menge Fencheltee. Alle Reizstoffe wie Kaffee, Schwarztee, Tabak usw. sollten auch an diesem Tag gemieden werden. Ebenso alles Eiweiß, außer dem Eiweiß im Dinkel und in den verschiedenen Gemüsen natürlich. Den Tag dazwischen kann man dann ganz normal essen, was man will. Damit hat ein Mann in Holland von 136 kg in vier Monaten 40 kg abgenommen. Es kommt durch die Umstellung auf diese Dinkelkost zu einer Stoffwechsel-

Veränderung und damit zu einer Normalisierung des Gewichts (aber nur, wenn man vorher noch nicht oder sehr selten Dinkel gegessen hat!)

Dinkel enthält so viele verschiedenartige Kohlehydratarten, dass beim Verdauungsvorgang ständig etwas davon an das Blut abgegeben wird (also in kleinen Dosen) und dadurch immer nur relativ wenig Insulin auf einmal gebraucht wird. Die sogenannte „Bio-Verfügbarkeit" ist also eine kontinuierliche. Ganz anders bei einem Weizen-Weißbrot aus raffiniertem Mehl oder auch bei weißem Zucker. Dort kommen die Kohlehydrate fast auf einen Schlag frei, überschwemmen das Blut und erfordern hohe Mengen an Insulin. Wenn dies dann verarbeitet ist, kommt es nach kurzer Zeit im Körper zu einem Heißhunger, weil das Insulin-Angebot noch zu hoch ist. Nach einer Dinkel-Mahlzeit kommt es durch dieses langsame Aufschließen zu einem relativ lang anhaltenden Sättigungseffekt.

Zusammenfassend kann man vom Dinkel also sagen:
1. Dinkel ist sehr leicht verdaulich und deshalb sehr *„gut bekömmlich"*.
2. Dinkel wirkt wärmend, also kreislaufstabilisierend. Der Kreislauf wird normalisiert, die Haut und Schleimhaut werden besser durchblutet und heilen dadurch sehr viel besser und schneller bei irgendwelchen Schäden. So ist es auch zu erklären, dass es bei den Fastenkursen durch die Fastensuppe nach einiger Zeit zu einer regelrechten Blutdruck-Stabilisierung kommt.
3. Dinkel ist *„fettend"*, wie uns Hildegard wissen lässt. Durch den hohen Anteil an ungesättigten Fettsäuren wirkt er leistungssteigernd und fördert auch die Konzentrationsfähigkeit.
4. Dinkel wirkt „verdauungsfördernd". Wegen der reichlichen Schlackenstoffe findet durch den Dinkel auch eine Darmregulierung und -stabilisierung statt.
5. Da Dinkel sehr reich an essentiellen Amino- und Fettsäuren, Mineralien und Spurenelementen ist, wirkt es auch regenerierend. Nach Hildegard macht es *„gutes Muskelfleisch"*.
6. *„Macht gutes Blut"*, wie Hildegard uns wissen lässt. Es verbessert nachweisbar die Blutbildung und trägt wesentlich zur Normalisierung des Blutzuckers und des Cholesterin-Stoffwechsels bei.
7. *„Macht frohen Sinn und Freude im Gemüt des Menschen"*, lesen wir weiter bei Hildegard. Wir haben es hier also auch mit einem psychischen Aufheller zu tun. Nach neuesten Erkenntnissen enthält Dinkel neben diversen B-Vitaminen auch sehr viel L-Tryptophan.

8. Durch diese sehr gute Bekömmlichkeit des Dinkels und die vielen Vital-stoffe wirkt er natürlich allgemein kräftigend und ist somit ein ideales Di-ätetikum. Ich könnte mir kein besseres vorstellen.

Thiozyanat im Dinkel

Wenn man über Dinkel spricht, muss man auch über das Thiocyanat im Dinkel sprechen, das ist eine gebundene Blausäure. Im Frühjahr 1989 behauptete ein Heilpraktiker, dass der Dinkel bzw. das darin enthaltene Thiocyanat sich schä-digend auf den Organismus auswirke. Er untermauerte dies sogar mit einem Gutachten eines Münchner Instituts.

Prof. Dr. Weuffen von der Ernst-Moritz-Arndt-Universität Greifswald ist der Thiocyanat-Papst auf dem Gebiet der Erforschung dieses Stoffes seit 1947. 95 % aller Arbeiten über Thiocyanat auf der Welt tragen seinen Namen. Er wurde von Dr. Strehlow zur Tagung des „Fördervereins für Hildegard-Medi-zin" auf der Insel Reichenau im November 1989 eingeladen und brachte dort erstaunliche Tatsachen vor, behielt sich aber eine weitere Erforschung, speziell Dinkel und Thiocyanat, in den nächsten Jahren vor.

Danach kommt Thiocyanat in allen Pflanzen und Tieren als gebundene Blau-säure, sogenanntes Thiocyanat, vor. Dies wirkt in jeder einzelnen Körperzelle positiv und vitalisierend, d. h., auf alle Lebensvorgänge. Dies ist besonders wichtig für die Infektabwehr, die Immunologie. Dies sind keine Vermutungen, sondern für diese Behauptungen gibt es wissenschaftliche Beweise.

Im Speichel und im Magen eines gesunden Menschen ist dieses Thiocyanat in sehr hoher Konzentration ständig vorhanden, und zwar zwischen 10 und 40 mg. Es sorgt dafür, dass die Abwehr gegen schädigende Stoffe schon dort beginnt. 60 % des Thiocyanats entnimmt der Mensch seiner Nahrung und 40 % entwickelt er selbst in sich. Wenn der Mensch nicht auch selbst das Thio-cyanat im Körper erzeugen würde, könnte er seinen Thiocyanat-Spiegel nicht so gleichmäßig aufrechterhalten.

Die Angriffe des Kollegen, der behauptete, dass man sich durch den Dinkel vergifte, weil er eben mehr Thiocyanat enthalte als alle anderen Getreidearten und man ihn deshalb aus dem Verkehr ziehen müsste, sind also nach hinten losgegangen. Durch diese Behauptung ist der Dinkel nun erst richtig erforscht worden und alle Angaben Hildegards haben sich voll bestätigen lassen, ja manch einem sind dadurch erst die Augen aufgegangen, was für ein tolles Korn wir im Dinkel überhaupt haben.

Durch „Fast-food-Ernährung" und durch zu einseitige Ernährung durch Nahrungsmittel, die keine Lebensmittel mehr sind, kommt es also aufgrund der zu geringen Zufuhr von Thiocyanat zu einer Abwehrschwäche und zu einer größeren Anfälligkeit als bei einer normalen oder sogar einer Dinkel-Ernährung. Konservierungsstoffe z. B. töten nämlich auch die Abwehrstoffe im Darm ab und zerstören z. T. das Thiocyanat. Mit Dinkel, Obst und Gemüse hat man eine enorm gesunde Ernährung, da man hierbei eine relativ große Menge dieses lebensnotwenigen Thiocyanats dem Körper zuführt. „Gesundheit ist essbar", die Heilige Hildegard und ihre Ernährungs-Heilkunde – in der Dinkel ja die größte Rolle spielt – beweisen dies einwandfrei!

Galgant (Alpinia galanga)

Galgant ist das Hauptgewürz in der Hildegard-Heilkunde und als Medikament gegen Schwindel, Schwäche und Schmerzen, die von Herzen kommen, fast unentbehrlich. Es ist so das schnellstwirkende Hildegard-Herzmittel.

Galgant wird aus dem mind. 10 Jahre alten Wurzelstock gewonnen, ist der Hauptbestandteil einer jeden Curry-Gewürzmischung und gehört zur Familie der Ingwer-Gewächse. Er verleiht jeder Speise diese typisch indische Schärfe. Er wirkt also
1. entzündungshemmend und ausheilend bei und nach Entzündungen,
2. krampflösend auf alle inneren Organe und Gefäße, auch bei pseudo-epileptischen Anfällen,
3. normalisierend auf die Herzfunktion. Es werden sowohl das Herzschlagvolumen als auch die Herzfrequenz gesenkt. Auch Angina pectoris-Patien-

ten, die regelmäßig Galgant nehmen, brauchen kaum noch Nitro-Präparate und vermeiden so den Nitro-Kopfschmerz.

Alle Wirkungen auf den menschlichen Organismus sind heute noch lange nicht erforscht und die weitere Erforschung wird uns noch einige erstaunliche Überraschungen aufzeigen.

Man kann Galgant als Gewürz an (fast) jedes Essen geben, als Tabletten lutschen, als Galgant-Honig nehmen, als Galgant-Wasser trinken und als Umschläge bei Gürtelrose verwenden, usw.

Bertram (Anacyclus pyrethrum)
Verwendet wird die Wurzel: Radix Pyrethri.

„Für einen gesunden Menschen ist er gut zu essen, weil er die Fäulnis in ihm mindert und das gute Blut in ihm vermehrt und einen klaren Verstand im Menschen bereitet. – Aber auch den Kranken, der schon fast in seinem Körper gestorben ist, bringt er wieder zu Kräften, und im Menschen schickt er nichts unverdaut hinaus, sondern bereitet ihm eine gute Verdauung. – Und einem Menschen, der viel Schleim im Kopf hat und Bertram häufig isst, dem mindert er den Schleim in seinem Kopf. – Und auch häufig genossen vertreibt er die Brustfellentzündung aus dem Menschen und er bereitet reine Säfte im Menschen und macht seine Augen klar. – Und auf welche Weise immer er gegessen wird, trocken oder in einer Speise, ist er nützlich und gut sowohl für den kranken wie für den gesunden Menschen. Denn wenn ein Mensch ihn oft isst, vertreibt er von ihm die Krankheit und verhindert, dass er krank wird. – Dass er beim Essen im Mund die Feuchtigkeit und den Speichel hervorruft, kommt daher, dass er die üblen Säfte herauszieht und die Gesundheit zurückgibt.“

Diese Aussagen Hildegards über Bertram zeigen, dass dieses Gewürz und Heilmittel eigentlich auch in keiner Hildegard-Küche fehlen darf, denn *„es schickt nichts unverdaut aus dem Körper hinaus und bereitet eine gute Verdauung“.*

Ich empfehle bei jeder Umstellung auf Dinkelkost auch gleich Galgant und Bertram mit, und wenn ich schon einmal beim Empfehlen bin, dann auch noch Quendel, den wilden Thymian.

Bertram verordne ich auch bei allen Verschleimungen der Nase und der Nebenhöhlen, da Hildegard sagt: *„Wer viel Schleim im Kopf hat und oft Bertram isst, der mindert den Schleim in seinem Kopf."* Und diese „Entschleimung" kommt ja gerade bei den Fastenkursen sehr oft vor. Im „Großen Madaus" wird übrigens Bertram auch als *„Speichelflusswurzel"* bezeichnet. Ich finde, besser kann man die Wirkung fast nicht beschreiben.

Quendel (Thymus serpyllum)
verwendet wird das Kraut: Herba serpylli.

Vom Quendel sagt Hildegard: *„Und ein Mensch, der krankes Fleisch am Körper hat, so dass sein Fleisch wie Krätze ausblüht, der esse oft Quendel entweder mit Fleisch oder im Mus gekocht, und das Fleisch seines Körpers wird innerlich geheilt und gereinigt werden. – Aber wer die kleine Krätze hat, das heißt den kleinen Grind, der zerstoße Quendel mit frischem Fett, und so mache er daraus eine Salbe und er salbe sich damit, und er wird die Gesundheit erlangen. – Und wenn das Gehirn krank und wie leer ist, dann pulverisiere er Quendel, und dieses Pulver vermische er mit Semmelmehl in Wasser, und so mache er Törtchen, und er esse sie oft, und sein Gehirn wird sich besser befinden."*

Deshalb auch meine Verordnung bei allen Haut-Krankheiten, an jedes Essen und an jedes Gebäck, wo es passt, Quendel zu geben, und wenn dann auch gleich noch mit Bertram und Galgant gewürzt wird, bekommt das Essen eine ganz neue und tolle Geschmacksrichtung. Man kann damit auch ohne weiteres einmal Gäste bewirten und so, quasi durch die Hintertür, die Hildegard-Heilkunde populär machen.

Bei allen Erkrankungen der Haut, die, wie wir von Hildegard hörten, von innen kommen, aber auch bei einer Gehirnleere, sollte er also in Speisen und Gebäck innerlich verwendet werden, Äußerlich aber, bei kleineren Erkrankungen der Haut, als Salbe. Den frischen Quendel also zerstoßen und mit Butter vermischen und auftragen.

Bei uns im Frankenwald gehört der Quendel, der wilde Wiesen-Thymian, zu den alten Volksheilmitteln. Eine Patientin erzählte mir, dass sie als Baby einen Milchschorf hatte und ihre Mutter ihr Quendel-Tee einflößte und auch ihre Speisen damit zubereitete, und außerdem wurde sie täglich mit Quendel-Abkochung gebadet. Aus dem frisch zerquetschten Quendel mit Butter (möglichst Ziegenbutter) vermischt, etwas Honig dazugegeben, bereitete man eine Salbe, mit der die lädierten Stellen eingerieben wurden. Alles heilte total aus und sie hatte nie mehr etwas mit der Haut zu tun. Keiner von den Patienten, die mir solche und ähnliche Geschichten erzählten, hatte vorher jemals etwas von der Heiligen Hildegard gehört.

Ist dies nun von Hildegard überliefert oder alte Volksheilkunde, die in die Hildegard-Heilkunde schon vor über 800 Jahren mit einfloss? Wir werden dies wohl niemals erfahren.

Fenchel (Foeniculum vulgare)

Verwendet werden der Samen (Fructus foeniculum)
und auch das Kraut (Herba foeniculum).

Hildegard schreibt dazu: *„Der Fenchel hat eine angenehme Wärme und ist weder von trockener noch von kalter Natur. Wenn man ihn roh isst, schadet er dem Menschen nicht. Und wie immer er gegessen wird, macht er den Menschen fröhlich und vermittelt ihm eine angenehme Wärme und einen guten Schweiß, und er verursacht eine gute Verdauung. – Auch sein Same ist von warmer Natur und nützlich für die Gesundheit des Menschen, wenn er andern Kräutern beigegeben wird in Heilmitteln. Denn wer Fenchel oder seinen Samen täglich nüchtern isst, der vermindert den üblen Schleim und die Fäulnis in ihm und unterdrückt den üblen Geruch seines Atems, und er bringt seine Augen zu klarem Sehen, von guter Wärme und von guten Kräften."*

Es folgt ein Abschnitt, in dem Fenchel als Kraut für Auflagen verwendet wird, was etwas umständlich ist und ich deswegen hier nicht ausführen möchte. Es geht weiter bei Hildegard: *„Wenn ein allzu starker Schmerz infolge starken Nasenflusses des Menschen aufgetreten ist, dann nehme er Fenchel und viermal so viel Dill und lege dies auf einen steinernen Dachziegel oder einen dünnen Ziegelstein, der im Feuer erhitzt ist, und er wende jenen Fenchel und den Dill hin und her, sodass es raucht. Und diesen Rauch und seinen Duft ziehe er mit der Nase und dem Mund in sich hinein, und dann esse er die so erwärmten Kräuter mit Brot. Dies tue er während vier oder fünf Tage, damit sich die ausfließenden Säfte um so milder von ihm trennen."* Also eine Inhalation mit anschließendem Essen der erwärmten Kräuter zusammen mit Brot.

„Ein Mensch aber, der üblen Schleim in seinem kranken Magen hat, der nehme etwas Fenchel und etwas mehr Brennessel und Liebstöckel, zweimal so viel wie jene zwei, und er mache daraus mit etwas Mehl oder etwas Brot eine Speise und esse sie oft, und es nimmt dem kranken Magen den Schleim weg."

Auch von der Brennessel, speziell der im Frühjahr gewachsenen, sagt Hildegard, dass sie den üblen Schleim aus dem Magen nehme. In Verbindung mit Fenchel und Liebstöckel ist sie dann besonders wirksam für den Magen.

„Sogar ein Mensch, den die Melancholie plagt, der zerstoße Fenchel zu Saft, und er salbe damit oft Stirn, Schläfen, Brust und Magen, und die Melancholie in ihm wird weichen. – Aber wenn jemand gebratenes Fleisch oder gebratene Fische oder etwas anderes Gebratenes gegessen hat und davon Schmerzen leidet, dann esse er alsdann Fenchel oder seinen Samen, und es wird weniger schmerzen."

„Der Mensch nehme auch Fenchelsamen und zur Hälfte davon Galgant und zur Hälfte von Galgant Diptam und zur Hälfte von Diptam Habichtskraut, und dies pulverisiere er gleichzeitig und seihe es durch ein Tuch, und nach einer mäßigen Stunde des Mittagessens schütte er dieses Pulver in warmen Wein, nicht heiß, und er trinke. Und dies Pulver hält den Menschen, der gesund ist, gesund, den Kranken stärkt es, und es verschafft den Menschen Verdauung und verleiht ihm Kräfte, und es vermittelt eine gute und schöne Gesichtsfarbe, und jedem Menschen, ob er gesund oder krank ist, nützt es, wenn es nach dem Essen gegessen wird."

Es folgt nun wohl noch ein Abschnitt über die Therapie bei Schafen. Ich möchte es aber damit bewenden lassen. Wenn man sich diese Texte einmal etwas genauer anschaut, kann man folgende Schlüsse ziehen:

1. Fenchel kann also von jedem ohne Schaden gegessen werden. D. h., dass man Fenchel in jeden Diätplan vom ersten Tag in jeglicher Form mit einbauen kann – auch in rohem Zustand.
2. Fenchel ist gut bei allen Depressionen, denn *„er macht den Menschen fröhlich"*. In der „Kleinen Hildegard-Apotheke" von Dr. Hertzka wird Fenchel-Frischsaft gegen Melancholie und Schwermut aufgeführt. 1 – 3 x tgl. Stirn, Schläfen, Brust und Magengrube einreiben, mindestens 4 Wochen lang.
3. Fenchel ist gut bei Leuten, die immer frieren, also für ältere Leute, aber auch alle jungen mit Schilddrüsen-Überfunktion und natürlich alle Hypotoniker, Leute mit zu niedrigem Blutdruck.
4. Fenchel macht guten Schweiß, also reinigt über die Haut.
5. Fenchel bewirkt eine gute Verdauung, regt den Darm zur normalen Funktion an und sorgt auch dafür, dass die Aufschließung der Nahrung im Darm besser und ohne große Gährungsprozesse geschieht.
6. *„Er vermindert den üblen Schleim und die Fäulnis in ihm"*, d. h., der ganze Magen-Darm-Trakt wird durch Fenchel ausgeheilt *„wie mit einer guten Salbe"*, wie Hildegard an verschiedenen Stellen immer wieder schreibt.
7. *„Er macht guten Atem"*, was sich alleine schon aus dem Punkt 5 und 6 *„Gute Verdauung"* und *„Ausheilung von Magen-Darm"* ergibt.
8. Regelmäßiger Fenchelgenuss verbessert außerdem noch die Sehkraft, weil er eben die störenden Schleime mindert und die Durchblutung normalisiert. Dadurch macht er *„klare Augen"*.

Alleine aus diesen Abschnitten kann man ersehen, wie wichtig Fenchel in jeglicher Form für den Menschen ist. Dies bezog sich nur auf Fenchel alleine. Aber Hildegard lässt uns auch noch wissen, wie Fenchel in Verbindung mit anderen Heilkräutern zusammen wirkt.

Das Universalmittel überhaupt ist eine Mischung aus Fenchel, Galgant, Diptam und Habichtskraut, das *Fenchelmischpulver*, das auch im Handel als Fertigmischung erhältlich ist, von Dr. Hertzka *„Sivesan"* genannt. Anzuwenden bei Angina pectoris, Infarktpatienten, gegen Thrombose, Bluthochdruck,

Managerleiden, Nierenleiden und Abwehrschwäche, zur Stoffwechsel- und Kreislauf-Verbesserung, besonders in der Rekonvaleszenz nach Krankheiten und Operationen. Auch bei häufigen Schweißausbrüchen, die ja immer auch Schwächezeichen sind.

„Aber auch wer Husten hat, der nehme Fenchel und Dill in gleichem Gewicht und er füge ein Drittel Andorn bei, und er koche das mit Wein, und dann seihe er es durch ein Tuch und trinke es, und der Husten wird weichen."

„Wenn eine Speise, die einen verdorbenen Saft enthält, einem Menschen im Kopf Schmerzen macht, soll er gleiche Gewichtsteile Salbei, Majoran und Fenchel nehmen und mehr als das Gesamtgewicht davon Andorn. Den zu einem Brei verriebenen Kräutern fügt er genügend Butter hinzu oder, wenn er diese nicht hat, mache er nach Zusatz von Fett aus diesem eine Salbe, reibe damit den Kopf ein, und er wird sich besser befinden. Denn Salbei, Majoran und Andorn sind trockener Natur und trocknen deshalb die vorgenannten Säfte aus. Der Saft des Fenchels aber ist feucht, und dieser mildert die Wirkung der eingetrockneten Säfte. Daher erleichtern sie, wenn aus ihnen mit Butter oder Fett, die heilsam sind, eine Salbe bereitet wurde, den vorgenannten Kopfschmerz."

Der Vollständigkeit halber hier noch die Inhaltsstoffe von frischen Fenchelknollen pro 100 Gramm: Vitamin A – 0,8 mg; Vitamin C – 93 mg = der Tagesbedarf an Vitamin C für einen Menschen; Kalzium – 109 mg; Eisen – 2,7 mg; Kalium – 494 mg; Magnesium – 49 mg; Phosphor – 51 mg;

Wie aus dieser kleinen Übersicht zu ersehen, ist dieser Gemüse-Fenchel also eine „tolle Knolle", in rohem und in gekochtem Zustand!

Zimt (Cinnamomum zeylanicum)

Verwendet wird hier die geschälte Rinde des Zimtbaumes:
Cortex Cinnamomi.

Hildegard schreibt vom Zimt: *„Und wer ihn oft isst, (dem) mindert er die üblen Säfte und bereitet gute Säfte in ihm."*

Dr. Strehlow erzählte auf einer Hildegard-Tagung auf der Insel Reichenau einmal, dass er in der Praxis erfahren konnte, dass ein Esslöffel Zimt pro Tag spürbar den Blutzucker senke. Deshalb gibt es in Mexiko im Vergleich zu anderen, etwa gleich strukturierten Ländern viel weniger Diabetiker. Dort werden zu jeder Süßspeise, ob Eis oder Sonstigem, immer ganze Zimtstangen gereicht, so wie bei uns die Eiswaffeln. Dies haben mir auch Patienten erzählt, die öfters in Mexiko waren. Die Zimtstangen werden von den Mexikanern mit Hochgenuss vollkommen aufgegessen. Mexiko ist das Land der Erde mit dem höchsten Pro-Kopf-Verbrauch auf der ganzen Welt. Ich selbst habe auch einmal eine Zimtstange probiert, aber mir ist dabei leicht übel geworden, sodass ich den Selbstversuch abbrechen musste.

„Und ein Mensch, dem der Kopf schwer und stumpf ist, sodass er den Atem schwer durch die Nase ausstößt und einzieht, der pulverisiere Zimt und esse dieses Pulver oft mit einem Bissen Brot, oder er lecke es in seiner Hand, und es löst die schädlichen Säfte, durch die sein Kopf stumpf ist, auf."

Also Zimt bei allen Beschwerden im Nasen-Rachen-Raum mit Atembeschwerden und schwerem Kopf nehmen – und den Leuten geht es besser. Man sollte aber immer den guten Zimt aus Sri Lanka (früher Ceylon) oder den Molukken (den Gewürzinseln) nehmen!

Mutterkümmel-Pulver (Cuminum cyminum)
Verwendet werden die Früchte: Fructus cumini (Kumin).

Hildegard schreibt dazu *„Der Kümmel ist von gemäßigter Wärme und trocken. Für den Menschen, der dämpfig ist, ist er gut und nützlich und gesund zu essen, auf welche Weise er auch immer gegessen wird. Aber jenem, der Schmerzen im Herzen leidet, schadet er, wenn er ihn isst, weil er das Herz nicht vollkommen erwärmt, das immer warm sein muss. Für den Gesunden ist er jedoch gut zu essen, weil er ihm einen guten Verstand bereitet und jenem milde Wärme einbringt, der zu warm ist. Aber jenem schadet er, der krank ist, wenn er ihn isst, weil er die Krankheit in ihm auflodern lässt, ausgenommen jenem, der in der Lunge leidet.*

Ein Mensch, der gekochten oder gebratenen Käse essen will, streue Kümmel darauf, damit er nicht davon Schmerzen leidet, und so esse er. Wer jedoch unter Übelkeit leidet, der nehme Kümmel, und zu dessen dritten Teil Pfeffer und zu einem vierten Teil des Kümmels Bibernell, und dies pulverisiere er und nehme reines Semmelmehl, und er schütte dieses Pulver in das Mehl und so mache er mit Eidotter und mäßig Wasser Törtchen, entweder im warmen Ofen oder unter der warmen Asche, und er esse diese Törtchen. Aber er esse auch das vorgenannte Pulver aufs Brot gestreut, und es unterdrückt in den Eingeweiden die warmen und kalten Säfte, die dem Menschen die Übelkeit verursachen."

Dies schrieb die Heilige Hildegard über den Kümmel. Da sie aber auch noch ein eigenes Kapitel über den Schwarzkümmel und den gemeinen Wiesenkümmel hat, war und ist Dr. Hertzka der Meinung, dass hier der Mutterkümmel gemeint sei. Wenn man die Wirkung bei sich selbst und bei den Patienten beobachtet, kann man dem nur beipflichten.

Deshalb sollte der Käse, speziell in der Aufbauzeit nach dem Fasten immer zusammen mit Mutterkümmel-Pulver gegessen werden. Wir sollten dabei aber nie vergessen, was uns die Heilige Hildegard dabei sagt, wann wir den Mutterkümmel nicht essen sollten. Deshalb ist der ganze Text oben abgedruckt und jeder muss für sich selbst beurteilen, ob er ihn essen darf oder nicht. Wenn er ihn nicht essen darf, muss er also auch zwangsläufig den Käse meiden, da dieser erst durch das Mutterkümmel-Pulver für den Patienten gut zu verarbeiten ist.

Wir müssen hier eben wieder *„auf die Stimme unserer Seele hören"*.

Wir haben uns mit der Zeit angewöhnt, immer den ganzen Mutterkümmel zu nehmen und nicht das Pulver. Wenn wir Käse esssen, streuen wir die Mutterkümmelsamen direkt auf das Butterbrot und legen dann erst den Käse darauf. Erstens verliert der gemahlene Samen, wenn man ihn aufhebt, so langsam, aber sicher seine Aromen, und zweitens, wenn man beim Essen die Samen zwischen die Zähne bekommt, entwickelt er ein so tolles Aroma, dass man gerne auf gemahlenen Kümmel verzichtet. Die ist ein echtes „Geschmacks-Erlebnis"!

„Habermus" fürs Frühstück an den Aufbautagen
(Mengenangaben pro Person und Frühstück)

Rezept:

0,3 – 0,4 l Wasser mit

ca. 50 Gramm Dinkelflocken (auch geschroteter Dinkel, dann muss aber die Kochzeit einige Minuten verlängert werden)

1 geschnittener Apfel

2 – 3 Messerspitzen Galgant-Pulver

2 – 3 Messerspitzen Zimt

2 – 3 Messerspitzen Bertram

1 – 2 Teelöffel Honig

Auch eine kleine Prise Salz sollte nicht fehlen!

Alles zusammen 2 – 3 Min. kochen und vor dem Essen einen Esslöffel Flohsamen (Semen Psyllii) unterheben, vielleicht noch mit Zimt und Honig nachwürzen.

Dieses „Habermus" ist ein ideales Frühstück, nicht nur an den Aufbautagen des Fastenkurses, sondern auch sonst und speziell für unsere Schulkinder am Morgen bestens geeignet. Man wird damit satt und durch die langsame Aufschließung des Dinkels im Körper – die sogenannte Bioverfügbarkeit – hält dieses Sättigungs-Gefühl auch relativ lange an, belastet den Körper aber nur sehr wenig. Dadurch kommt es auch nicht zu der großen Müdigkeit, die man oft nach einem Essen hat, weil eben die Kohlehydrate zu schnell aufgeschlossen werden und dadurch im Verdauungstrakt zu viel Blut angesammelt wird, das dann eben im Kopf fehlt.

Die alten Römer sagten demzufolge: „Plenus venter non studet libenter!" – „Ein voller Bauch studiert nicht gern!" Wenn die Römer mehr Dinkel (sie aßen in erster Linie Weizen) gegessen hätten, wäre dieser Ausspruch erst gar nicht entstanden. Durch den massiven Verdauungsvorgang wird das meiste Blut eben jetzt dort verwendet und vom Kopf (und sicher auch aus der übrigen Peripherie, also von Händen und Füßen) abgezogen. Diese geringere Blutmenge im Kopf macht sich dann durch starke Müdigkeit bemerkbar.

Salz

„Das Salz ist sehr warm und etwas feucht, und es ist nützlich zu mancherlei.
Aber wenn ein Mensch die Speisen ohne Salz isst, macht es ihn innerlich lau,
aber wenn er mäßig gemischt mit Salz isst, stärkt und heilt es ihn. Wer aber eine
zu stark gesalzene Speise isst, den macht es innerlich dürr und schadet ihm, und
es fällt das Salz wie Sand auf die Lunge und trocknet die Lunge aus, weil die
Lunge Feuchtigkeit erfordert, und es schadet der Lunge und macht sie dämpfig.

Und wenn es dann auf die Leber fällt, schadet es auch dieser etwas, obwohl
die Leber stark ist und obwohl sie das Salz verkraftet.

Daher muss jede Speise so gesalzen werden, dass die Speise mehr Geschmack
hat, als das Salz in ihr gespürt wird. Aber das über dem Feuer gebratene Salz
(Siedesalz) ist heilsamer als das rohe Salz, weil die Feuchtigkeit, die in ihm
war, ausgetrocknet wurde, und wenn ein Mensch es mit Brot oder mit irgend-
einer Speise mäßig isst, ist es für ihn gut und gesund.

Das Salz ist wie Blut und wie eine Wasserblume, und daher verleiht es dem,
der es mäßig gebraucht, Kräfte. Aber für den, der es unmäßig gebraucht, ist es
wie eine Überschwemmung und wie ein Sturm."

Hildegard sagt also:
Wenig Salz: ja
Ohne Salz: nein
Zu viel Salz: nein

„Aber das helle Salz hat größere Wärme als anderes Salz, und es hat auch
eine gewisse Feuchtigkeit, und es ist nützlich zum Gebrauch des Menschen und
für alle Heilmittel, sodass, wenn diesen etwas davon beigefügt wird, sie umso
besser sind, und so ist es auch kostbarer als das andere Salz, wie die Gewürze
die anderen Kräuter übertreffen. Und wenn ein Mensch etwas von diesem Salz
mit irgendeiner Speise oder mit Brot isst, und nicht ohne andere Würze, dann
stärkt und heilt es ihn und hilft seiner Lunge. Wenn er es aber unmäßig und
ohne Mischung isst, dann macht es seine Lunge in ihm welk und schadet ihm."

Hier lässt sie uns also weiter wissen, dass man das Salz nicht pur, sondern immer in einer Mischung mit anderen Gewürzen in den Speisen nehmen sollte. Aus diesem Grunde ist an unserer Fastensuppe auch etwas Salz, neben den Standard-Gewürzen Galgant, Bertram und Quendel.

Sellerie (Apium graveolens)
Verwendet werden die Früchte: Fructus Apii.

„Der Sellerie ist warm, und er ist mehr von grüner als von trockener Natur. Er hat viel Saft in sich, und roh taugt er für den Menschen nicht zum Essen, weil er so üble Säfte in ihm bereitet. Gekocht aber schadet er dem Menschen nicht beim Essen, sondern verschafft ihm gesunde Säfte."

Aus diesem kleinen Abschnitt beim Sellerie geht also hervor, dass er gekocht gut ist und sogar *„gesunde Säfte verschafft"*. Deshalb können wir in unserer Fastensuppe auch Sellerie mitkochen.

Apfel

Vom Apfel schreibt die Heilige Hildegard u. a.: *„Aber die Frucht jenes Baumes ist zart und leicht verdaulich, und roh gegessen schadet sie einem gesunden Menschen nicht, denn wenn der Tau in seiner Kraft steht, das heißt, weil seine Kraft von Beginn der Nacht bis fast zum Tagesanbruch zunimmt, dann wachsen die Äpfel durch den Tau, das heißt, sie werden reif. Und daher sind für gesunde Menschen die rohen Äpfel gut zu essen, weil sie aus starkem Tau gekocht sind. Aber die gekochten und gebratenen sind sowohl für die Kranken als auch für die Gesunden gut. Aber wenn sie alt und runzlig werden, wie es im Winter geschieht, dann sind sie roh für Kranke und Gesunde gut zu essen."*

Wir sollten deshalb zur Vorbereitung auf einen Fastenkurs ein bis zwei Tage nur Äpfel essen. Nach den neuesten Lebensmittel-Forschungen entgiftet das im Apfel enthaltene Pektin den Darm. Deshalb ist der Apfel auch für die Vorbereitungstage sehr wichtig, da wir ja vor einem Kurs wohl nicht direkt krank sein sollten, aber so gesund auch wieder nicht, weil wir ja noch nicht entgiftet haben. Wir sollten also schauen, dass wir für diese Tage runzelige, also schon gelagerte Äpfel bekommen.

Für den ersten Aufbautag zum Fastenbrechen ist dann der Bratapfel natürlich als allererste „Mahlzeit" das Beste, was man sich vorstellen kann.

Über den Apfel gab es vor einigen Jahren eine sehr schöne Studie, die besagte, dass man den Tagesbedarf an Vitamin C mit einer überall im Handel erhältlichen Sorte, die richtig hochgezüchtet wurde, decken kann, wenn man davon täglich sechs Äpfel isst. Wenn man dagegen eine alte Sorte namens „Ontario", „Boscop, Edler von Berlepsch" z.B., die bisher noch nicht überzüchtet wurden, isst, genügt ein einziger Apfel pro Tag, um dieselbe Menge an Vitamin C seinem Körper zuzuführen.

Dies genau ist für mich der Unterschied zwischen einem *Nahrungsmittel* und einem *Lebensmittel*, also einem Mittel zum Leben!

Die Küchengifte

Nach dem Fasten in der Aufbau-Phase ist es auch sehr wichtig, dass man so wenig wie möglich Küchengifte zu sich nimmt.

Küchengifte sind in der Küche verwendete Nahrungsmittel, die den Körper mehr schädigen, ja sogar vergiften, und ihm keinerlei Nutzen bringen – also keine Lebensmittel mehr sind!

Wenn wir bei der Heiligen Hildegard nachlesen, so können wir bei fast jedem Lebensmittel den Heilwert in Bezug auf den Menschen nachlesen. Sie nennt dies *„Subtilität"*. Sachen zum Essen, die SIE als gesundheitsschädigend einstuft, bezeichnete Dr. Herztka dann als Küchengifte, und es gibt wirklich keinen besseren, kürzeren und aussagekräftigeren Ausdruck dafür.

Je schwerer jemand nun krank ist, desto strenger muss er diese Küchengifte meiden. Einem Gesunden macht dies relativ wenig aus, aber jeder Kranke wird damit weiter geschädigt. Durch ständige Zufuhr von Küchengiften wird mit Sicherheit auch bei einem Gesunden die allgemeine Abwehrsituation langsam, aber sicher geschwächt und eine beginnende Erkrankung wird dadurch sehr viel stärker auftreten und dann auch nicht so gut und schnell ausheilen. Dies geht bis hin zur Krebserkrankung.

Zu den Küchengiften gehören im Frühjahr die Erdbeeren, gegen die ja auch immer mehr Leute eine Allergie entwickeln, im Sommer die Pfirsiche, im Herbst die Pflaumen – besonders gefährlich für Patienten mit Atemwegs-Erkrankungen – und im Winter der Lauch oder Porrey, wie er auch genannt wird. Auch die Heidelbeeren, auch Blaubeeren genannt, muss man hier mit aufzählen, da sie bei entsprechender Veranlagung oftmals Gichtanfälle auslösen. Dasselbe habe ich aber in der Praxis bei Patienten auch schon nach einer Lauch-Mahlzeit erlebt.

Wenn man Küchengifte ganz meiden sollte, ist als Getränk eigentlich nur Dinkelkaffee und Fenchel- und Salbei-Tee erlaubt, denn alles andere ist für einen Kranken irgendwie schädigend. Beim Essen sollte man als Basis möglichst alles auf Dinkel und Fenchel aufbauen und dann bei allen anderen Lebensmitteln nachschauen, ob dies in dem speziellen Fall und bei dem Menschen, der krank ist, gut oder schlecht ist.

Es gibt dabei natürlich noch eine ganze Menge sehr guter Lebensmittel bei Hildegard, aber nicht jedes Lebensmittel ist auch für jeden sehr gut geeignet. Die Heilige Hildegard gibt da sehr genaue Anweisungen.

Sie sagt, dass man erst gegen Mittag etwas essen solle und nicht fühstücken. Viele Kinder lehnen Frühstück sowieso instinktiv ab. Man sollte sie deswegen auch nicht zwingen, etwas zu essen, wenn sie es nicht selbst wollen, da bei ihnen die Ur-Instinkte, was ihnen bekommt und was ihnen nicht bekommt, noch besser ausgeprägt sind als bei den Erwachsenen. Gegen 11 Uhr vormittags sinkt ja bekanntlich der Blutzuckerspiegel etwas ab. Dies wäre dann der Zeitpunkt, ihm etwas Kohlehydrate zuzuführen. Dies sollte man auch bei und nach einer Fastenkur berücksichtigen. Im Fastenkurs ist dies der Zeitpunkt, um einen Schluck Herzwein zu sich zu nehmen. Wenn manch einer nach diesem Zeitpunkt immer noch keinen Appetit auf das Frühstück hat, sollte er es auch ganz einfach ausfallen lassen. Aber trinken sollte er morgens immer etwas, natürlich speziell wieder unsern Fenchel- oder Salbei-Tee.

Nach Beendigung der „Fastenzeit" wird fast jeder erst einmal ein bis zwei Kilogramm zunehmen. Dies ist alleine schon dadurch bedingt, dass der Darm am Ende einer Fastenperiode fast vollkommen geleert ist und es wieder zu einer normalen Füllung kommt. Dies ist aber noch kein echtes Zunehmen. Das Gewicht reguliert sich dann langsam in Richtung normal, vorausgesetzt, wir haben *gelernt „auf unsere Stimme der Seele zu hören"*!

Ich habe bei Fastenkursen allerdings auch erlebt, dass einige Teilnehmer sogar zugenommen haben. Hier war der Körper vorher mit Flüssigkeit unterversorgt. Durch das viele Trinken während eines solchen Kurses haben sich dann alle Körperzellen ihre Flüssigkeit geholt und normalisiert. Das waren die Faster, die zu Beginn des Kurses sich gar nicht wohlgefühlt haben, aber am Ende um so besser! Man merkte dies auch am Gesichtsausdruck: Anfangs sahen sie etwas ausgemergelt aus, am Ende schön rund und ausgeglichen

Ganz im Sinne Hildegards gilt der berühmte Satz von Metschnikow:

„Der Tod sitzt im Darm!"

Die Aufbaukost

Am ersten Aufbautag sollte es zum Frühstück einen Bratapfel mit viel Zimt geben. Zimt sollte der Faster selbst auf den auseinandergelegten Apfel geben, denn schon das Auseinanderlegen und Bestreuen mit Zimt ist eine Zeremonie, die von jedem genossen wird. Der Brat-Apfel entwickelt einen Geruch, den jeder Faster genussvoll einzieht, und dann wird jedes kleinste Stückchen des Apfels mit Messer und Gabel mit einem solchen Hochgenuss gegessen, dass man als außenstehender Beobachter nur schmunzeln könnte. Wenn man in die Runde schaut, sieht man, dass es alle Mitfaster ebenso machen, und wenn man in die verschiedenen Gesichter schaut, sieht man nur vollste Zufriedenheit und strahlende Augen.

Diese Zeremonie des Fastenbrechens muss man einmal erlebt haben, um sie richtig verstehen zu können.

Mittags kann man dann eine ganz normale Fastensuppe geben, nur lässt man dann schon einige Körner und etwas Gemüse in der Suppe und würzt nicht mehr ganz so stark mit Galgant, Bertram und Quendel. Aber natürlich gehört dann auch noch Petersilie hinein! Hier und auch in der Folge sollte man immer kleine Teller und auch – zum Beispiel beim Habermus oder später bei einem Müsli – immer kleine Löffel und kleine Teller nehmen. Dadurch wird man viel schneller satt und bekommt viel eher ein Sättigungsgefühl. Große Teller und große Löffel verführen – besonders wenn man gewohnt ist, immer seinen Teller leer zu essen – mehr zu essen, als man eigentlich wollte und auch vertragen kann. In feinen Restaurants wird das natürlich umgekehrt gemacht – riesige Teller und fast nichts drauf. Wir sagen spaßeshalber: „Ein Gemälde auf dem Teller!" Aber dafür gibt es bis zu 10 Gänge. Einen Vorteil hat das natürlich – man isst sehr viel langsamer und lässt sich viel Zeit zum Essen.

Abends kann man dann schon einmal Dinkelbrot mit Butter und etwas Käse geben, aber den Käse natürlich immer mit Mutterkümmelpulver, zur besseren Verdauung. Auch hier natürlich kleine Teller und kleine Stückchen Brot nehmen. Man sollte auch sonst, nicht nur an den Aufbautagen, seinen Käse immer mit Cumin (oder mit Mutterkümmelpulver oder ganzen Samen des Cumins) genießen. Es schmeckt alles sehr viel besser und bekommt auch viel besser. Die normalerweise auftretenden lästigen und z. T. schmerzhaften Blähungen bleiben aus und das Essen wird vom Körper besser aufgeschlossen.

Für die Aufbautage sollten Dinkelbrot, Mutterkümmelpulver und Dinkelflocken oder Dinkelschrot fürs „Habermus" vorhanden sein. Außerdem natürlich Äpfel und Flohsamen.

Nach dem Fastenkurs haben wir hoffentlich auch gelernt, langsamer und bedächtiger zu essen. Da beim Menschen erst nach ca. 20 Minuten der Sättigungs-Effekt einsetzt, sind die meisten Deutschen, aber auch viele Leute in anderen

Industrie-Staaten, zu diesem Zeitpunkt schon längst „überfressen", wenn man das einmal so krass ausdrücken darf. Deswegen ist das Wort „Mahlzeit" im vollen Wortsinn hier angebracht. Es sollte alles im Mund „langsam zermahlen" und mit ausreichendem Speichel durchmischt werden. Nur so kann eine gute Verdauung im Körper stattfinden!

In den südlichen Ländern ist das schon wieder ganz anders, da lässt man sich dazu viel Zeit, und das ist genau das Richtige. Deshalb gibt es in diesen Regionen im Durchschnitt auch viel weniger sehr dicke Leute und viel weniger Leute mit Verdauungs-Beschwerden und Magen-Geschwüren als bei uns Mittel-Europäern.

Vor über 50 Jahren haben einmal Studenten aus Indien in einem Trakt eines Studenten-Wohnheimes in Würzburg sich selbst verköstigt, weil sie die deutsche Küche nicht ganz so gut vertragen haben wie ihre heimische, gewohnte Küche. Als um die Mittagszeit einmal ein deutscher Student von einem indischen Kommilitonen etwas haben wollte, fand er die Tür zum Trakt der Inder verschlossen. Als er klopfte und rüttelte, ertönte von innen eine Stimme: „Wir haben jetzt keine Zeit, wir essen!"

Früher sagten ja die Alten immer: „Gut gekaut ist halb verdaut". Dieser Spruch zählt heute noch genauso und es gibt nicht wenige Leute, die Magen- und Zwölffingerdarm-Geschwüre nur deshalb haben, weil sie zu wenig kauen, große Brocken runterschlucken und so ihren Magen- und Darm massiv belasten. So kann man ohne Abstriche sagen, dass auch schlechte Zähne, und wenn man dadurch zu wenig und nicht intensiv genug kaut, Magen-Darm-Beschwerden stärkster Art auslösen können.

Nach einem solchen Fastenkurs müssen wir wieder lernen, richtig zu kauen und richtig zu essen. Schließlich fängt die Verdauung ja im Mund an, das vergessen die meisten Leute. Wenn Sie ein Stückchen Vollkornbrot so lange im Mund zerkauen, bis Sie nur noch flüssigen Brei im Mund haben, schmeckt dieser auf einmal süß. Das ist der Beweis einer richtigen Vorverdauung im Mund. Durch das Speichelferment Ptyalin werden die Kohlehydrate schon im Mund in Polysacharide aufgespalten, das heißt in Malzzucker. Erst im unteren Bereich des Verdauungstraktes werden dann diese Polysacharide in Monosacharide, das heißt in Traubenzucker umgewandelt. Sollte die erste Umwandlung im Mund noch nicht geschehen können, weil wir zu hastig essen, muss diese Arbeit später nachgeholt werden und belastet so den ganzen Verdauungstrakt. Außerdem ist natürlich ein gut zerkleinertes Essen viel besser zu verarbeiten und weiter aufzuschließen.

Hierzu ein ganz krasses Beispiel: Vor Jahren starb ein ganz solider Mensch – Vegetarier, Nichtraucher, Anti-Alkoholiker – an einer Leber-Zirrhose. Jeder fragte sich, wie es so etwas geben könne.

Bei der Obduktion stellte man fest, dass dieser Mann sich fast ausschließlich von gekochten und/oder rohen Getreide-Körnern ernährte, die er auch noch sehr schlecht kaute. Der ganze Darm war nämlich noch voll von ihnen. Dadurch war die Verweildauer der Körner im Darm einfach zu groß und die Körner gingen in eine Gärung über. Bei jeder Gärung entstehen Alkohole und der „erste Brand", also die zuerst erzeugten Alkohole beim Schnapsbrennen, sind die sogenannten Fusel-Alkohole, die sich besonders schädigend auf die Leber auswirken. Dies weiß jeder Schnapsbrenner. Deshalb werden auch fast nur sogenannte „Doppelbrände" verkauft. Durch den zweiten Brand werden die Fusel-Alkohole herausdestilliert.

Dieser grundsolide Mann hatte also seine eigene Destille im Darm, konnte aber seinen Erstbrand nicht ein zweites Mal destillieren und seine Leber „genoß" also den selbsterzeugten Fusel und ging daran zugrunde.

Dies ist ein etwas krasses Beispiel, wie es gehen kann, wenn man schlecht kaut. Auch die „Morgen-Müsli-Esser" laufen Gefahr, dass es ihnen ebenso geht, wenn sie ihr Müsli aus Rohkörnern herstellen und dann auch noch schlecht kauen.

Beim Essen von rohen Speisen hat ja die Heilige Hildegard von Bingen eine ganz andere Meinung als große Teile unserer schulmedizinisch, aber auch viele naturheilkundlich orientierten Mediziner. Sie meint, dass dies dem Körper nicht bekomme, weil – sinngemäß in unserer heutigen Sprache ausgedrückt – diese Speisen zu lange im Darm gekocht werden müssen und dadurch dem übrigen Körper zu viel Energie entzogen wird. Die Nahrung muss also erst einmal für die weitere Verarbeitung im Körper aufgeschlossen werden und dabei gehen einfach zu viele Energien, die anderweitig sehr notwendig gebraucht werden, verloren. Einem kerngesunden Menschen macht dies anfangs relativ wenig aus, aber wenn jemand schon gesundheitlich angeschlagen ist, dann muss er unbedingt rohe Körner meiden.

In der Praxis erlebt man immer wieder, dass Patienten, die jeden Morgen ihr Rohkorn-Müsli essen, unter chronisch kalten Händen und Füßen leiden. Wenn man diese Leute mühsam davon überzeugen kann, dass sie ihre geschroteten Körner zumindest einmal aufkochen müssen, bevor sie sie zu Müsli verarbeiten, erlebt man immer wieder, dass sie auf einmal warme Hände und Füße bekommen, die man mit Medikamenten, solange sie noch dieses Rohkorn-Müsli zu sich nahmen, nicht bekamen.

Dies alles über die Lebensmittel und auch über Dinkel-Gofio ist in meinem im Jahre 2011 erschienenem Buch „Das Heilwissen der HL. HILDEGARD VON BINGEN" genauer nachzulesen.

Das modifizierte Fasten

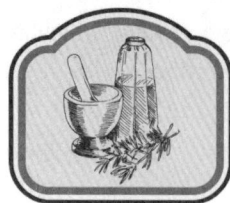

Manche Hildegard-Gruppen führen das sogenannte „modifizierte Fasten" durch. Man macht es hier, wie es früher in der Fastenzeit die Kirche vorgeschrieben hat: Man isst sich unter der Woche an jedem Tag nur einmal satt, und ansonsten isst man zu den Mahlzeiten immer nur etwas, sodass man keinen Hunger mehr hat, aber eben nicht „pattsatt" ist. Die Hildegard-Gruppen, die dies so durchführen, essen dabei nur einmal am Tag eine Dinkelmahlzeit – ansonsten wenig, manche auch gar nichts. Am Sonntag essen sie dann normal.

In der Fastenzeit machen meine Frau und ich dies zwischendurch auch, aber es ist m. E. nicht das, was man sich unter richtigem Fasten vorstellt. Leute, die etwas abnehmen möchten, kann ich dies sogar sehr empfehlen, auch weil man dabei ein ganz normales Leben mit Arbeit führen kann. Aber bei einem richtigen Fastenkurs sollte man schon einige Tage ganz fasten und nur sehr viel trinken.

Das ambulante Fasten

Ein sogenanntes ambulantes Fasten kann bzw. wird in der letzten Zeit immer mehr besonders durch kirchliche Stellen in der Fastenzeit organisiert und betreut. Das ist eine sehr gute Alternative zu einem Fastenkurs oder sogar zu einer Fastenkur. Dabei bleiben die Fastenden zu Hause und werden von der Institution, die das Fasten organisiert, betreut.

In der Regel gibt es meist erst einmal eine allgemeine Einführung für alle, die daran interessiert sind und evtl. mitmachen wollen. Wer nach diesem Einführungsvortrag immer noch fasten möchte, der wird – nach Rücksprache mit seinem Hausarzt und/oder Heilpraktiker, der das ambulante Fasten evtl. auch medizinisch leitet – in Einzelgesprächen weiter aufgebaut, damit es über spezielle Sachen keinerlei Unklarheiten gibt. Die geistig-seelische Betreuung übernimmt bei dieser Art des Fastens meist der Pfarrer der ausführenden Kirchengemeinde. Oft gibt es dazu auch noch schriftliche Unterlagen für jeden Teilnehmer, damit er sich bei Unklarheiten zu Hause auch immer orientieren kann. Sehr oft ist mein erstes Fastenbuch dabei eine Grundlage – wie mir schon von einigen Leuten berichtet wurde.

Dann geht das Fasten los, jeder für sich zu Hause, bzw. wäre es natürlich sehr gut, wenn mehrere Personen eines Familien-Verbandes dabei mitmachen würden. Man trägt und stützt sich dabei gegenseitig und dies ist eine sehr große Hilfe.

In regelmäßigen Abständen trifft man sich dann bei der organisierenden Stelle, hat dort gemeinsame Gespräche, aber auch Einzelgespräche mit dem Fastenleiter und/oder dem geistigen Betreuer. Dies geht so während der ganzen persönlichen „Fastenzeit". Der Vorteil eines solchen ambulanten Fastens dabei ist natürlich, dass man nicht irgendwo hinfahren muss, keine größeren Kosten dabei entstehen und man trotzdem eine gute körperliche und auch geistige Betreuung hat.

Der Nachteil ist, dass man, speziell, wenn man zu Hause alleine fastet, nicht so das Gruppenerlebnis hat wie während eines festumrissenen Fastenkurses oder einer Fastenkur.

Welche Art für den Einzelnen besser ist, muss er selbst im Gespräch mit seinem persönlichen Betreuer festlegen.

Das eintägige Fasten

Das „eintägige Fasten" zwischendurch, speziell, wenn man schon einmal gefastet hat, ist immer wieder angebracht, aber auch als Vorübung zu einem Fastenkurs oder einer Fastenkur, quasi als „Schnupperfasten". Aber auch, wenn man sich zu Hause einmal nicht ganz wohlfühlt, z. B. eine Erkältung oder einen Durchfall hat. Da lege ich persönlich einen Fastentag ein, trinke nur Fencheltee – bei Durchfall nur Kamillentee – und verbringe einmal einen ganzen Tag im Bett, mit einer Wärmflasche auf dem Bauch, und schlafe viel. Am nächsten Tag ist meist alles vorbei und man fühlt sich wieder wohl. Wenn es noch nicht ganz weg ist, kann man ja noch einen Tag anhängen.

Vor über 50 Jahren hatte ich einmal einen Raubtier-Tierpfleger eines großen Zoos als Patienten. Dieser erzählte mir, dass ihr Zoo-Direktor, der ein sehr erfahrener Mann war und viele der Tiere in ihrem Zoo selbst in Afrika und der übrigen Welt persönlich mit eingefangen hatte – eigentlich viel mehr Heger und Pfleger in der freien Wildbahn war als Tierfänger. Dieser Zoo-Direktor gab eines Tages die Anweisung, dass ab sofort alle Raubtiere im Zoo pro Woche einen Tag nichts zu fressen bekommen sollten. Er begründete dies damit, dass alle Raubtiere in der freien Wildbahn nicht jeden Tag etwas fangen würden und sie oftmals sogar mehrere Tage hintereinander nichts fressen könnten, weil sie eben kein Jagdglück gehabt hatten. Deshalb sei ein Fastentag pro Woche eine ganz normale Sache. Sie hätten auch nicht den Auslauf, den sie in der freien Wildbahn hätten. Hier im Zoo würden sie durch das tägliche Füttern fett und träge und das sei weder für Menschen noch für Tiere gut.

Die Tierpfleger waren zuerst sehr skeptisch über diesen Fastentag und die örtlichen Tierschutzverbände organisierten nach Bekanntwerden dieser „Tierquälerei" Demonstrationen dagegen.

Man führte diesen Fastentag trotzdem versuchsweise ein und staunte nicht schlecht, dass sich sowohl die Tierarzt-Kosten als auch die Kosten für das Fressen und für Medikamente um ca. 80 % verringerten. Die Tiere waren aufgrund des Fastentages einfach widerstandsfähiger und gesünder.

Ich selbst habe dies daraufhin dann auch ausprobiert. Ich habe einfach einen Tag pro Woche als Fastentag bestimmt und trinke an diesem Tag nur viel Fenchel- oder Salbeitee oder auch nur abgekochtes Wasser aus der Leitung. Dies machte ich sporadisch einige Wochen hintereinander, dann setze ich wieder einmal aus und mache dies dann wieder einige Wochen lang.

Ich hatte damals durch das einseitige Stehen beim Arbeiten an der Massagebank als Rechtshänder an der rechten Hüfte ab und zu Schmerzen. Die gingen

– wenn ich dies wieder einmal verspürte – an diesem Ein-Tag-Fasten vollkommen weg. Dabei machte ich die Beobachtung, dass der Urin anfangs durch das viele Trinken erst wasserhell war, gegen Mittag wurde er dann tief dunkelgelb. Ca. 2 Stunden nach dem tiefgelben Urin war mein Hüftschmerz vollkommen weg.

Auch andere kleine Zipperlein gingen, sobald ich diesen Fastentag gemacht hatte, ohne irgendwelche Schmerzen oder sonstige Reaktionen weg. Ja, ich wurde oftmals gerade, weil es irgendwo wieder zwickte, dadurch an meinen wöchentlichen Fastentag erinnert.

Man lernt dabei so mit seinem Körper besser umzugehen und, wenn man dann einmal einige Tage zusammenhängend durchhält, fällt es einem gar nicht so schwer. Man trainiert sozusagen mit dem einen Tag pro Woche auf ein größeres Fasten. Man lernt seinen Körper und seine Reaktionen besser kennen und kann sie besser lenken. Ich habe dies in der Praxis an viele Patienten weitergegeben. Manche machen dies mit einer gewissen Regelmäßigkeit und fühlen sich dadurch sehr viel wohler und gesünder und brauchen seltener noch eine andere Hilfe.

Dies ist wohl kein Hildegard-Fasten, aber man kann dadurch etwas hellhöriger *„auf die Stimme seiner Seele hören“*.

In der alt-indischen, religiösen Tradition wird übrigens zur allgemeinen Reinigung des Körpers jeden Monat jeweils zwei Tage gefastet: am Tag des Vollmondes und am Tag des Neumondes.

Zu diesem Thema passt auch folgende kleine Geschichte:

Ein König von Persien sandte einen geschickten Arzt zum Dienste Mohammeds, des Auserwählten; dieser blieb einige Jahre im Lande der Araber, ohne dass jemand zu ihm kam, ihn zu befragen oder ein Heilmittel von ihm zu verlangen. Endlich ging er eines Tages zum Propheten und beklagte sich darüber:

„Man hat mich geschickt“, sagte er, „um deine Gefährten zu heilen, aber in dieser langen Zeit hat sich nicht einer an mich gewandt, dass ich den Dienst, der mir aufgetragen wurde, hätte verrichten können.“

Der Prophet erwiderte ihm: „Diese Leute haben die Gewohnheit, nicht eher zu essen, bis der Hunger sie dazu zwingt, und ehe sie völlig gesättigt sind, die Hand von den Speisen wegzuziehen."

„So bleiben sie gesund!", sagte der Arzt, küsste ehrfurchtsvoll die Erde vor dem Propheten und ging wieder in seine Heimat zurück.

Auch die alten Ägypter wussten darüber recht gut Bescheid, denn in einer 3000 Jahre alten Pyramide steht, fein säuberlich in Stein gemeißelt:

„Von einem Drittel, von dem, was wir essen, leben wir,
von den restlichen zwei Dritteln die Ärzte."

Bei meinen Vorträgen fügte ich dann immer lächelnd hinzu:
„Und die Heilpraktiker natürlich auch!"

Abnehmen mit System

Bei einem Fastenkurs ist nicht unbedingt das Ziel, einiges abzunehmen. Ich sage immer: „Das kann oft ein angenehmer Nebeneffekt sein – wenn nötig!" Ziel ist die Entgiftung von Leib und Seele.

Wenn ich aber von meinen Patienten um Rat gefragt werde, wie man am besten etwas abnehmen könnte, sage ich immer, dass das Gewicht wie ein Bankkonto ist. Wenn man mehr einzahlt, als man verbraucht, steigt der Kontostand, wenn man mehr verbraucht, als man einzahlt, sinkt er. Dazu muss man natürlich erst einmal wissen, was der Körper überhaupt normalerweise verbraucht.

Der Verbrauch an Nährstoffen wird in „Kilo-Kalorien", abgekürzt „kcal", gemessen. Es gibt wohl in den letzten Jahren auch die Messung in „Joule"; diese Maßeinheit hat sich aber bei uns noch nicht ganz durchgesetzt, speziell vielleicht deshalb, weil dort mit sehr hohen Zahlen gerechnet werden muss, und wenn es ums Gewicht und den Verbrauch an Nährstoffen geht, möchte man gerne mit kleineren Zahlen rechnen.

Der normale menschliche Körper verbraucht also, wenn man sich nur mäßig bewegt und nicht sehr schwitzt, ca. 1 kcal pro Kilogramm Körpergewicht und pro Stunde, um das augenblickliche Gewicht zu halten. In Zahlen ausgedrückt ist das also so: 24 (das sind die Tagesstunden) x Kilogramm Körpergewicht = benötigte Anzahl der kcal pro Tag. Wenn also jemand 75 Kilogramm wiegt, muss man die 75 mit 24 multiplizieren = Tagesverbrauch 1800 kcal. Bewegt man sich natürlich mehr, dann verbraucht man auch entsprechend mehr, das ist klar. Dies gilt natürlich nur dann, wenn keine sonstigen Störungen im Drüsen-System oder sonstwo bestehen. Aber aus der Erfahrung heraus kann man sagen, dass nur zwischen 1 und 3 % der Übergewichtigen Drüsenstörungen haben. Bei dem großen Rest kommt das Übergewicht vom Essen und Trinken, auch wenn es die wenigsten wahrhaben möchten. Ein alter Arzt bei uns, der für seine raue, aber herzhafte Sprache bekannt war, sagte zu seinen Patienten auf die Frage, wie sie abnehmen können: „Friss und sauf net so viel, dann nimmst ab!"

Man müsste, wenn man nach dieser Methode abnehmen möchte, jeden Bissen wiegen und die Kalorien sofort aufschreiben und ständig rechnen, dass man sein „Soll" nicht überschreitet. Das ist sehr umständlich und wird von den wenigsten Patienten über einen längeren Zeitraum durchgehalten. Ich erzähle meinen Patienten von einer viel besseren und weniger aufwendigen Methode. Sie ist ganz einfach:

Jedesmal, wenn man Hunger verspürt und auch vor jeder normalen Mahlzeit sollte der Übergewichtige ein Glas Wasser oder Tee trinken – also ca. ¼ Liter. Dadurch wird das augenblickliche Hungergefühl etwas gedämpft, und wenn man sich dann überhaupt noch ans Essen macht, isst man dadurch immer etwas weniger als sonst. Manchmal hat man dann gar keinen Hunger mehr und kann das Essen oder den Imbiß (oder die Nascherei) ganz weglassen. Wenn dann nach 1/2 Stunde oder einer Stunde wieder ein Hunger-Gefühl oder auch nur Appetit kommt, muss man ebenso verfahren. Dadurch spart man jede Menge Kalorien-Zufuhr und nimmt ab. Mit dieser einfachen, aber sehr wirksamen Methode haben meine Patienten, die nicht fasten können oder wollen, im Laufe eines Jahres schon 10 und mehr Kilogramm abgenommen. Es geht damit natürlich langsam, aber sehr stetig und außerdem wird dadurch garantiert, dass die Leute ihr Flüssigkeits-Soll auch erreichen.

Außerdem ist es nicht gut, wenn man mehr als 1 bis 2 Kilo im Monat abnimmt. Bei allen Radikalkuren – 10 oder mehr Kilogramm in einem Monat – kommt todsicher der Jo-Jo-Effekt und man nimmt mehr zu, als man vorher abgenommen hat. Man muss ja bedenken, dass der ganze Körper und alle Organe sich an das geringere Gewicht anpassen müssen, und das braucht seine Zeit. Ein Kilo im Monat abnehmen kann der Körper gut verkraften. Ist es mehr, gibt es meist schwere Kreislaufstörungen und andere negative Effekte.

Ergo: Wenn man abnehmen will (oder muss), sollte man auch hier die Discretio einhalten. Beim Abnehmen ist es wie mit vielen anderen Sachen:

„Viel hilft nicht viel!"

Der Einfluss des Mondes

Der Mond hat nach Hildegard von Bingen Einfluss auf Mensch, Tier und Pflanze und auch auf die übrige Natur. Das sollte auch beim Fasten berücksichtigt werden.

Jeder spürt es, viele belächeln es, manch einer ignoriert es, aber es sind Tatsachen: Der Mond beeinflusst unser Leben und das Leben um uns herum viel mehr, als wir es wahrhaben möchten. Da der Mensch auch zur Natur gehört, kann er sich selbstverständlich nicht dem Einfluss des Mondes entziehen. So hat der Mond seinen Einfluss auch auf gesundheitliche Belange. Generell gesagt, sind Zeiten des abnehmenden Mondes dafür geeignet, irgendetwas Abbauendes zu tun, wie z.B. Abnehmen oder Entschlacken bei einem Fastenkurs. Auf der anderen Seite sind bei zunehmendem Mond aufbauende Maßnahmen besonders wirksam. Schon Paracelsus beschäftigte sich mit diesem Thema und sagte: „Berühre nicht mit Eisen, wenn gerade das Zeichen den Mond regiert", und meinte damit, dass man Operationen meiden sollte, wenn der Mond in dem Zeichen steht, dem der zu operierende Körperteil zugeordnet ist.

Die Heilige Hildegard von Bingen gibt uns in ihren Schriften detaillierte Angaben, warum und wie wir vom Mond und seinen verschiedenen Phasen beeinflusst werden, wie wir haltbare Materialien und Nahrungsmittel erhalten können, um dies alles für uns und unser Leben zu nutzen. Die Anthroposophie nach Rudolf Steiner (1861 – 1925) weiß dies schon seit Jahrzehnten und nutzt dies schon bei Saat und Ernte im biologisch-dynamischen Landbau von Lebensmitteln und bei Heilkräutern aus, von Nichtwissenden mitleidig belächelt. Aber die Anthroposophen haben recht!

Der Mond ist laut unserm Hildegard-Freund Helmut Posch aus Österreich etwas mehr als nur der „Rückscheinwerfer" der Sonne. Er beeinflusst die Gezeiten, ist also der Hauptverursacher von Ebbe und Flut. Was für Kräfte dabei wirken, können wir am besten in der Biscaya sehen, wo der Unterschied zwischen Hoch- und Niederwasser bis zu 15 Meter ausmacht.

Wenn die Kraft so stark ist, das sie diese mächtigen Wasserberge in die Höhe heben kann, ist es eigentlich mehr als logisch, dass auch unsere Körperflüssigkeiten durch den Mond beeinflusst werden, ebenso wie die Flüssigkeiten in den Bäumen und anderen Pflanzen.

Auch der Zyklus der Frauen entspricht mit genau 28 Tagen (wenn keine Störungen vorliegen) dem Mondzyklus. Zufall? Ich glaube nicht. Die normale Schwangerschaft beim Menschen entspricht genau 10 Mondzyklen von 28 Tagen, ebenso lange wie die Tragezeit beim Rind und beim Reh. Das Schwein hat eine Tragezeit von 4 Mondzyklen, Hund und Katze etwa 2 Zyklen, das Kaninchen einen Zyklus, das Dammwild 8, die Gemse 5. Alles nur Zufall?

Nach neuesten Forschungen wird bei Tieren besonders der Orientierungssinn beeinflusst, wovon unsere Tauben, die Obstfliege und viele Weichtiere besonders betroffen sind.

Mäuse produzieren bei Vollmond mehr Schilddrüsen-Hormone als bei Neumond. Guppy-Fische sehen bei Vollmond besonders gut gelbe Farbtöne, bei Neumond besser violette. Eine Seeigel-Art im Mittelmeer pflanzt sich ausschließlich bei Voll- oder Neumond fort, jedoch niemals bei Halb- oder Viertel-Mond.

Besonders erstaunlich ist das Verhalten des Ährenfisches an der kalifornischen Küste: Er kommt bei Vollmond an den Strand und legt dort seine Eier ab, die sich im trockenen Sand entwickeln, und genau bei Neumond, also 2 Wochen später, schlüpfen die Jungen und eilen ins Meer.

Hildegard lässt uns dazu wissen: *„Wenn der Mond in seiner Fülle heranwächst, nimmt auch das Blut im Menschen zu, und wenn der Mond abnimmt, wird auch das Blut im Menschen gemindert."* Dasselbe schreibt sie auch von den „unvernünftigen Tieren", nur dass es dort im geringeren Maße als beim Menschen zu- und abnimmt. *„Auch in den Bäumen, die von ihren Wurzeln aus ergrünen, nimmt der Saft bei zunehmendem Mond zu und sinkt bei abnehmendem."*

Bei zunehmendem Mond füllen sich also die Blutgefäße mehr und bei Vollmond erreicht diese Füllung ihren höchsten Stand. Dann kommt es bei vollblütigen Menschen auch zu besonderen Reaktionen.

Deshalb hat Hildegard auch zu diesem Zeitpunkt den Aderlass angeordnet. Die „Quartalssäufer" lassen sich vollaufen, die Selbstmordrate nimmt zu, sexuelle und andere kriminelle Delikte mehren sich, und wer nervlich belastet ist, dreht dann evtl. durch. Polizei und Nervenkliniken wissen davon ein Liedchen zu singen und wissen anhand ihrer Statistiken immer genau, wann Vollmond war. Sie brauchen keinen Blick in den Kalender zu tun. Auch wenn dies durch andere Statistiken immer wieder bezweifelt wird, andere Statistiken bestätigen dies alles. Aber wie hat der urbayerische Politiker Franz-Josef Strauß einmal gesagt: „Ich glaube nur der Statistik, die ich selber gefälscht habe!"

Früher wurde das Bauholz immer im Winter bei abnehmendem Mond gefällt, weil da eben am wenigsten Saft im Holz war. Dieses Holz faulte dann weniger und hatte auch viel weniger Risse, wenn es trocknete. Solche Baumstämme konnten dann in einem Haus leicht die Jahrhunderte überstehen.

Ich bekam von einem Freund der Familie, einem Hergotts-Schnitzer aus der Rhön, ein Kruzifix geschenkt. Das Stammholz dieses Kreuzes war aus der Türschwelle seines alten Vaterhauses, das zusammengebrochen war, geschnitten. Es besteht aus Eiche und weist nicht den kleinsten Riss auf. Das Haus mit dieser Eichentürschwelle wurde im Jahre 1150 erbaut. Damals muss der Baum schon uralt gewesen sein, sonst hätte man ihn nicht als Schwelle für ein neues Haus nehmen können. Und mit Sicherheit ist diese Eiche im Winter bei Neumond gefällt worden, sonst wäre das Holz nicht mehr so gut und glatt, obwohl es vollkommen unbehandelt war. Auch die Schnitzarbeiten aus diesem alten Holz weisen nicht den geringsten Riss auf.

Für mich hat dieses Holzkreuz eine besondere Bedeutung: Ist dieses Haus 1150 erbaut worden, ist dies ungefähr die Zeit, in der die heilige Hildegard in das Licht der Weltöffentlichkeit getreten ist. Als sie geboren wurde, war der Baum schon sehr alt.

In den 80er Jahren des letzten Jahrhunderts nahm ich an einem Lehrgang in dem alten Schloss Goldegg in Österreich im Pongau teil. Die Kemenate – also die Frauengemächer – waren auch vor ca. 1000 Jahre aus Holz gebaut und hatten keinen einzigen Riss. Dagegen war der Dachstuhl einige Jahre vor meinem Besuch dort abgebrannt und neu gebaut worden. Die riesigen Balken wiesen schon nach wenigen Jahren Risse auf, in die man eine ganze Hand hineinlegen konnte.

Beim Fällen dieser Bäume für den Dachstuhl hatte man mit Sicherheit weder auf die Mondphasen noch auf die Jahreszeit geachtet.

Auf manchen Weihnachtsmärkten sieht man immer mehr, dass jetzt auch sogenannte „Mondbäume" angeboten werden. Sie werden bei zunehmendem Mond gefällt, weil dann der Saft vermehrt im Baum ist und dadurch die Nadeln besser und länger halten. Sie sind natürlich auch etwas teurer als gewöhnliche Weihnachtsbäume. Aber man hat sie eben auch länger in der Wohnung stehen – ohne dass sie nadeln.

Wenn Brennholz bei abnehmendem Mond geschlagen wird, trocknet es viel schneller und lässt sich auch viel besser und länger aufheben. Außerdem wird Holz, das weniger Saft enthält, also bei abnehmendem Mond oder sogar bei Neumond geschlagen wurde, sehr viel seltener vom Holzwurm befallen als ein „saftiges" Holz, das bei zunehmendem Mond geschlagen wurde.

Pflanzen sollte man bei zunehmendem Mond in die neue Erde setzen, weil da eben die Wurzeln besser durchsaftet werden und die Wurzelneubildung schneller vonstatten geht. Also bei Garten-Neuanlagen darauf achten!

Die Bäume sollten auch bei abnehmendem Mond beschnitten werden, weil dann weniger Saft verlorengeht, und – das sind Beobachtungen, die man im Weinbau gemacht hat – es kommt dann zu größerem Ertrag und zu mehr Fruchtfülle. Wenn man natürlich die „Rebtropfen" für die Hildegard-Medizin einsammeln möchte, dann sollte man bei zunehmendem Mond beschneiden. So bekommt man von diesem Stock mehr Saft auf Kosten einer kleineren Ernte.

„Edle und heilsame Kräuter, die bei wachsendem Mond ausgezogen werden, eignen sich, weil sie dann vollsaftig sind, besser zur Bereitung von Latwerge, Salben und jeglicher Arznei, als wenn man sie bei abnehmendem Mond sammelt", lässt uns Hildegard weiter wissen. Daraus kann man folgern, dass die Pflanzen für Tees, wenn man sie bei abnehmendem Mond gesammelt hat, viel besser und schneller trocknen. Jeder Bauer wusste dies früher (und viele wissen es Gott sei Dank auch noch heute), dass das Gras für die Heuernte, wenn möglich, nur bei abnehmendem Mond geschnitten wird. Es trocknet rascher und ist lagerfähiger und besser.

Bei der Ernte ist es ebenso: Alles, was bei abnehmendem Mond geerntet und eingelagert wird, hält sich besser und länger.

Hildegard schreibt dazu:

„Auch das Korn, das in der Erde von Schnittern bei wachsendem Mond geschnitten wird, liefert mehr Mehl, als wenn es bei abnehmendem Mond gemäht wurde, weil es bei zunehmendem Mond seine ganze Vollkraft besitzt, die bei abnehmendem Mond etwas beschränkter ist. Dagegen kann es, bei abnehmendem Mond geerntet, seine Kraft besser bewahren, als wenn es bei wachsendem Mond geschnitten wird. Korn, das bei zunehmendem Mond geerntet, aber zur Saat in die Erde geworfen wird, bewurzelt sich schneller, geht auch rascher in den Halm und bringt schneller mehr Stroh, aber weniger Ertrag, als wenn es bei abnehmendem Mond geschnitten würde.

Was bei abnehmendem Mond geerntet und zur Aussaat verwandt wurde, keimt und wächst zwar langsamer, bringt auch weniger Halm, liefert aber größeren Ertrag an Korn, als wenn es bei wachsendem Mond geschnitten worden wäre. Überhaupt geht jede Art von Samen, der bei zunehmendem Mond in die Erde

176

kommt, schneller auf, wächst rascher und bringt auch, weil er bei zunehmendem Mond sich entwickelt, mehr Grün, als wenn er bei abnehmendem Mond ausgesät würde, weil, wenn es zu dieser Zeit gesät würde, es langsamer auskeimen würde, bis er in guter Kraft weiter wächst."

Zusammenfassend kann man also sagen:

Saatgut bei abnehmendem Mond ernten, auch die Aussaat bei abnehmendem Mond in die Erde bringen, dann gibt es wenig Stroh und viel Korn.

Früchte also bei abnehmendem Mond säen,
dagegen Grünzeug bei zunehmendem Mond aussäen und auch ernten.

Bei abnehmendem Mond säen und ernten wir also:
Getreide, Hülsenfrüchte, Kartoffeln, Zwiebeln, Rüben, Rettich usw.

Bei zunehmendem Mond säen wir:
Petersilie, Schnittlauch, Salat, Küchen- und Heilkräuter, Blumen und Rasensamen.

Geerntet davon wird bei zunehmendem Mond alles, was zur frischen Verwendung gelangen soll.

Alles, was aber getrocknet wird, wird bei abnehmendem Mond geerntet.

Wir müssen uns also immer nur das Grundprinzip vor Augen halten, dass bei zunehmendem Mond der Saft in die Höhe steigt und bei abnehmendem Mond wieder zurückgeht. Wollen wir nun etwas mit viel Saft, müssen wir bei zunehmendem Mond ernten, wollen wir etwas trocknen, bei abnehmendem Mond.

Laut Hildegard wird auch das Mark des Menschen bei zunehmendem Mond *„fetter"*, d. h., es wird vermehrt Blut gebildet und die ganze Abwehrsituation ist besser. Und umgekehrt schreibt sie auch: *„... wenn der Mond im Abnehmen ist, dann ist der Mensch um so schwächer."* Daraus folgert, dass die normalen Heilungschancen bei zunehmendem Mond viel besser sind, aber auch die Reaktionen stärker sein können. Und auch Medikamente können besser helfen als bei abnehmendem Mond. Hier muss man auch besondere Vorsicht walten lassen, wenn sehr starke Medikamente benutzt werden. Sie wirken bei zunehmendem Mond sehr viel stärker und es kann dann sogar zu Vergiftungs-Erscheinungen kommen. Bei abnehmendem Mond müssen wir die Einzelgabe vielleicht sogar erhöhen, weil eben dann die Wirkung auf den Körper schwächer ist.

Beim Menschen treten Epilepsie-Anfälle häufiger bei Neumond auf. Die alte Medizin nannte Epileptiker auch „Mondsüchtige" und in der englischen Sprache deutet das Wort „lunatic", das so viel heißt wie „Irrer, Wahnsinniger, Geistesgestörter", noch heute auf diese Zusammenhänge hin.

Würmer werden immer kurz vor Vollmond besser ausgeschieden. Dies sollte man bei einer Entwurmungskur bei Mensch und Tier also beachten!

Drei Tage vor Vollmond ist die geringste Häufigkeit männlicher Geburten und drei Tage nach Vollmond die größte Häufigkeit (vorausgesetzt, es wird durch unsere moderne Medizin der Geburtstermin nicht künstlich verändert!).

Alle Krankheiten unterliegen eigentlich diesem Rhythmus und auch die Medikamenten-Einnahme sollte man danach dosieren, wie oben schon erwähnt.

Bei den Naturvölkern finden die vorhochzeitlichen Riten bei zunehmendem Mond statt und die eigentliche Hochzeit ist dann bei Vollmond, wenn also alles voll im Saft steht.

Ein Patient erzählte mir, dass seine Haare schneller wachsen, wenn sie bei zunehmendem oder gar bei Vollmond geschnitten werden. Wenn sie dagegen bei abnehmendem Mond geschnitten würden, wüchsen sie langsamer.

Ja, selbst der Dreck in der Badewanne und auf den Fußböden lässt sich bei zunehmendem Mond schlechter entfernen als bei abnehmendem Mond, weil der Saft hochsteigt und dadurch alles klebriger ist, erzählte mir jemand.

Achten wir also in Zukunft etwas mehr auf den Mond und seine verschiedenen Phasen und richten uns etwas danach.

Körperliche Übungen während des Fastens

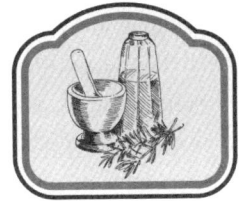

„Palaversitz" und Rückendehnung

B ei allen Naturvölkern dieser Welt sitzen die Leute niemals mit dem Gesäß auf dem Boden, sondern im so genannten „Palaversitz". Sie sitzen in der Hocke zwischen ihren Knien, die abgewinkelt und angezogen sind. Die Füße stehen dabei etwas über schulterbreit flach mit der Sohle auf dem Boden, etwa parallel zueinander. Das Gesäß „schwebt" dabei knapp über dem Boden – berührt ihn dabei aber niemals. Sie sagen, wenn sie mit dem Gesäß direkt auf der Erde säßen, würden die bösen Geister durch ihr Gesäß in den Körper fahren, und das wollen sie vermeiden. In diesem Palaversitz können sie stundenlang rund um ein Feuer sitzen und erzählen oder diskutieren – eben palavern. Auch die Frauen sitzen so beim Kochen am Feuer, ebenso alle Kinder, wenn sie nicht gerade herumtollen.

Diesen Palaversitz zeige ich in der Praxis allen Patienten, die Rücken- und/oder Beckenbeschwerden haben, und ich habe in den letzten Jahrzehnten damit sehr gute Erfahrungen gemacht. Deshalb habe ich ihn auch bei meinen Fastenkursen mit integriert. Dort machte ich ihn mit den Teilnehmern mehrmals täglich: Zu Beginn und zum Ende der täglichen Wirbelsäulengymnastik am Morgen und auch öfters zwischendurch ist er dort zum festen Bestandteil geworden. Bei den Vorträgen versuchen wir manchmal in diesem Sitz so lange wie möglich zu bleiben.

Viele haben anfangs Bedenken, dass durch die angewinkelten Beine die Venen in den Beinen abgedrückt werden und die Beine durch diese vermutlichen Durchblutungsstörungen in dieser abgeknickten Haltung einschlafen. Aber dem ist nicht so, sonst könnten die Naturvölker nicht stundenlang in dieser Haltung ausharren. Er hilft allen, die irgendwelche Beschwerden in der unteren Wirbelsäule und/oder im Becken-Hüftbereich haben, besonders bei Beckenverschiebungen, und sogar nach Hüftgelenks-Operationen wirkt es sich sehr positiv auf die noch vorhandenen Schmerzen aus.

Anfangs gelingt es nicht jedem, in dieser Lage zu „hocken". Da muss man eben erst nur so weit nach unten gehen, wie es die Gelenke zulassen, und etwas in dieser Lage verharren, diese Übung nicht mit Gewalt durchziehen. Zuerst sollte man sich vielleicht auch etwas seitlich aufstützen. Nach einigen Tagen kommt man schon etwas tiefer hinunter und es schmerzt weniger. Am Ende eines 8-Tage-Kurses hat es bisher fast jeder Teilnehmer geschafft und dabei keinerlei Schmerzen oder Stauungen in den Beinen bekommen.

Nachdem jeder einige Minuten in diesem „Palaversitz" gehockt hat, sollte er aufstehen, sich dehnen und strecken und dann den Rücken nach hinten biegen: Dabei werden beiden Hände in die Hüftgegend mit den Daumen nach vorne gelegt (die ganze andere Hand und die Finger demzufolge nach hinten) und dann beugt man sich so weit nach hinten, wie es der Körper zulässt. Durch die Hände im Rücken hat man eine gewisse Stütze. Man muss sich einfach vorstellen, dass ein Bauer sein Feld oder seinen Garten mit einer Hacke lange bearbeitet hat und nun von dieser Arbeit Schmerzen im Rücken hat. Dann richtet er sich auf und dehnt sich dabei stark nach hinten. Dabei „stöhnt" er etwas und lässt dabei die Luft aus dem Brustkorb hörbar entweichen. Das tut gut!!! Durch dieses „Stöhnen" und Ausatmen kommt es zu einer zusätzlichen Entspannung – und das tut richtig gut!

Dieses Überdehnen nach hinten machen wir nach jedem „Palaversitz", und wenn uns der Rücken weh tut, auch zwischendurch immer wieder einmal. Wir bleiben in der Dehnung nach hinten, solange es uns angenehm ist, und wir versuchen immer weiter nach hinten zu kommen. Nach einiger Zeit (evtl. erst nach Wochen ständigen Übens zu Hause, denn das ist in einem solchen Kurs alleine fast nicht zu schaffen) wird es uns gelingen, uns so weit nach hinten zu dehnen, dass wir uns ein Glas mit Wasser auf den Brustkorb stellen können, ohne dass es runterfällt und ohne dass ein Tropfen Wasser verschüttet wird. Dann werden wir kaum noch einmal Rückenschmerzen verspüren!

Wenn wir so weit sind, dass wir den „Palaversitz" und die Rückendehnung perfekt beherrschen, gibt es sowohl bei einem Fasten- und/oder Meditations-Kurs als auch im Alltag zu Hause kaum noch Rückenschmerzen. Voraussetzung ist allerdings: üben – üben – üben!!! Eine ganze Reihe meiner Patienten und auch Kursteilnehmer können dies inzwischen bestätigen!

Tennisball-Übungen

Die Ball-Übungen kommen aus der Eutonie. „Eu" kommt aus dem Griechischen und heißt „wohl", und „Tonus" ist die Spannung. Zusammen heißt dies also „Wohl-Spannung". Das erste Mal habe ich die Eutonie bei einem Meditationskurs mit P. Willigis kennengelernt. Er hatte eine Assistentin dabei, die mit uns folgende Übung gemacht hat:

Wir lagen entspannt auf dem Boden und sollten uns vorstellen, dass unser rechtes Ohr größer und größer wurde. Zuletzt reichte es von der Wand der einen Seite des Saales bis zur anderen Seite. Das linke Ohr war gewöhnlich groß. Diese Übung dauerte ca. 15 Minuten, danach hatten wir eine kleine Pause. Das andere Ohr sollte dann danach an die Reihe kommen. Nun sollten wir in der freien Natur schweigend alleine etwas spazieren gehen und uns auf das „große Ohr" konzentrieren und uns den Unterschied zum anderen Ohr merken. Übereinstimmend sagten alle, dass sie mit dem „Übungsohr" die Geräusche der Natur besser gehört hätten als mit dem anderen Ohr. Wir hörten mit unserem „großen Ohr" einfach alles besser. In diesem Lehrgang kamen wir bis zum Ende nicht mehr dazu, das linke Ohr auch zu „vergrößern". Ich und auch alle anderen, die ich später traf, hörten mit dem rechten Ohr ca. 3 Monate lang besser als mit dem linken. Das merkte ich speziell beim Telefonieren.

Dies hatte mich natürlich auf die Eutonie sehr neugierig gemacht. Ich besorgte mir Literatur und übte zu Hause alleine. Dann stieß ich irgendwann auf eine Übung „Eutonie mit Tennisbällen". Ich übte dann auch damit und merkte, dass man alle Verspannungen und Schmerzen im Körper sehr positiv beeinflussen konnte. Meine Patienten in der Praxis waren dann meine nächsten „Versuchskaninchen", und ich bekam durchweg positive Rückmeldungen. Und so nahm ich diese Ballübungen in meine Fasten-Kurse mit auf, da viele Teilnehmer alleine mit der morgendlichen Wirbelsäulengymnastik und den anderen Übungen beim meditativen Sitzen trotzdem noch Verspannungen hatten, die sie natürlich größtenteils auch schon von zu Hause mitgebracht hatten.

So wurden auch diese „Ball-Übungen" ein fester Bestandteil der Kurse, und Teilnehmer, die dann wieder einmal einen Fastenkurs bei mir mitmachten, berichteten mir, dass sie und auch ihre Familie und Freunde zu Hause davon großen Nutzen gezogen hatten.

Deshalb steht in der Vorab-Mitteilung zum Kurs immer auch:
„2 Tennisbälle von zu Hause mitbringen!"

Man kann damit – richtig angewandt – zu große Spannung in der Muskulatur, speziell im Wirbelsäulen-Becken-Bereich in eine „Wohl-Spannung" und damit in eine Schmerzfreiheit umwandeln, was beim meditativen Sitzen äußerst wichtig ist und zu einer besseren Meditation führt. M. E. sind diese Übungen mit den Bällen für die einzelnen Teilnehmer mit das Wichtigste zur Selbsthilfe bei Rücken-Beschwerden während eines Kurses, weil sie es überall und zu jeder Zeit machen können.

Nun zu den Übungen:

1. Jeder Teilnehmer nimmt 2 Tennisbälle, die möglichst gleiche Spannung haben, also nicht einer weich und der andere hart. In Rückenlage auf dem Boden liegend werden sie nebeneinander mit ca. 10 bis 15 cm Abstand unter das Kreuzbein gelegt, etwa dorthin, wo die kleinen Grübchen im oberen Gesäßbereich sind. Man legt sich auf die Bälle, indem man mit angewinkelten Beinen das Gesäß etwas abhebt, und streckt die Beine danach wieder gerade aus. Das schmerzt erst einmal ganz gewaltig. Man bleibt trotzdem so entspannt wie möglich auf den Bällen liegen und atmet in der Vorstellung bei geschlossenen Augen „durch die Bälle in den Boden aus": „liebevoll dem Schmerz entgegenatmen!" Der Rücken entkrampft zusehends und nach 2 bis 5 Minuten spürt man die Bälle gar nicht mehr und bleibt jetzt noch etwas auf den Bällen liegen. Dann hebt man wieder leicht das Gesäß

an, greift erst den einen Ball und nimmt ihn weg, dann den anderen Ball und streckt die Beine wieder aus. Jetzt bleibt man ungefähr so lange ohne Bälle liegen, wie man vorher mit den Bällen gelegen hat. Dann spürt man an den Druckstellen der Bälle eine wohlige Wärme durch den Körper strömen und eine vollkommene Entspannung. – Wenn man sich danach erhebt, hat man nur noch in den seltensten Fällen in diesem Bereich Schmerzen.

2. Nach einigen Minuten legt man beide Bälle unter die Schultern direkt über dem Schulterblatt. Dabei legt man sie zuerst so weit unter den oberen Rand der Schultern, wie man sie ohne Anstrengung und ohne dass man sich verrenkt bekommen kann, und rollt dann, indem man den Körper auf den Bällen nach oben schiebt, die Bälle etwas tiefer. Sie sollten nun etwa am oberen inneren Rand der Schulterblätter liegen. Dies schmerzt auch wieder etwas, besonders wenn man im oberen Schulterbereich starke Verspannungen hat. Jetzt wiederholen wir die Prozedur wie bei der Übung vorher: liegen bleiben und „liebevoll dem Schmerz entgegenatmen!", die Bälle hervorholen und noch einige Minuten liegen bleiben.

3. Bei der dritten Übung legt man einen Ball genau ans Steißbein und den anderen Ball an die höchste Stelle des Kopfes. Man schließt wieder die Augen, entspannt ausatmend und lässt die Wirbelsäule nach unten so weit durchhängen, wie es die beiden Ballauflagen zulassen. Wenn man auch hier die Bälle nicht mehr spürt, die Bälle wegnehmen und noch etwas liegen bleiben.

Man kann diese Ball-Übungen auch bei anderen Verspannungen und/oder Schmerzen anwenden, z. B. bei Schmerzen im Oberschenkel, oder man kann auch im Sitzen die reflexzonenreichen Fußsohlen damit durcharbeiten und damit sogar über diese Zonen die inneren Organe etwas beeinflussen.

Aber! Eine Warnung! Niemals die Bälle in Weichteile legen, z. B. im Nieren-Bereich oder bei Leber-Gallen-Störungen im Bauchbereich! Hier kann man über die Reflexzonen der Füße sehr gut eingreifen – aber niemals direkt in Weichteile des Bauches oder des Rückens!

Diese Ball-Übungen empfehle ich jedem Patienten, der mit dem Rücken, mit dem Becken oder mit dem Beckenschiefstand Schwierigkeiten und Schmerzen hat. Ich selbst habe natürlich zu Hause meine Tennisbälle, lege mich bei Bedarf darauf und habe selbst und gerade auf jeder Reise auch meine Bälle dabei. Sie sind mir und auch vielen meiner Patienten unentbehrliche Helfer geworden.

Ein Beispiel auch hierzu: Ein Vertreter, der im Jahr oftmals bis zu 100.000 km im In- und Ausland mit dem Auto zurücklegen musste, kam in meine Praxis mit sehr starken Rückenbeschwerden. Ich behandelte ihn mit Chiropraktik, hildegardischen Weizenpackungen, Galgant-Wein und einigen homöopathischen Mitteln, u. a. mit Symphytum (Beinwell). Es wurde merklich besser, und dann gab ich ihm den Rat, sich selbst mit 2 Tennisbällen noch etwas zu helfen, und übte dies mit ihm in der Praxis ein.

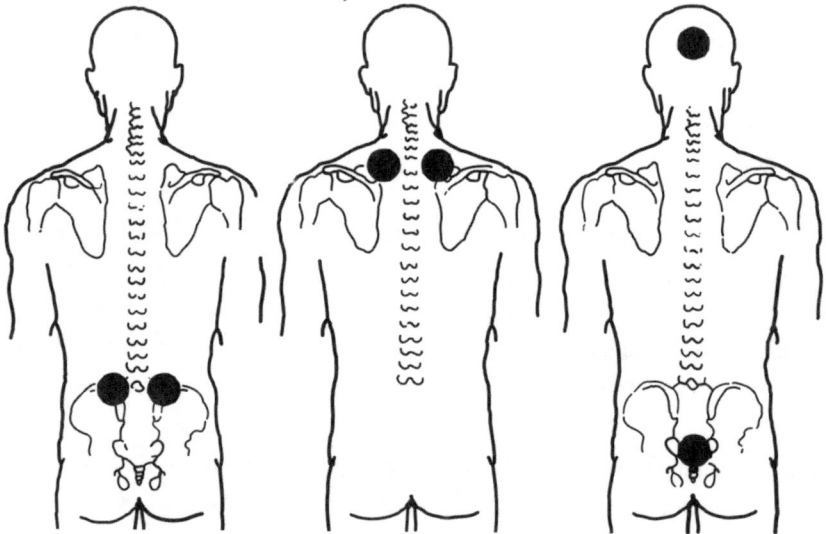

Diesen Rat nahm er sehr ernst, weil er merkte, wie gut ihm das tat. Von diesem Zeitpunkt an hatte er ein Isomatte und 2 Tennisbälle immer im Auto. Wenn er nun unterwegs nach einigen 100 km merkte, dass er wieder etwas Schmerzen bekam, fuhr er den nächsten Parkplatz an, breitete seine Isomatte neben dem Auto aus und legte sich auf seine Tennisbälle. Danach fuhr er von Schmerzen befreit weiter. Auf den Parkplätzen sprachen ihn viele Leute deshalb an, was er da treibe, und er gab immer bereitwillig Auskunft. Das erzählte er mir bei seinen jetzt selteneren Besuchen in der Praxis.

Einführung in die achtsame Atmung

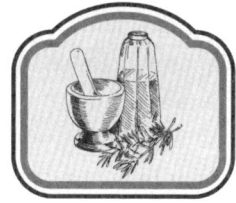

Als Einführung möchte ich zuerst einen Auszug aus dem Holzkirchener Weihnachtsbrief 2005 von P. Willigis Jäger vorstellen:

Im Oktober 2005 trafen sich die ZenlehrerInnen unserer Schule im Tempel des berühmten Zenmeisters Joshu in China. Er wurde von einem zeitgenössischen chinesischen Meister, der die Zeit unter Mao überstand, mit ausländischen Mitteln wieder aufgebaut. In diesem Tempel leben etwa 120 meist junge Mönche. Allmählich kommen neue Leute hinzu und lernen wieder, wie man die Rituale im Tempel ausführt. Was mich erstaunte, war die Tatsache, dass die Mönche morgens und abends eine bis anderthalb Stunden tönen. Mantren wurden getönt, begleitet von Gongs und Trommeln, unterbrochen durch relativ rasches, prozessionsartiges Gehen.

In allen Religionen kennt man Laute als heilendes Gebet. Laute, die gleichsam die Resonanz der Urwirklichkeit selber sind. *Es* erklingt in diesen Lauten in unserem Körper. Der Laut soll zunächst an diese Wirklichkeit erinnern, doch wenn es uns gelingt, eins zu werden mit ihm, klingt die Gegenwart des *Einen* selbst in uns. Jeder Laut ist die Resonanz dieser Urwirklichkeit. Jedes Partikel im Universum hat ein eigenes Muster von Frequenzen und Schwingungen. Auch wenn wir nicht alle Frequenzen in Klang umsetzen können, ist die Welt wirklich Klang. Schon Pythagoras sagte, dass ein Fels eine zu Stein gewordene Musik sei. Wir sind wohl von Schwingungen viel mehr abhängig, als uns bewusst ist.

In der Medizin wird zunehmend auf entspannende Töne und Musik gesetzt, um Heilung zu unterstützen. Ein neues Wort kommt aus der Psychoakustik: *„Entrainment"* (sinngemäß etwa „im Zug mitfahren"). Der ganze Organismus soll sich auf Töne, auf Klänge, auf Musik einschwingen. Diese Methode des „Entrainments" wird in den USA in Kliniken, Schulen und Fitness-Studios eingesetzt. Diese Methode verspricht Hilfe bei Herzrhythmusstörungen, chronischen Schmerzen oder Tinnitus und hilft, Angst und Stress abzubauen.

Schon im alten China wusste man um die Kraft der Töne: Es sind zahlreiche Niederschriften der Ärzte und Taoisten vom 6. Jahrhundert bis in die Gegenwart bekannt, z. B. die „6-Laute-Methode". Sie werden die heilenden oder heiligen Laute genannt. Von Tao Hong Jing (456 – 536) gibt es „Aufzeichnungen über Praktiken zum Nähren der natürlichen Anlagen und zur Verlängerung der Lebensspanne".

Verbunden mit unterstützenden, sparsamen Bewegungen wurde die „6-Laute-Methode" ursprünglich aus der Stille tonlos geübt. Laute sind Schwingungen, sie müssen nicht laut produziert werden. Intensität hat nichts mit Lautstärke zu tun. Es geht auch nicht darum, zu hören, wie schön es klingt, sondern eher den feinen Vibrationen nachzuspüren. Feine Schwingungen haben bis in die Tiefe ihre Wirkung. Mittels eines Lautes kann das Ganze wahrgenommen werden. Die vom Tönen erzeugten Vibrationen führen zu einer Art Reinigung und wirken auf Moleküle in Gehirn und Rückenmarksflüssigkeit. Tönen wirkt wie eine feine Massage auf unseren Organismus und erleichtert den Stoffwechsel im Gehirn. Darüber hinaus ist das Tönen eine Form von Bewusstseinskatalysator. Es vereinheitlicht unser Inneres.

Das Tönen von Gottesnamen wird in vielen religiösen Traditionen als der direkteste Weg zum Göttlichen angesehen. Im alten Sanskrit-Text des SamaVeda wird das Tönen von OM für die Quelle der Schöpfung gehalten. „Der Verstand mag noch so klug sein und alles über Gott wissen", heißt es dort, „doch täuschen wir uns nicht, Laute bringen uns näher und schneller zu Gott. Der Klang der Laute ist so tief, so unergründbar und jenseits aller Kenntnis, um ihn zu erleben, brauchst du kein Wissen, sondern Gnade". Die verstandesmäßige Bedeutung der Worte spielt eine untergeordnete Rolle. Es geht darum, sich einzulassen auf den Laut, auf den Klang. Wir selbst sind das Instrument. Am Anfang sind es zwei: die oder der Tönende und der Ton.

Es geht darum, eins zu werden mit dem Ton.

„Wer mit A und O weiß zu beten,
kann getrost vor Gott hintreten",

dichtete Angelus Silesius. Das ist eigentlich unser Ziel. Tönen als Gebet, als Möglichkeit, mit unserem wahren Wesen eins zu werden.

* * *

Die erste Erfahrung mit Atemtechniken und Yoga hatte ich 1960 bei meiner Massage-Ausbildung an der Uni-Klinik in Würzburg. Dort behandelten wir viele Patienten nach Unfällen mit Bewegungs-Einschränkungen nach Unfällen. Wir massierten zum Beispiel den in der Bewegung eingeschränkten Arm und behandelten ihn mit Bewegungsübungen, indem wir mit dem eingeschränkten Gelenk langsame Pendel-Bewegungen machten bis zur Schmerzgrenze und dann wieder zurückgingen, immer wieder – mind. 10 Minuten lang. Dies war die Art, wie wir dies damals behandeln sollten –, so wurde uns gesagt und auch gezeigt.

Wir hatten nun einen jungen Arzt auf dieser Unfall-Station, der sich schon längere Zeit intensiv mit Yoga und dem Drum und Dran beschäftigt hatte und der uns anwies, es doch einmal mit dieser Yoga-Methode zu versuchen. Wir sollten also den Arm z. B. bis kurz vor die Schmerzgrenze bringen, dort anhalten, dem Patienten sagen, dass er so lange in Gedanken in diesen Arm, in diesen Schmerz hineinatmen sollte, bis der Schmerz etwas nachließ und nach einiger Zeit nicht mehr zu spüren war. Die ganze Zeit sollten wir den Arm des Patienten in der letzten Stellung halten. Erst dann sollten wir etwas weitergehen in der Bewegung. Wir machten dies eine ganze Zeit mit den verschiedensten Patienten, andere ähnlich gelagerte Patienten behandelten wir weiter mit der konventionellen Methode und führten über beide Behandlungen genau Karteikarten. Nun stellten wir fest, dass es mit der Yoga-Methode doppelt so schnell voranging als mit der konventionellen Methode. Dies machten wir nun mit wachsender Begeisterung, da wir die guten Fortschritte sahen, und sowohl die Patienten als auch wir als Therapeuten freuten uns darüber.

Eines Tages aber sah der Chefarzt, dass wir gegen seine Anweisungen verstießen. Der junge Arzt wurde zur Rede gestellt und nach einigen Diskussionen fristlos entlassen – Begründung: Diese neue Methode – vor allem, da sie aus Indien komme – habe nichts in seinem guten, deutschen Krankenhaus zu suchen! Man sagte, er habe damit gegen die Regeln der Klinik verstoßen. Wir bedauerten dies alle sehr, aber der junge Arzt hatte uns alle sehr neugierig auf diese für uns völlig neue Methode gemacht.

Ich besorgte mir mein erstes Buch über Yoga, es war von Boris Sacharow: „Was ist Yoga?", las es immer wieder sehr intensiv und probierte die verschiedensten Sachen darin an mir selbst und später in eigener Praxis an Patienten aus. Dabei stieß ich natürlich auch auf die Yoga-Atmung. Dieses Büchlein besitze ich heute noch und es ist mir immer wieder ein kluger Ratgeber in vielen Fällen.

Die Bezeichnung „Atemtechnik" ist für die Inder die „Ausdehnung des Prana". „Prana" bedeutet einerseits der physische Atem und andererseits die kosmische Lebensenergie, die sich wie der Atem im ganzen Körper ausbreitet.

Es gibt 4 Arten der Atmung, die ineinanderfließen und logisch aufgebaut sind. Der Brustkorb füllt sich bei der Einatmung – wenn wir richtig atmen – wie ein Eimer mit Wasser von unten nach oben. Bei der Ausatmung dann genau umgekehrt – er entleert sich von oben nach unten.

Wenn wir bewusst atmen und nicht durch enge Hosen- oder Rockbünde eingeschnürt sind, geht es ganz automatisch. Der Brustkorb wird von oben nach unten gefüllt – meist kommt er dabei gar nicht bis ganz unten – und wird dann wieder von oben nach unten entleert. In den ungenutzten Toträumen der Lunge sammeln sich nun gasförmige Abfallstoffe und auch eingeatmete Umweltgifte. Wenn diese nicht durch reinigende und ausreichende Ausatmung wieder ausgeschieden werden, können sie ihre negative Wirkung auf den ganzen Körper ausüben.

Die richtige Atmung besteht also aus
1. der Bauch-Atmung,
2. der Brust-Atmung,
3. der Flanken-Atmung und
4. der Schulter-Atmung.

Die Bauchatmung ist die wichtigste, denn wenn die funktioniert, geht auch alles andere fast wie von selbst. Wenn man sie richtig macht, geht alles nahtlos ineinander über und man kann die einzelnen Phasen gar nicht so richtig trennen.

Sie füllt die Lunge von unten nach oben und – wenn man sie intensiv genug macht – füllt sie auch alle Toträume voll aus und verdrängt somit die dort abgelagerten gasförmige Abfallstoffe und auch die eingeatmeten Umweltgifte und scheidet diese aus. Außerdem bringt sie durch ihre Bewegung im Übergang von Lunge zum Bauch den ganzen Körper „auf Vordermann" – um es etwas leger auszudrücken.

Das elastisch aufgehängte Zwerchfell – eine Sehnenplatte – hebt und senkt sich bei jedem Atemzug und so wirkt das Zwerchfell wie eine Pumpe auf die durch sie verlaufenden Gefäße, wie eine Saug- und Druckpumpe – um es technisch auszudrücken – auf das Lymph- und das Venen-System. Dadurch werden die unteren Gefäße bis in die Füße hinein nach oben entleert und entstaut. Durch diese Bewegungen werden aber auch alle darunterliegenden Organe sanft massiert, dadurch zu weiterer Bewegung – der Peristaltik des Darms – angeregt, besser durchblutet und der ganze Stoffwechsel in allen Organen angeregt. Alle Schlackenstoffe werden so besser ausgeschieden und frische Vitalstoffe eingeschwemmt. Die betroffenen Organe sind also: der Magen, der Dünn- und Dickdarm, der Leber-Galle-Bereich, die Bauchspeicheldrüse, die Nieren und der ganze übrige Uro-Genital-Bereich. Diese Bauchatmung beeinflusst so alles unwahrscheinlich positiv und verhilft allen Organen zu einer besseren Funktion.

Aber auch der übrige Körper über dem Zwerchfell profitiert davon; selbst die Kopfdurchblutung verbessert sich enorm. Das Gehirn – das ja im Körper zum Steuern aller Funktionen den meisten Sauerstoff verbraucht, ca. 20 % – ist der größte Profiteur der Bauchatmung. Die Gedanken werden klarer, man kann besser merken, besser sehen und hören usw.

Deshalb hatte der „Atem-Schmidt" – ein praktischer Arzt aus München, den ich auch vor Jahrzehnten kennenlernen durfte – in seiner Praxis keinerlei „elektronischen Schnick-Schnack", wie er sagte, sondern nur einige Liegen. Auf denen mussten sich die Patienten flach auf den Rücken legen, unter den

Knien eine Rolle, damit der Bauch entspannt war. Auch im Nacken war eine kleinere, weiche Rolle. Dann bekamen sie ein oder mehrere schwere Bücher auf den Bauch gelegt und mussten mit diesen Gewichten die Bauchatmung üben – dieses Gewicht der schweren Bücher mit der Bauchatmung heben und senken. Durch diese einfache Übung lernten sie richtig zu atmen und ihr Körper belohnte es ihnen, indem dann alles besser funktionierte.

Die Brust-Atmung – also das Heben und Senken der Rippen zusammen mit der Flanken-Atmung – also eine gewaltige Ausdehnung des gesamten Brustkorbs nach außen hin – geht dann automatisch mit. Wer Luftmangel hat, setzt dann auch noch die Schulter-Atmung mit ein. Wenn man Fotos von Leuten sieht, die schon Jahre vorher gestorben sind, kann man oft an den erhobenen Schultern Richtung Ohren erkennen, dass sie starkes Asthma oder Bronchitis hatten.

Der „Atem-Schmidt" sagte den meisten Patienten in der Praxis, dass sie verkehrt atmeten und wie sie richtig zu atmen hätten: „Man kann mit dem richtigen Atmen fast jeden Schmerz und jedes Organ ohne Medikamente positiv beeinflussen und oft sogar ausheilen!". Eine meiner Lehrerinnen, Frau Hanne Marquardt, meinte, wenn bei der Reflexzonen-Therapie am Fuß beim Patienten sehr schmerzhafte Stellen auftraten, dass wir ihm dann sagen sollten: „Liebevoll dem Schmerz entgegenatmen!" Das mache ich heute noch, wenn ich diese Methode bei meinen Patienten durchführe.

Atmung als Vorübung zur Meditation

Die Atmung ist also eines der Instrumente, mit denen man auch das „Entschleunigen" erreichen kann. Die richtige Atmung ist auch eine sehr gute und wichtige Vorübung zur richtigen Meditation.

Man kann nicht gut atmen, wenn man *aufgeblasen* ist! Also müssen wir uns selbst zurücknehmen, „entschleunigen" und erst einmal *ausatmend entspannen*. In der heutigen Zeit neigen viele dazu, alles an sich zu ziehen und *wenig abzugeben*, die sprichwörtliche Raffke-Mentalität. So ist es auch mit dem Atem:

Einatmen geht in den meisten Fällen gut, also etwas zu nehmen. Den Atem aber wieder weggeben, also ausatmen, geht oft sehr viel schwieriger.

So ist es auch z. B. beim Lungen-Emphysem, was bestimmt anfangs „nur" ein „*Nichtgebenkönnen*" ist und sich später durch schwere „*Ausatem-Störungen*" körperlich manifestiert. Aber: „Geben ist seliger denn Nehmen", so steht es schon in der Bibel.

Die Atmung ist eine *psycho-somatische Verbindung* zwischen dem *zu Beein-flussenden und dem Unbewussten,* das in uns abläuft, ohne dass wir etwas dazutun. Wir können aber *mit der Atmung unser Unterbewusstsein oder das Unbewusste beeinflussen* – zumindest etwas.

Die Reinigung der Nase und die reinigende Wechselatmung

In allen Lebenssituationen ist die Atmung durch die Nase äußerst wichtig. Die kann natürlich nur dann gut funktionieren, wenn die Nase und ihre Ne-benhöhlen sauber, frei und gut durchlüftet werden können. Deshalb hier erst einmal *die Reinigung der Nase.* Bei allen Wegen, die mit der Atmung zu tun haben, haben sich Methoden zur Reinigung der Nase und deren Nebenhöhlen entwickelt. Im Yoga sollte man jeden Morgen alle Körperöffnungen reinigen. Hierbei sollte man Wasser – am Anfang vielleicht lauwarm, später bei Ge-wöhnung dann auch kaltes Wasser – in die Nase hochziehen, etwas darin lassen und dann ausschnäuzen. Anfangs zum Einüben nimmt man erst das eine, dann das andere Nasenloch, wenn man schon Übung hat, zieht man das Wasser gleichzeitig in beide Nasenlöcher hoch. Dies wiederholt man so lange, bis man merkt, dass man keinerlei Verkrustungen mehr in der Nase hat. Dann zieht man durch beide Nasenlöcher wieder Wasser in die Nase hoch, beugt den Kopf in den Nacken und lässt das Wasser nach hinten in den Mund laufen. Von dort spuckt man es dann wieder aus. Dies wiederholt man einige Male und reinigt damit den Übergang von der Nase zum Mund von den üblen Nacht-schleimen. Zum Schluss schnäuzt man noch einmal kräftig durch die Nase aus. Man fühlt sich danach im ganzen Kopfbereich wohler und freier, da nun der

Sauerstoff-Versorgung und der Erwärmung und Reinigung der Atemluft nichts mehr im Wege steht.

Das könnte man auch noch mit einer anderen Methode weitermachen, mit „Jala-neti", die auch aus Indien kommt, mittlerweile aber im Westen weite Verbreitung gefunden hat. Hierzu nimmt man eine Original „LOTA"-Glaskanne. Man kann aber auch eine einfache Kaffee- oder Tee-Kanne mit einer kleinen Gießtülle nehmen oder eine Schnabeltasse. Man füllt die Kanne teilweise mit lauwarmem Wasser, gibt ihm evtl. etwas Kochsalz zu, beugt den Kopf über ein Becken, geht mit der Tülle der Kanne in das eine Nasenloch und gießt das Wasser mit schräg gehaltenem Kopf in ein Nasenloch hinein, und wenn man es richtig macht, kommt das Wasser sofort durch das andere Nasenloch wieder heraus. Dann das Nasenloch wechseln, damit die Nase auch von der anderen Seite durchgespült wird. Dies macht man mit bis zu ½ Liter Wasser je Nasenloch. Es hilft gegen alle Erkältungskrankheiten und Schnupfen und gegen alle Beschwerden im Kopfbereich und der Neben- und Stirnhöhlen. Es ist aber auch als normale Hygiene anzuwenden und natürlich zur Vorbeugung gegen alle Erkrankungen im Kopfbereich.

Aber diese Spülungen beeinflussen auch über die Reflexzonen der Nasenschleimhäute alle Organe des Körpers.

Deshalb sollte man auch immer wieder einmal *die reinigende Wechselatmung durch die Nase* machen. Diese Wechselatmung kommt auch ursprünglich vom Yoga, ist aber von einem deutschen Arzt für unsere Zwecke etwas umgestaltet worden, obwohl die Original-Methode einfacher ist. Bei der reinigenden Atmung durch die Nase setzt man sich locker mit aufrechtem Rücken hin und hält abwechselnd mit Daumen und Zeigefinger einer Hand erst das eine, dann das andere Nasenloch zu – und dabei atmet man dann in der richtigen Art durch die Nase bzw. nur durch ein Nasenloch rhythmisch ein und aus.

Man nimmt also die rechte Hand vor die Nase, legt den Zeigefinger an die Nasenwurzel und hält erst mit dem Daumen das rechte Nasenloch zu, atmet ganz normal durch das linke Nasenloch ein, nimmt dann den Daumen vom rechten Nasenflügel weg, hält sich mit dem Mittelfinger das linke Nasenloch zu und atmet durch das rechte Nasenloch aus. Dann atmet man sofort wieder durch das rechte Nasenloch ein, der Mittelfinger wird vom linken Nasenflügel genommen, der Daumen drückt wieder das rechte Nasenloch zu und man atmet durch das linke Nasenloch wieder aus. Wieder einatmen links, ausatmen rechts usw.

Dies macht man einige Male hintereinander, max. 5 bis 10 Minuten pro Tag. Durch das Zuhalten immer nur eines Nasenloches muss die Luft, die sonst durch beide Nasenlöcher geht, nur durch ein Nasenloch hinein und durch das andere Nasenloch wieder heraus. Dadurch entsteht ein großer Sog, der wie ein kleiner Sturm durch die Nasenhöhlen geht, der natürlich die Schleimhaut und die dort befindlichen Reflexzonen enorm reizt. Wenn man dann auch noch vorher in die Nase 1 bis 2 Tropfen eines ätherischen Öles gibt, wird dadurch die Schleimhaut noch mehr gereizt – im positiven Sinne – und die Wirkung ist noch besser.

Dr. med. Niels-Krack hat daraus eine neue Methode entwickelt, die nach ihm benannte „Nasale Reflexzonen-Therapie". Hierbei wird ein Watteträger mit ätherischem Öl getränkt. Damit werden nun durch die Nasenlöcher in den 3 verschiedenen Nasenhöhlen durch Hin- und Herschieben des ölgetränkten Watteträgers die Nasenschleimhäute gereizt und somit anregende und harmonisierende Reflexe über die Nasenschleimhäute zu allen anderen Schleimhautorgane ausgeübt. Diese Schleimhautorgane, die damit beeinflusst werden, sind:

1. der gesamte Mund-Nasen-Rachen-Bereich bis in die Bronchien und die Lungen und die Nebenhöhlen,
2. der gesamte Magen-Darm-Trakt, also vom Mund über die Speiseröhre und Magen, der gesamte Dick- und Dünndarm-Bereich bis zum After, und
3. der gesamte Uro-Genital-Bereich, also sowohl die Nieren als auch die ableitenden Harnwege, die Blase und die ausleitenden Harnwege, die Geschlechtsorgane und der ganze Unterleib.

Das Ganze kann man auch über die reinigende Wechselatmung durch die Nase erreichen und sogar noch etwas schonender als mit der Niels-Krack-Methode, aber vielleicht nicht ganz so intensiv. Man sollte es nur ganz regelmäßig durchführen, also täglich 5 Minuten für die Gesundheit.

Das Tönen auf Vokale

Das Tönen auf Vokale oder auch das Singen ist für uns Menschen von großer Bedeutung.

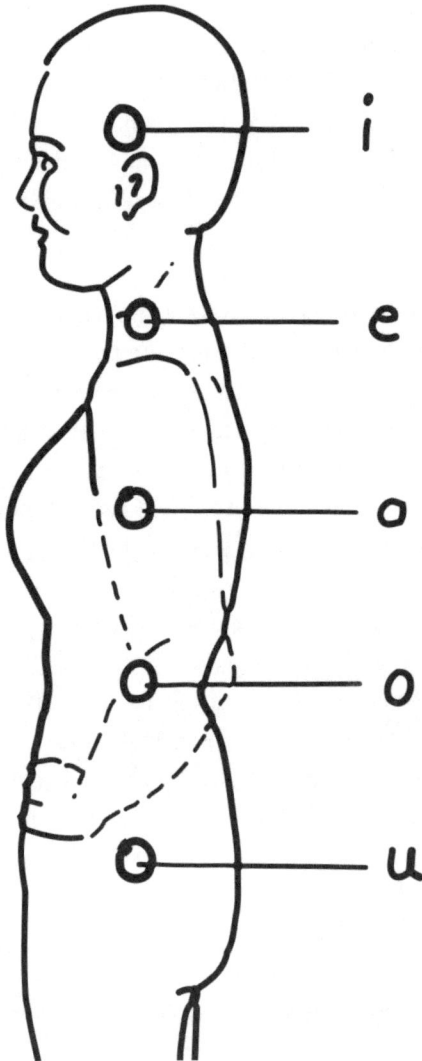

i

Kopf-Stirn-Chakra (6. Chakra):
hinter der Nasenwurzel zwischen den Augenbrauen im Zentrum des Kopfes

e

Hals-Kehlkopfchakra (5. Chakra):
hinter der Kehle in der Höhe des Kehlkopfes direkt vor der Hals-Wirbelsäule

a

Herz-Brust-Chakra (4. Chakra):
in der Mitte des Brustbeins nach hinten direkt vor der Brust-Wirbelsäule

o

**Bauch-Sonnengeflecht-Chakra
(3. Chakra):**
im Oberbauch hinter dem Solarplexus 2 - 3 Finger über dem Nabel direkt vor der Wirbelsäule

u

Unterleibs-Sakral-Chakra (2. Chakra):
in der Höhe der Geschlechtsorgane direkt vor dem knöchernen Becken, Beginn der Wirbelsäule

Die Heilige Hildegard sagte dazu (übertragen in unsere heutige Sprache):

„Singen ist der Wohlklang der Engel
und hat die positivsten Schwingungen!"

Oder – wie ein amerikanischer Musiker sich einmal ausdrückte:

„Musik ist für mich wie ein Gebet!"

Durch einen Lehrgang, den eine Kollegin Ende der 70er Jahre bei uns im Haus über die „Atemtherapie nach Middendorf" hielt, lernte ich das Tönen auf Vokale kennen. Das hat mich sehr beeindruckt, sodass ich das seither anwende – mit leichten Veränderungen und auf die Chakren bezogen. Deshalb habe ich dies sowohl in der Praxis als auch bei den Fastenkursen mit eingebaut. Und der Weihnachtsbrief 2005 von P. Willigis Jäger über das „Tönen im chinesischen Kloster", den ich anfangs dieses Kapitels vorgestellt habe, hat mich darin bestätigt.

Der Atem reagiert auf alles und regiert uns. Er ist die Körperfunktion, die absolut autark abläuft, ohne von uns beeinflusst zu werden – ob im Wachzustand oder im Schlaf. Alles, was wir empfinden und was uns bewegt, beeinflusst ihn sofort. Das ist natürlich keine Einbahnstraße: So, wie der richtige Atem die Organe beeinflussen kann, so kann man mit dem Atem auch umgekehrt die Organe „etwas" steuern oder, besser gesagt, versuchen zu steuern – aber nur bis zu einer gewissen Grenze.

Beim „Tönen" – das auch bei allen Kursen im Benediktushof von P. Willigis in Holzkirchen praktiziert wird – versuchen wir mit einem Ton, den wir gleichmäßig aus uns strömen lassen, diese Schwingung in uns wirken zu lassen. Dort tönen wir meist auf „Je-o-shu-a" – der Name Jesu. In diesem Wort finden wir alle Vokale, die durch ihre verschiedenen Schwingungen den ganzen Körper beeinflussen können.

Deshalb ist das Tönen oder auch das Singen so sehr wichtig, weil dadurch der ganze Körper in eine Wohlschwingung versetzt wird, die sich unwahrscheinlich positiv auf den ganzen Körper auswirkt.

Das „I"

wird von uns im Kopf wahrgenommen. Es beeinflusst mit seiner Schwingung
das „Kopf-Stirn-Chakra (= 6. Chakra)" hinter der Nasenwurzel zwischen den
Augenbrauen im Zentrum des Kopfes. Dieses Tönen macht den Kopf frei von
Spannungen und Schmerzen, also z. B. bei Kopfschmerzen, Schwindelgefühl
usw. Vor allem, wenn wir das „I" langsam nach unten zum „E" und „A" hin-
unterziehen. Merken kann man sich das so, dass der Punkt auf dem „I", also
ganz oben, der Kopf ist.

Ein Teilnehmer bei diesem „Middeldorf-Atem-Kurs" hatte immer wieder starke Kopfschmerzen. Wir bildeten um den Teilnehmer einen Kreis, er setzte sich
entspannt in die Mitte, schloss die Augen, und wir „betönten" ihn gemeinsam
von „I" nach „E" und „A". Die Kopfschmerzen wurden augenblicklich leichter
und hörten nach wenigen Minuten ganz auf. Dieses Phänomen konnten wir
öfters beobachten – auch wenn wird dies bei einem Fastenkurs machten.

Das „E"

fibriert hinten in der Kehle in Höhe des Kehlkopfes, direkt vor der Halswirbelsäule. Es beeinflusst das Hals-Kehlkopf-Chakra (5. Chakra). Dieses „E" hilft
sehr gut bei allen Halsbeschwerden, auch bei Schilddrüsen-Beschwerden incl.
der dabei auch oft gestörten Psyche und der Nervosität. Auch hier müssen wir
alles nach unten wegziehen zum „A" und „O".

Das „A"

fibriert in der Mitte der Brust, hinter dem Brustbein nach hinten, direkt vor
der Brust-Wirbelsäule. Hier haben wir das „Herz-Brust-Chakra (4. Chakra)",
wenn wir langanhaltend dieses „A" tönen. Dadurch wird der ganze Brustkorb
in Schwingungen versetzt, was lösend auf die Bronchien und herzstärkend
wirkt. Das ist also die Mitte des Menschen – das Herz –, wo wir uns finden
sollten.

Das „O"

erspüren wir im Oberbauch hinter dem Solar-Plexus, das „Chakra des individu-ellen Seins (3. Chakra,)", 2 – 3 Finger über dem Nabel direkt vor der Wirbel-säule. Dies entspricht in etwa dem Sonnengeflecht. Das „O" wie „Oberbauch" (als Eselsbrücke!) wirkt auf alle Bauchorgane wie eine Massage. Sie werden besser durchblutet und in ihrer Funktion angeregt, also Magen-Darm und Le-ber-Galle-Bauchspeicheldrüse. Es kann möglich sein, dass man durch diese „O-Übung" sogar auf einmal spontanen Stuhlgang bekommt oder dass man Magen-Beschwerden wegatmet, usw.

Das „U"

Wir erspüren diese Schwingung in Höhe der Geschlechtsorgane direkt vor dem knöchernen Becken, am unteren Ende der Lenden-Wirbelsäule, wo sich das „Unterleibs-Sakral -Chakra (= 2. Chakra)" und das „Sexual-Sakral-Chakra" befinden. Wir tönen „U" wie „Unterbauch". Die Schwingung wirkt auf alle Unterleibs-Organe wie eine Massage. Sie werden dadurch besser durchblutet und in ihrer Funktion angeregt, also der ganze Uro-Genital-Bereich.

So kann man dieses „Tönen der einzelnen Vokale" zur Verbesserung von kör-perlichen und seelischen Beschwerden mit einsetzen. Es wird natürlich bei stär-keren Beschwerden die Medikamente nicht ersetzen können, aber man kann damit in vielen Fällen eine solche Besserung erreichen, dass man Medikamente reduzieren kann (nach Rücksprache mit dem verordnetem Arzt natürlich) – was ja auch schon etwas ist.

Einen Teilnehmer mit Atembeschwerden betönten wir in einem Kurs gemein-sam mit „A". Die Atmung wurde bei ihm leichter und die Beschwerden waren augenblicklich weg – zumindest für eine Weile.

Wenn man z. B. von „U" nach „O" tönt – also von unten nach oben – kann man sogar lymphatische Stauungen in den Beinen abziehen.

Eine Patientin von mir mit starkem Lymphödem der Beine, die auch einen Fastenkurs mitmachte und dabei das Tönen kennen lernte, reagierte auf dieses U-O-Tönen mit einer sehr starken Erleichterung der Beine. Sie muss als Lehrerin täglich 2 x einige Kilometer zur Schule und zurück fahren. Wieder zu Hause tönt sie seither jeden Tag im Auto 4 x einige Minuten „U-O" und benötigt weniger, manchmal sogar keine Medikamente zur Entstauung der Beine mehr und ist mit dieser Therapie ganz happy. Sie meinte, dass dies die einzige Zeit sei, in der sie ungestört diese Übung laut machen könne.

Man könnte noch viele solcher Fälle aufführen, aber versuchen Sie es selber und nach einiger Zeit werden Sie eine Erleichterung spüren.

* * *

Das Tönen mit den verschiedenen Vokalen können wir dazu benutzen, mit diesen *Vibrationen* bestimmte Bereiche des Körpers etwas zu steuern. Nochmals kurz zusammenfassend, stellen wir uns den Menschen als ein großes „I" vor. Das Pünktchen aus dem „I" ist der Kopf.

„I" reagiert mehr im Kopf.
„E" reagiert mehr im Hals.
„A" reagiert mehr in der Brust.
„O" reagiert mehr im Oberbauch und
„U" reagiert mehr in der Tiefe, im Unterbauch und darunter.

Beim Singen kommt dies noch mehr zum Tragen als beim Tönen. Wir erleben auch bei einem Gottesdienst oder einer Agape-Feier und in einer großen Gruppe diese Schwingung noch viel besser. Aber auch schon in einer kleineren Fasten-Gruppe kann dies die tollsten Reaktionen bei einzelnen Teilnehmern auslösen.

Darum machen wir dieses Tönen während eines solchen Kurses täglich, um bei uns innere Spannungen zu lösen und alle Organe zur Normalität anzuregen. Wir tönen besonders mit 2 Worten: Mit *Schalom* – dem hebräischen Wort für *Frieden* – und mit Je – o – shu – a – ein althebräischen Wort für *Gott* –, in dem – langsam getönt – alle 5 Vokale vorkommen, die miteinander verbunden sind. Wir finden uns wieder in der Mitte – im Solar-Plexus, im Hara, wie die Japaner sagen (obwohl der Solar-Plexus 3 Finger breit über, der Hara-Punkt aber 3 Finger breit unter dem Nabel liegt).

Da es ganz wichtig ist, dass wir uns *in unserer Mitte wiederfinden*, werden wir also morgens als allererstes in der richtigen Meditations-Haltung tönen, dann weiter still meditativ sitzen, unsere *Wirbelsäulen-Gymnastik* machen – damit uns das Sitzen etwas leichter fällt und wir keine körperlichen Beschwerden bekommen – und dann zum Schluss noch – vor dem „Frühstück" – unseren Morgenspruch zusammen sprechen. Dann kann uns an solch einem Tag nichts mehr erschüttern.

Wir wollen uns bei diesem Kurs „*entspannen und entschleunigen*"!

In der heutigen Zeit, wo alles schneller und schneller gehen muss, wo ein Rekord den anderen jagt und es jedem zu langsam geht, wollen wir beim Fastenkurs versuchen, dem etwas entgegenzusteuern, damit wir wieder lernen, in Ruhe und Gelassenheit unser Leben zu gestalten.

Das Einüben wichtiger Grundhaltungen

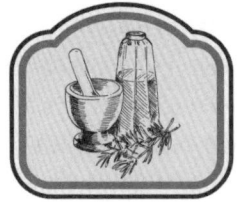

Die Achtsamkeit

Das Hauptziel eines Fastenkurses ist – neben der Reinigung von Körper und Geist – dass wir die *Achtsamkeit* einüben, sie in uns verwurzeln, bei uns ganz tief einpflanzen und lernen, sie immer und überall in die Tat umzusetzen.

Wir sollten lernen, dass wir immer im *„Hier und Jetzt"* leben. Wir sollten also immer bei dem sein, was wir machen, und zwar voll und ganz. In unserer hektischen Zeit, in der jeder am liebsten fünf Dinge auf einmal machen möchte, vergessen wir das immer wieder.

Wir sollten immer nach dem Motto leben und handeln: *„Was du tust, das tue ganz!"*

Und das lehrt uns auch die Heilige Hildegard, wenn sie sagt: *„Wir müssen auf die Stimme unserer Seele hören, wenn wir gesunden wollen!"*, oder wenn sie uns immer wieder auf die *„Discretio"* auf die *„Diskretion in allen Dingen"* hinweist.

Wenn wir *essen,* dann sollten wir *nur essen* und sonst nichts.
Wenn wir *arbeiten*, dann sollten wir *nur arbeiten*.
Wenn wir *ruhen,* dann sollten wir wirklich *nur ruhen.*
Und wenn wir *fasten,* dann sollten wir *nur fasten.*

Wenn wir unsere Gymnastik oder eine Bewegungsübung machen, sollten wir auch immer *gedanklich bei dieser einen Bewegung* sein.

200

Es gibt physiologisch-wissenschaftliche Arbeiten, die belegen, dass bei einer gezielten Gymnastik, wenn sich die Gedanken wirklich voll und ganz bei der Bewegung auf das bewegte Gelenk konzentrieren, die Durchblutung in diesem Bereich sich unwahrscheinlich verbessert. Also nicht bei der Gymnastik an das nächste Essen oder den nächsten Spaziergang denken, sondern sich nur auf dieses Gelenk konzentrieren. So verbessern wir die Heilungs-Chancen und der Heilungsprozess wird verkürzt.

Mein Großvater väterlicherseits war ein sehr ruhiger, gelassener und naturverbundener Ostpreuße. Er sagte mir immer: „Wenn du´s eilig hast, min Jungchen, dann mach langsam." Und nach diesem Motto richtete er sich sein ganzes Leben lang. Er sagte auch: „Der Sonntag ist zum Danksagen und zum Nachdenken da – nicht zum Arbeiten!" Sonntags überlegte er die Arbeit der nächsten Woche und er tat nie eine Arbeit zweimal, es passte alles und er musste nie wieder von vorne anfangen – weil er gut geplant hatte und immer im „Hier und Jetzt" lebte.

Weil die nötige Achtsamkeit nicht da ist, sollten wir z. B. *kein Arbeitsessen* veranstalten. Entweder sollten wir voll beim Arbeiten oder voll beim Essen sein. Wenn wir beides zusammen machen, wird entweder die Arbeit nichts oder das Essen bekommt uns nicht und liegt uns schwer im Magen. Wir sind innerlich erregt durch die Gespräche und es verkrampft sich innerlich alles. Spöttisch gesagt: „Man sieht ja in der Politik, was bei einem Arbeitsessen schnell auf dem Flugplatz bei einer Zwischenlandung herauskommt!"

Es ist natürlich etwas anderes, wenn einem beim Essen etwas einfällt, was wir dann kurz notieren können, aber dann sollte man sofort wieder zum Essen zurückkehren und wieder im „Hier und Jetzt" sein, nämlich beim Essen.

Beobachtet doch einmal Kinder beim Spielen. Sie sind ganz beim Spielen und sonst gilt nichts. Wenn sie dann etwas essen, dann sind sie mit „Leib und Seele beim Essen" – und sonst nirgendwo anders. Als Erwachsene haben wir uns das abgewöhnt oder es ist uns aberzogen worden.

Wenn uns etwas aus der Hand fällt, wir etwas umstoßen – dann sollten wir uns ganz schnell fragen: „War ich gerade wirklich bei dem, was ich gemacht habe? War ich achtsam genug?" In den meisten Fällen werden wir feststellen, dass dem nicht so war. Und das ist eigentlich das, was man aus solch einem Kurs mit nach Hause nehmen sollte und kann, *die Achtsamkeit.*

Dadurch wird wirklich alles im Leben besser, und es gelingt uns auch viel mehr als vorher. Weil wir eben nicht immer bei dem sind, was wir gerade machen, unterlaufen uns Fehler, vergessen wir das eine oder das andere, lassen wir etwas fallen usw.

Im Haus St. Benedikt in Würzburg gab es den „Weg der Achtsamkeit". Ein 3 bis 4 Meter breiter Weg aus Schotter, im dem in unregelmäßigen Abständen nach vorne und zur Seite verschieden große Trittsteine eingelassen waren. Wenn man nicht achtsam genug über diesen Weg ging, trat man unwillkürlich daneben und kam mit dem Fuß auf den groben Schotter.

Nicht umsonst schicken die großen japanischen Firmen ihre Bosse zweimal im Jahr in ein Kloster zu einem Meditationskurs und übernehmen dafür alle Kosten. Weil eben diese Top-Manager, wenn sie wieder von solch einer Woche in die Firma zurückkommen, in allen Dingen viel achtsamer sind, macht sich das bezahlt. Deutsche Großfirmen machen es ihnen inzwischen nach.

Und wenn dann diese Achtsamkeit im Laufe des Betriebes in der Firma etwas abgeschliffen ist, dann werden diese Leute eben wieder für eine Woche ins Kloster geschickt. Die Japaner sind ganz clevere Geschäftsleute und würden dies mit Sicherheit nicht tun, wenn es sich nicht für die Firma lohnen würde.

Die Bosse sind dort in einem Kloster von der Außenwelt vollkommen abgeschnitten: Sie sind ohne Telefon und ohne Handy, sie bekommen weder Zeitungen noch Post, sie hören nicht Radio und können auch nicht fernsehen. Wenn die Welt unterginge, würden sie es merken, aber vorher keine Warnung aus der Presse, aus Radio oder Fernsehen bekommen. In diesen acht Tagen sind sie „nur Sitzen, Essen, Schlafen", eben achtsam in allen Dingen. Das ist eines der Erfolgsrezepte der Japaner, auch wenn sie sich in manchen Dingen etwas übernommen haben.

Hierzu gibt es ein kleines Zen-Geschichtchen, stark abgekürzt und mit meinen Worten wiedergegeben:

Ein Schüler fragte seinen Meister: „Wie lange muss ich noch warten, bis ich die Erleuchtung bekomme?" – Wenn du so weitermachst, bekommst du sie nie!" – „Ja, aber warum denn, Meister?", fragte der Schüler entsetzt. „Ich sitze jeden Tag stundenlang, ich faste tagelang. Was soll ich denn noch tun, um die Erleuchtung zu erlangen?" Der Meister lächelte und sagte: „Du musst lernen, achtsam zu sein! Wenn du fastest, dann denkst du ans Essen. Wenn du sitzt, dann denkst du zwischendurch schon wieder an die Pause mit Gehen zwischen den Sitzungen. Wenn du arbeitest, denkst du schon wieder an die nächste Arbeit oder ans Essen usw. Lerne also, „achtsam in allen Dingen zu werden, und dir wird irgendwann einmal die Erleuchtung geschenkt."

Deshalb ist das Schweigen in solch einem Kurs – zumindest zeitweise – so wichtig. Dadurch werden wir nicht zu sehr abgelenkt und können für den Alltag – nach dem Kurs zu Hause und im Beruf – lernen, achtsam zu werden. Wenn man dies alleine aus solch einem Kurs mit nach Hause nimmt, hat man sehr viel gelernt.

Deshalb gehört in solch einem Kurs auch eine Stunde Arbeit zum Tagesprogramm. Nicht nur, weil dadurch das Haus seine Unkosten etwas senken kann. Hierdurch können wir auch gleich einmal diese Achtsamkeit richtig einüben und wir können uns selbst überprüfen, ob wir diese Achtsamkeit schon etwas gelernt haben. Dann können wir sie auch leichter mit in den Alltag nehmen, mit in die alltäglichsten Arbeiten, egal, ob ich jetzt Geschirr abtrockne, den Tisch decke oder eine Toilette sauber mache.

Bei einem Meditationskurs im Kloster Dietfurth haben wir eine Woche lang in dieser „Stunde der Arbeit in Achtsamkeit" immer dasselbe kleine Fenster geputzt. Es war blitzsauber. Nur zur Einübung! Es kam nicht darauf an, was wir machten, sondern wie wir es machten.

Wir werden im täglichen Leben ständig mit dem Wort „Achtung!" konfrontiert, sind aber gegen diese Reizüberflutung schon etwas abgestumpft. Wir können ständig lesen: Achtung! Stufe! Achtung! Lebensgefahr – Hochspannung. Achtung! Gefährliche Kreuzung!

Das Zeichen dafür ist das Dreieck mit der Spitze nach oben oder auch das Warndreieck mit der Spitze nach unten, z. B. das Zeichen „Vorfahrt achten":

Wir haben es für den Straßenverkehr eigens entwickelt, das Dreieck einmal auf der Spitze stehend, – und fahren bei jeder Autofahrt daran vorbei. Wir beachten es wohl meistens – denn bei Nichtbeachtung besteht wirklich Gefahr für Leib und Leben – ,aber wir machen auch dies mehr oberflächlich. Wenn wirklich jeder diese Achtsamkeit voll in sich hätte, dürfte an diesen Stellen, wo ein solches Warn-Dreieck aufgestellt ist, eigentlich nichts mehr passieren.

In einigen Berufen ist es absolut tödlich – für den Betroffenen und seine Mitmenschen –, wenn die Achtsamkeit missachtet wird, z. B. ein Pilot beim Start oder dann bei der Landung auf einem Flughafen.

Dieses Achtsamkeits-Symbol wird sogar auf Verpackungen und Sonstigem gedruckt, um uns auf etwas aufmerksam zu machen. Auch in der Werbung wird es verwendet. Oder auf Plastiktüten: Achtung! Nicht über den Kopf ziehen – Erstickungsgefahr!

Aber gerade diese Überflutung mit diesem Zeichen hat uns langsam abstumpfen lassen. Leider!

Deshalb sollen wir diese Achtsamkeit wieder erlernen, in uns verankern und aus diesem Kurs mit ins tägliche Leben nehmen, dann haben wir und unsere Umgebung auch etwas davon. Wenn wir nur dieses eine Wort „Achtsamkeit" voll in unser Leben integrieren, dann hat es sich „rentiert".

Im Zen gibt es ein Zeichen dafür: Man hebt die Hand und zeigt den Zeigefinger. Das heißt nichts anderes als *Achtsamkeit* und jeder, der sich einmal etwas mit Zen beschäftigt hat, kennt dieses Zeichen, weiß sofort Bescheid. Dies soll auch das Zeichen eines solchen Kurses werden – der erhobene Zeigefinger. Wenn also jemand uns ansprechen sollte, und wir sind gerade voll in der Übung – der erhobene Zeigefinger sagt dem andern sofort: Halt – jetzt ist nicht die Zeit dafür!

Und deshalb sprechen wir auch jeden Morgen bei diesem Fastenkurs den Text:

Achte gut auf diesen Tag – denn er ist das Leben.

Die Liebe

Ein Fastenkurs ist eine wunderbare Gelegenheit, in der Stille und im Schweigen die Liebe zu leben. Durch die größere Sensibilität kann man die Liebe zu Lichtenergie und Lebensschwingung spüren und erfahren und so im schweigenden Begegnen zu den Kursteilnehmern eine tiefere Beziehung erreichen.

Die Liebe hat für die Heilige Hildegard von Bingen die größte Weltenkraft. In der Bibel können wir lesen: „Liebe deinen Nächsten wie dich selbst." Dazu muss man erst die eigenen Stärken und auch Schwächen erkennen und akzeptieren. Dann kann man dies auch auf den anderen übertragen und ihn so akzeptieren, wie er eben ist, nicht so, wie man ihn gerne haben will.

Um die Liebe mit ihren lebensverändernden Eigenschaften den Kursteilnehmern bewusster zu machen, zitiere ich in meinen Vorträgen gerne berühmte Weisheitsworte über die Liebe.

Eine kleine Auswahl:

„Das Hohe Lied der Liebe"

Ich zeige Euch jetzt noch einen anderen Weg, einen, der alles übersteigt.
Wenn ich in der Sprache der Menschen und der Engel redete,
hätte aber die Liebe nicht, wäre ich dröhnendes Erz
oder eine lärmende Pauke.
Und wenn ich prophetisch reden könnte und alle Geheimnisse wüsste
und alle Erkenntnis hätte; wenn ich alle Glaubenskraft besäße
und Berge damit versetzen könnte, hätte aber die Liebe nicht,
wäre ich nichts.
Und wenn ich meine ganze Habe verschenkte,
und wenn ich meinen Leib dem Feuer übergäbe,
hätte aber die Liebe nicht, nützte es mir nichts.

Die Liebe ist langmütig, die Liebe ist gütig. Sie ereifert sich nicht,
sie prahlt nicht, sie bläht sich nicht auf.
Sie handelt nicht ungehörig, sucht nicht ihren Vorteil,
lässt sich nicht zum Zorn reizen, trägt das Böse nicht nach.

Sie freut sich nicht über das Unrecht, sondern freut sich an der Wahrheit.
Sie erträgt alles, glaubt alles, hofft alles, hält allem stand.
Die Liebe hört niemals auf.
.

Prophetisches Reden hat ein Ende,
Zungenrede verstummt, Erkenntnis vergeht.
Denn Stückwerk ist unser Erkennen, Stückwerk unser prophetisches Reden;
wenn aber das Vollendete kommt, vergeht alles Stückwerk.

Als ich ein Kind war,
redete ich wie ein Kind, dachte wie ein Kind und urteilte wie ein Kind.
Als ich ein Mann wurde, legte ich ab, was Kind an mir war.

Jetzt schauen wir in einen Spiegel und sehen nur rätselhafte Umrisse,
dann aber schauen wir von Angesicht zu Angesicht.

Jetzt erkenne ich unvollkommen,
dann aber werde ich durch und durch erkennen,
so wie ich auch durch und durch erkannt worden bin.

Für mich bleiben Glaube, Hoffnung und Liebe, diese drei;
doch am größten unter ihnen ist die Liebe.(1.Kor.13,1-13)

Und der große, alte Weise LAOTSE, lange vor Paulus,
sagte über die Liebe:

Es gibt nur eine Großmacht auf Erden – das ist die Liebe!

Pflicht ohne Liebe macht verdrießlich.
Verantwortung ohne Liebe macht rücksichtslos.
Gerechtigkeit ohne Liebe macht hart.
Wahrheit ohne Liebe macht kritisch.
Erziehung ohne Liebe macht widerspruchsvoll.
Klugheit ohne Liebe macht gerissen.
Freundlichkeit ohne Liebe macht heuchlerisch.
Ordnung ohne Liebe macht kleinlich.
Sachkenntnis ohne Liebe macht rechthaberisch,
Macht ohne Liebe macht gewalttätig.
Ehre ohne Liebe macht hochmütig.
Besitz ohne Liebe macht hochmütig.
Glaube ohne Liebe macht fanatisch.

Wehe denen, die an der Liebe geizen;
sie tragen Schuld daran, dass die Welt
schließlich an Selbstvergiftung zugrunde geht.

Was lebst Du, wenn Du nicht lieben kannst?

Die Heilige Hildegard von Bingen drückt dies Ganze in einem einzigen kleinen Satz aus, und kürzer und treffender kann man es gar nicht sagen:

„Die Liebe überflutet das All!"

Die Geduld

Von *Geduld als Tugend* – von der die Hl. Hildegard immer wieder spricht – ist in unserem Leben sehr selten die Rede. Dafür ist in einer so schnelllebigen Zeit kein Platz mehr – meint man! Hat die Geduld ausgespielt? Wenn man so dem Treiben unserer Zeit zuschaut, mögen Tempo, Unruhe und Zeitgeist das bestätigen.

Die Hl. Hildegard beschreibt immer bei der Darstellung der 35 Tugenden auch das Gegenteil. Sie nennt sie Laster. *Ungeduld* schafft Spannungen, macht Beziehungen kaputt, geht gewalttätig mit der Zeit um. Wir brauchen Geduld heute nötiger denn je, denn sie vermag enorme Kräfte zu wecken.

Wer den Problemen des Lebens gegenüber Geduld zu pflegen bereit ist, wird auf Lösungen treffen, auf die er mit *Ungeduld* nie gekommen wäre. Manche haben es nur noch nicht probiert, was sich mit *Geduld* alles erreichen lässt.

Junge Menschen (aber auch viele alte) haben da oft ihre Einwände: Das dauert ihnen alles viel zu lange. Vielleicht ist es tatsächlich ein Zeichen von Reife, wenn einer geduldig warten kann.

Darum sagt die Bibel:
„Ein Geduldiger ist besser als ein Starker.
Und der, der seines Mutes Herr ist,
ist besser als der, der Städte gewinnt.“

Die ungeduldige Neugier, hinter ein Geheimnis kommen zu wollen, hat schon manches zerstört. Ungeduld ist also fast so etwas wie Lieblosigkeit, mit der man sich gegenüber dem Lebenspartner oder einem Berufskollegen durchsetzt. Der Ungeduldige erwartet einfach, dass das ganze Leben sich nach seinem Zeitmaß richtet.

Geduld und Langmut sind Eigenschaften Gottes,
von denen wir bis auf diesen Tag leben.
Sollten wir nicht auch auf diese Weise Seines Geistes Kinder sein?

Die Reue

Die Reue ist eine weitere Tugend, die bei Hildegard eine ganz große Rolle spielt. Schon Christus sagte bei seinen Heilungen: „Gehet hin und sündigt nicht mehr!" Das heißt nichts anderes als: „Macht nicht wieder dieselben Fehler, die zu dieser Krankheit geführt haben!" Das ist Reue!

Hildegard sagt:
„Die Reue ist die Leuchte der Seele.
Das löscht die Schuld im Menschen aus."

Der arabische Dichter Pahlawan-i-Saif sagt zur Reue, ganz im Sinne Hildegards:
„Die echte Reue bedeutet Umkehr
und die vollkommene Aufgabe von etwas,
was bisher auf einen
eine sehr starke Anziehungskraft ausgeübt hat."

Hilfreiche Weisheitsworte

Die weisen Worte dieses Textes trug ich meist am Ende eines Fastenkurses vor und gab sie dann jedem Faster, der sie haben wollte, für zu Hause in Kopie mit. Sie stammen von einem unbekannten, doch sehr klugen Verfasser und sind in Stein gehauen zu lesen auf einer alten Steinplatte in der altehrwürdigen St.-Pauls-Kirche in Baltimore, USA. Diesen Spruch gibt es inzwischen auch als Lied, von einer amerikanischen Pop-Gruppe vorgetragen, und da es hierbei um sehr viel Geld geht, streiten sich über die Urheber-Rechte nun „Nachfahren des Verfassers" in den USA vor Gericht. Eigentlich schade, denn für solche alten Weisheiten sollte es kein Urheberrecht geben!

Gehe ruhig und gelassen durch den Lärm und Hast unserer Zeit
und sei des Friedens eingedenk, den die Stille bergen kann.
Stehe - soweit es ohne Selbstaufgabe möglich ist –
in freundlicher Beziehung zu allen Menschen.

Äußere deine Wahrheit ruhig und klar.
Höre auch anderen zu, auch den Geistlosen und Unwissenden,
auch sie haben eine Geschichte.
Meide aber laute und aggressive Menschen;
sie sind oft eine Qual für den Geist.

Wenn du dich mit anderen vergleichst,
könntest du bitter werden und dir nichtig vorkommen;
denn immer wird es jemanden geben, größer - aber auch geringer,
als du es bist.

Freue dich deiner eigenen Leistungen wie auch deiner Pläne.
Bleibe weiter an deiner eigenen Laufbahn interessiert,
wie bescheiden sie auch immer sei!
Sie ist ein echter Besitz im wechselnden Glück der Zeiten.

In deinen geschäftlichen Angelegenheiten
lass Vorsicht walten, denn die Welt ist voller Betrug.
Aber dies soll dich nicht blind machen
gegen gleichermaßen vorhandene Rechtschaffenheit.

Viele Menschen ringen um hohe Ideale
und überall ist das Leben voller Heldentum.

Sei du selbst, vor allen Dingen heuchle keine Zuneigung
und sei nicht zynisch, was die Liebe betrifft.
Denn auch im Angesicht aller Dürre und Enttäuschungen
ist sie doch immerwährend wie das Gras.

Ertrage freundlich und gelassen den Ratschluss der Jahre,
gib die Dinge der Jugend mit Grazie auf!

Stärke die Kraft des Geistes,
damit sie dich in plötzlich hereinbrechendem Unglück schütze.
Aber beunruhige dich nicht mit Einbildungen.
Viele Befürchtungen sind Folgen von Erschöpfung und Einsamkeit.

Bei einem behutsamen Maß an Selbstdisziplin sei gut zu dir selbst!
Du bist ein Kind des Universums, nicht weniger als die Bäume und die Sterne.
Du hast ein Recht, hier zu sein!
Und ob es dir nun bewusst ist oder nicht,
Zweifellos entfaltet sich das Universum wie vorgesehen.

Darum lebe in Frieden mit Gott – was für Vorstellung du auch von ihm hast –
und was immer dein Mühen und Sehnen ist.
In der lärmenden Wirrnis des Lebens erhalte dir den Frieden deiner Seele.

Trotz all ihrem Schein, der Plackerei und der zerbrochenen Träume
ist diese Welt doch wunderschön!
Sei immer vorsichtig – strebe danach, glücklich zu sein.

Eine Buddha-Weisheit

ganz im Sinne Hildegards, die auch sie hätte sagen können:
*„Es gibt nur eine Zeit, in der es wesentlich ist, aufzuwachen.
Diese Zeit ist jetzt!"*

Seneca und die drei Siebe:

Zu Seneca kam ein Freund gelaufen und sagte:
„Ich muss dir unbedingt etwas erzählen. Weißt du schon, was …"

„Halt!", sagte Seneca, hast du das, was du mir erzählen willst,
schon durch *die 3 Siebe geschüttelt?"*

„Welche 3 Siebe?", fragte der Freund.

„Das erste Sieb ist das *Sieb der Wahrheit.* Ist das, was du mir erzählen willst,
wirklich wahr? Hast du es daraufhin geprüft?"

„Nein", antwortete der Freund, „das habe ich natürlich nicht. Es wurde mir vom Nachbarn erzählt und dem glaube ich natürlich. Er hat mir gesagt, dass …"

„Halt!", sagte Seneca, „hast du das, was du mir erzählen willst, schon durch das 2. Sieb geschüttelt: das *Sieb der Notwendigheit?* Ist das, was dir dein Nachbar erzählt hat und was du jetzt unbedingt mir erzählen willst, wirklich für mich notwendig, dass du es mir erzählst?"

„Eigentlich notwendig ist es nicht, aber sehr interessant. Er sagte nämlich, dass …"

„Halt!", sagte Seneca abermals, „hast du das, was du mir erzählen willst, schon durch das 3. Sieb geschüttelt: das *Sieb der Güte?* Ist das, was dir dein Nachbar erzählt hat, wirklich gut?"

„Eigentlich nicht, im Gegenteil. Er sagte, dass …"

„Halt!", sagte Seneca, „Wenn das, was du mir erzählen willst, *weder wahr ist, noch notwendig, noch gut,* warum willst du es mir denn unbedingt erzählen? *„Deshalb schweige lieber und denke still darüber nach!"*

Meditation bei Fastenkuren

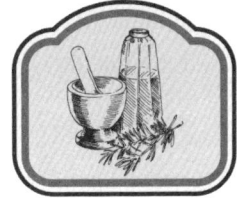

Die Wurzeln der Meditation in Europa

Da in meinen Fastenkursen die Meditation eine große Rolle spielt, habe ich auch die Teilnehmer in die Bedeutung der Meditation eingeführt. Dabei kam mir ein Vortrag über die Ursprünge der Meditation in Europa von Bruder Jacobus Geiger (OSB) zu Hilfe. Seine Informationen ergänzte ich mit Zitaten von der Hl. Hildegard und Pater Willigis Jäger.

Hieraus ergibt sich ganz klar, dass die Meditation nicht nur in Asien einen Ursprung hat, sondern bei uns in Europa auch tief verwurzelt war, und wahrscheinlich sogar in Australien, bei den Aborigines. Aber die Übung der Meditation und die Wirkungen auf die Menschen waren bei uns in Vergessenheit geraten. Die Anstöße aus Japan, China und Indien durch P. Lassalle, P. Willigis, Prof. Dr. Michael Brück u. a. m. waren deshalb sehr nötig, um die genaue Technik wieder neu zu entdecken und bei uns wieder publik zu machen.

* * *

Schon auf dem Berg Athos wurde Meditation geübt. Der autonome heilige Berg Athos (UNESCO-Welterbe) ist eine griechische Mönchsrepublik auf dem östlichen Finger der Halbinsel Chalkidikí, 336 km² groß, 2262 (mönchische) Einwohner, zzgl. Verwaltung, Polizisten, Geschäftsbesitzern und zivilen Arbeitern. Sie wurde von Athanasios Athonites 963 gegründet, aber auch vorher siedelten dort bereits Mönche, die sich an den Vorbildern der asketischen Mönche im alten Ägypten orientierten. Es gibt 20 Großklöster, 17 davon sind griechisch-orthodox. Außerdem siedeln an den schwer zugänglichen Hängen des eigentlichen Berges Athos (2.033 m hoch) Mönche in Eremitagen – Kleinstbauten und Höhlen. Berühmt sind die Ikonen-Malerwerkstätten des Athos, deren große Tradition bis ins Hochmittelalter zurückreicht.

Bemerkenswert ist auch, dass man den heiligen Berg Athos nur mit einer Sondergenehmigung per Schiff betreten darf. Es wird im Hafen streng kontrolliert, weil diese Sondergenehmigungen auch nur sehr begrenzt ausgestellt werden. Frauen ist das Betreten und der Aufenthalt in der autonomen Mönchsrepublik strengstens verboten – und das seit über 1000 Jahren.

In der 2. Hälfte des 14. Jahrhunderts entstand im Kloster des heiligen Pantokrator auf dem Athos durch die Mönche Kalistus und Ignatius die sogenannte *Centurie des Kalistus und Ignatius*. Dieses Werk findet auch teilweise Eingang in die Philokalie, einer Sammlung von Vätertexten über das Jesusgebet, das in der Ostkirche sehr beliebt war und von den Starzen – den geistlichen Meistern der Orthodoxie – zum Lesen empfohlen wurde. Diese Schrift wird auch in den *„Aufrichtigen Erzählungen eines russischen Pilgers"* erwähnt.

Etwa zur gleichen Zeit, im späten 14. Jahrhundert, entstanden in England ähnliche Werke: *„Die Wolke des Nichtwissens"* und *„Der Weg des Schweigens"*. Sie sind von einem anonymen Mönch verfasst und uns in Briefen dieses Mönchs an seinen uns unbekannten Schüler erhalten. Die Antworten dieses Schülers kennt man aber nicht.

Beide Werke beschreiben den geistlichen Weg der Kontemplation. Obwohl ein gegenseitiges Kennen der Mönche und ihrer Schriften damals durch die räumliche Entfernung zwischen dem Athos und England fast unmöglich war, gibt es sehr genaue Übereinstimmungen. Anhand einzelner Abschnitte zeige ich hier diesen Weg der Kontemplation.

Zur Entstehung ist interessant, dass die Centurie eigentlich eine Verteidigungsschrift war. Der Athos erlebte zu dieser Zeit einen Niedergang. Der Zugang zu den geistigen Quellen war versiegt. Dann kamen Mönche vom Sinai, die in der lebendigen Tradition des Jesusgebetes standen. Sie führten ihre Praxis und ihr Verständnis auf dem Athos wieder ein. Dabei erfuhren sie oft heftigen Widerspruch. Die Centurie wollte den Nachweis erbringen, dass diese eingeführte

Gebetspraxis bereits bei den alten Mönchs- und Kirchenvätern vorhanden war. Deshalb ist das gesamte Werk mit vielen Zitaten aus der Patristik ausgestattet.

Die erste und wichtigste Anweisung für den Anfänger ist, *seinen Geist auf den Atem zu konzentrieren* und dabei *das Jesusgebet innerlich zu sprechen.*

Die Schrift sagt: „Du aber sitze still in der Zelle und sammle deinen Geist, führe ihn auf den Weg über die Nase, wo der Atem zum Herzen geht, und treibe ihn an und zwinge ihn, mit der eingeatmeten Luft ins Herz hinabzusteigen. – Wenn er dort eingegangen ist, wird das, was folgt, nicht ohne Lust und Freude für dich sein. – Gewöhne den Geist daran, sich nicht schnell von dort zu entfernen. Denn im Anfang ist er sehr gelangweilt wegen der Abgeschlossenheit und Enge dort, wenn er sich aber eingebürgert hat, verlangt er nicht mehr nach dem Herumschweifen draußen.

In der Bibel heißt es:
„*Das Himmelreich ist in uns.*" (Lukas 17, 21)

In einem weiteren Text heißt es: „Du musst aber auch das lernen, dass du deinen Geist, wenn er dahin gelangt ist, von da an nicht stumm und untätig lassen sollst, sondern gib ihm das Werk „*Herr Jesus Christus, Sohn Gottes, erbarme dich meiner*" zu tun und lasse von dieser Übung nicht ab. Wenn der Geist zwischendurch umherirrt, kehre wieder zurück zu dieser Übung, damit er in dein Herz hinabsteige und immer dort bleibt!"

Ähnlich wie in „*Der Wolke des Nichtwissens*" wird auch hier mit Hilfe eines Wortes oder eines Satzes der Geist an den Atem gebunden. Wer diese Übung über die Anfangsschwierigkeiten hinausbringt, dem wird dann *jeder Atemzug zum inneren Gebet.*

Dabei kennt die Centurie auch die Vereinfachung des langen Satzes des Jesusgebets zum einfachen inneren Sprechen des Namens „*Jesus*". Man kann auch ein anders Wort wählen, dass der Übende verinnerlicht. Dabei ist es wichtig, dass aufkommende Gedanken, Fantasien und Emotionen losgelassen werden, man also zur Beobachtung des Atems und zum inneren Gebet zurückkehrt. Also – wie P. Willigis immer wieder sagt –: „*Dieser eine Atemzug!*"

Es gibt eine völlige Übereinstimmung mit dem englischen Mönch, einen Ort zu wählen, der die innere Sammlung fördert. Er sagt: „… vor allem der Anfänger soll in einem stillen und finsteren Winkel sitzen. Denn das Sehen mit den Augen und das Hinschauen auf Sichtbares ist geeignet, den Geist zu zerstreuen, aufzuspalten und ihn zu verwirren." Deshalb üben wir bei unserem Fastenkurs mit Kontemplation *„das Sitzen mit dem Gesicht zur Wand!"* Wenn wir nur die Wand anschauen, hört das Wandern des Geistes durch das Sehen auf, und man gewöhnt sich mit oder gegen seinen Willen an die Ruhe und die Sammlung. In der Centurie heißt es: „Ein Anfänger soll nicht dauernd aus seiner Zelle herausgehen, auch soll er sich von allen Unterhaltungen und allem Herumschauen fernhalten …"

Wenn wir diese Anweisungen auf unseren Kurs übertragen, heißt das, dass wir *wirklich* bei der Übung bleiben sollen, auch wenn es uns langweilig wird, wenn wir eine innere Leere spüren. Es ist wichtig, den Geist daran zu gewöhnen und sich nicht Abwechslung zu verschaffen, schnell mal zuhause anzurufen, über diesen oder jenen interessanten Text in einem Buch sich Gedanken zu machen oder gar nachzulesen, sondern *immer* bei seiner Übung zu bleiben. So ist es nur selbstverständlich, wenn die Centurie empfiehlt: „Auch beim Essen beschäftige dich mit Beten, damit du dich auf diese Weise daran gewöhnst, ohne Unterlass zu beten. – Der Übende sollte auch beim Essen und Trinken, beim Sitzen oder Dienen, beim Wandern oder jeder anderen Betätigung ohne Unterlass das Jesusgebet innerlich sprechen, wie ein Mantram: *„Herr Jesus Christus, Sohn Gottes, erbarme dich meiner"*.

Dies ist eine Methode, den Geist zu zentrieren und zu vereinheitlichen, die uns helfen soll. Das kann natürlich auch „unser" Leitwort sein! Das Entscheidende schreibt die Centurie aber der *Gnade* zu, wenn sie sagt: „Mehr als dies im Kampf um die göttliche Gnade hilft dem Geist zum Erfolg die *Anrufung unseres Herrn Jesus Christus* in einem gläubigen Herzen, und nicht die von uns dargelegte Methode des Einatmens durch die Nase oder das Sitzen an einem stillen, dunklen Ort alleine. All´ das wird uns von den Vätern deshalb nahegelegt, weil es Hilfsmittel sind, um uns zu sammeln, um uns aus der gewohnten Zerstreuung zu uns zurückzuführen und uns zu konzentrieren."

Die Centurie weist besonders den Anfänger auf die Gefahr hin, dass er laufend sein Übungswort oder seinen Übungssatz ändert. Er probiert es mit dem einen

Wort, findet dann aber keinen Fortschritt bzw. meint nur, dass er auf der Stelle tritt: Es kommt ihm ein Gefühl der Öde und inneren Leere und so will er es eben mit einem anderen versuchen. Er wechselt und beginnt mit einem neuen. Die Centurie sagt: „Man soll *nicht* die Worte des Gebetes ändern, damit der Geist nicht durch die ständige Änderung und Umstellung an Unbeständigkeit und Wankelmütigkeit gewöhnt, haltlos und unfruchtbar bleibt, wie Bäume, die ständig versetzt und umgepflanzt werden."

Das Gleiche gilt auch, wenn ich von Kontemplation zum Zen wechsle, vom Zen zum Yoga, von diesem Lehrer zu jenem Meister, von der einen Theorie zur anderen Theorie usw. Dieser Mensch gleicht einem, der einen hohen Berg besteigen will, aber immer, wenn es anstrengend oder unangenehm wird, wenn ein Engpass kommt, ausweicht und einen anderen Weg nimmt. Meist macht er auf dem neuen Weg schnelle Fortschritte, bis er wieder an dem Punkt ankommt, wo er auf dem vorhergehenden Weg stecken blieb und aufgab. Jetzt heißt es erneut, das gleiche Problem zu bewältigen, die gleiche Engstelle zu durchsteigen, dieselbe Wüstenperiode zu durchleben. Lasst euch also nicht durch solche Erfahrungen entmutigen.

Ein weiteres Problem, das beim Üben auftaucht, ist die Müdigkeit. Die Centurie rät dem Anhänger, aber auch dem Fortgeschrittenen, bei dem dieses Problem ebenso auftaucht, sich wirklich zu mühen. Und wenn trotz allem Bemühen kein konzentriertes Üben möglich ist, *„dann bete, wie du eben kannst."* Dann aber bleibe auch ständig bei diesem Gebet oder Wort. Auch hier geht es um das Durchhalten, das Nicht-schlapp-Machen.

Ein weiterer Knackpunkt des Übens sind die immer wiederkehrenden Gedanken und Fantasien. Die Centurie ist diesbezüglich radikal, sie sagt: „Die Fantasiebilder muss man gänzlich von sich weisen." – „Diejenigen, die Fortschritte gemacht haben, haben ungehörige Vorstellungen von sich gejagt. Sie lassen sie vergehen wie Wachs im Feuer durch das Mittel des reinen Gebetes und der von allen Bildern sich entäußernden Entleerung des Geistes und der einfachen Hingabe an Gottes Willen." – „Wenn du nun so handelst, wie eben gesagt, rein ohne Vorstellungen und Bilder betest, wirst du den Spuren der Heiligen folgen. Wenn aber nicht, so wirst du statt Trauben Dornen sammeln." Das Wichtigste hier ist: *die einfache Hingabe an Gott, bildlos und gedankenlos. Es ist gut, dies dann mit jedem Atemzug zu tun.*

Eine weitere Ermahnung ist, sich Zeit zu lassen und nichts vorschnell zu erhoffen. Dieser Weg ist lange und es gibt keine Abkürzungen. Man muss ihn *gehen*. Alles andere nützt nichts. Man muss ihn selber in seinem Inneren gehen. Die Centurie rät: „Harre unablässig aus beim Namen unseres Herrn Jesus, damit dein Herz den Herrn hinabtrinke und der Herr übers Herz und so die zwei zu einem werden. Aber das ist nicht das Werk eines Tages oder zweier, sondern einer langen Zeit und Dauer. – Denn viel Kampf und Zeit ist nötig, damit der Feind hinausgeworfen werde und Christus Wohnung nehme."

Den Herrn hinabtrinken und zwei zu einem werden. Dies sind Bilder, die die Einheitserfahrung anklingen lassen. Sie ist Geschenk, Gnade, die auf dem Weg den Menschen überwältigt. Wer an diesem Einswerden teilhat, *ändert sich von innen* heraus. Nicht mehr das *„Sollen und Müssen"* bewegen sein Handeln, sondern nur Reinheit, Vollkommenheit und Demut.

Die Centurie sagt dazu: „Was ist in Kürze die Reinheit? Ein Herz, das gütig ist gegen alle geschaffenen Geschöpfe, gütig und barmherzig. Ein barmherziges Herz haben heißt, sein Herz verbrennen um jedes Geschöpfes willen, für die Menschen, die Vögel, die Tiere, die Geister und für alles, was geschaffen ist."

Wer dieses große innere Erbarmen *gegenüber allem* in sich selbst schon erfahren hat, der kennt auch meist die *Gabe der Tränen*.

Im alten Mönchstum wird sie hoch gerühmt, weil sie ein untrügliches Zeichen innerer geistlicher Reifung ist. Auch sie kann nicht gemacht werden, sondern ist Geschenk – eine Gnade. Man spricht von der *Gnade der Tränen*. Wir finden hierzu folgende Sätze in der Centrurie:

„Wenn du aber noch nicht der Gabe der Tränen gewürdigt wirst, dann kämpfe und bete mit demütigem Sinne, damit du sie erhältst. Denn dadurch, nämlich durch die Leiden und die Beschwerden, werden wir gereinigt und der guten unterhaltsamen Dinge teilhaftig gemacht." – „…. wie das Feuer das Rohr verzehrt, so verzehren meine reinen Tränen allen Schmutz, der in den Sinnen oder im Erkennungsvermögen sich kundtut." – „Wer die Bosheit vertreiben will, vertreibe sie durch Tränen. Und wer Tugend erwerben will, erwirbt sie durch Tränen." – „Und aus dieser Wärme, die aus der Liebe zur Schau stammt, entspringt der Tränenerguss." – „Aus den nicht aufhörenden Tränen erhält die Seele den Frieden der Gedanken, aus dem Frieden der Gedanken wird sie zur Reinheit des Geistes erhöht, durch die Reinheit des Geistes schreitet der Mensch zum Schauen der Geheimnisse." – „Aus einem solchen Herzen entströmen zumeist die Tränen in *den*, der durch die Liebe damit bereichert wurde. Sie reinigen und erfüllen ihn mit geistiger Salbung, die ihn aber nicht erschöpfen und ausdörren. Dieses Letztere bewirken nämlich die Tränen der Furcht vor Gott, jenes Erstere aber die Tränen, die aus der Hinneigung zu Gott kommen durch das heftige und unablässige Verlangen und Hinneigen zu dem erwähnten Herrn Jesus Christus."

Soweit aus der Centurie und Philakolie – wenn auch manchmal mit etwas anderen Worten – die sich genau mit den Beschreibungen von anderen, die auch diesen Weg gegangen sind und erzählen, decken.

P. Willigis beschrieb uns einige Male die im Zen berühmten „Ochsenbilder", die versinnbildlichen, dass sich der Mensch auf der Suche erst etwas von den anderen Menschen absetzt. Wenn er aber das Ziel erreicht hat, kommt er wieder zurück auf den Marktplatz zu allen anderen Menschen – ist und bleibt also ein Mensch unter Menschen.

In diesem Sinne ist das kleine Gedicht des berühmten, indischen Dichters *Rabindranath Tagore* zu verstehen:

Ich schlief und träumte:
Das Leben war Freude.

Ich erwachte und sah:
Das Leben war Pflicht:

Ich handelte und sah:
Die Pflicht war Freude.

Zu der berühmten spanischen Mystikerin Teresa von Àvila kamen einmal – als sie gerade in der Küche beim Pfannkuchenbacken war – einige Nonnen und beschwerten sich, dass sie zu wenig Zeit zum Meditieren hätten. Sie warf einen

Pfannkuchen aus der Pfanne in die Höhe, um ihn zu wenden und sagte dabei: *„Wer nicht fähig ist, Gott zwischen Hochwerfen und Auffangen eines Pfankuchens zu erfahren, der erfährt ihn überhaupt nicht."*

Die Nonnen hatten eigentlich Recht. Jeder von uns braucht einmal eine Auszeit, in der man nur einfach dasitzt und über sich und die Welt nachdenken kann: Zeit zur Meditation und der Begegnung mit Gott. Jeder von uns sehnt sich nach Ruhe und Einkehr. Auch Teresa wusste, dass wir Menschen diese Momente der Ruhe und der Einkehr brauchen. Doch sie wusste auch, dass hier eine Gefahr verborgen ist. Denn wenn ich immer warte, bis ich endlich Zeit finde, um mich zu besinnen, um Gott zu begegnen, dann könnte es passieren, dass die Tage vorübergehen und nichts passiert.

Wenn ich alle Sehnsucht auf diesen Kurs konzentriere, dann kann es geschehen, dass diese schöne Zeit zu einer Enttäuschung wird.

Gott ist immer und überall da, ob beim Pfannkuchenbacken oder beim Putzen, beim Spazierengehen oder in diesem Kurs, an jedem Ort und zu jeder Zeit.

Um das nicht zu vergessen, habe ich dieses kleine Geschichtchen von Teresa und ihren Nonnen hier eingefügt, denn ein Fastenkurs mit Meditation ist auch eine zutiefst religiöse Angelegenheit. Hier können wir suchen und vielleicht auch finden.

Deshalb habe ich zu Hause über unserem Meditationsraum den Spruch von C. G. Jung in Holz eingebrannt, der diesen, in Stein gehauen, als Inschrift über dem Eingang seines Schlösschen am Züricher See stehen hat:

Vocatus atque non vocatus – Deus aderit.
Gerufen oder nicht gerufen – Gott wird da sein.

Einführung
in die Kontemplation
und ihre 7 Stufen

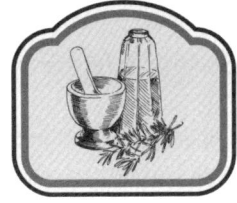

Zur Einführung in die Kontemplation muss erst etwas zum Weg und den verschiedenen Wegabschnitten gesagt werden. Alle Religionen haben im Laufe ihrer Geschichte Methoden entwickelt, um das, was sie in Bildern und Gleichnissen lehren, durch die Erfahrung einzuholen. Diese Erfahrungen werden in den mystischen Texten überliefert.

Im *Christentum* ist die alte Tradition der *Kontemplation,* im *Islam der Sufismus*, im *Buddhismus* das *Zen*, im *Judentum* der *Chassidismus* und die Tradition der *Kabala* usw.

Am Anfang jeder großen Religion steht immer eine *mystische Erfahrung.* Meist hat die *Stiftergestalt der Religion* eine solche außergewöhnliche Erfahrung mit dem Urgrund – dem Göttlichen – gehabt:

*   *Moses* und seine Begegnung mit dem *brennenden Dornbusch*
*   die *Erleuchtung von Gaudama Sidhartha Buddha*
*   *Jesus bei seiner Taufe* im Jordan und das überlieferte Wort: *„Du bist mein geliebter Sohn"*
*   *Mohammed* hat solche Höhlen-Erlebnisse mit dem Erzengel Gabriel gehabt und sie im Koran aufgeschrieben.

Diese mystischen Wege werden immer vom Meister zum Schüler weitergegeben. Sie sind nur sehr schwer selbst aus Büchern erlernbar. *Man muss den Weg gehen.* Das *Wissen* über den Weg und die *angelesene Erfahrung* macht noch lange keine eigene Erfahrung. Ein solcher Weg ist ein langer Reifungs- und Wachstumsprozess. Dabei ist *absolut nichts erzwingbar.*

Wichtig ist vor allem, dass bei diesem Wachsen und Reifen der *ganze Mensch* angesprochen wird, und es *ist völlig unabhängig davon, ob ein Mensch einer Religion angehört oder sich als Atheist bezeichnet.* Das ist sehr wichtig.

Die *Ratio*, der Verstand, der Kopf oder das, was wir das *kleine Ego* nennen, sind dabei nicht die entscheidenden Aspekte. Tiefere Schichten unseres Menschseins sollen zum Zuge kommen. So führt die Kontemplation in die eigene Tiefe und in eine religiöse Erfahrung. P. Willigis erzählte dazu ein schönes Beispiel: Man kann jemandem noch so oft erzählen, wie ein Schluck Rotwein schmeckt, oder er kann noch so viele Bücher darüber lesen; *erst wenn er einmal einen Schluck Rotwein selbst getrunken hat*, weiß er überhaupt, von was gesprochen und geschrieben wird. Er benötigt eben wirklich eine *eigene Erfahrung.* Dieses *„In-die-eigene-Tiefe-Kommen"* erfolgt normalerweise über mehrere Übungsstufen:

Die 1. Stufe: Äußerlich und innerlich zur Ruhe kommen

Das äußere und innere *„Zur-Ruhe-Kommen"* wird nur möglich, wenn ich eine ruhige Sitzhaltung einnehme, die über längere Zeit beibehalten werden kann und in der ich mich wohlfühle. Der Ort meiner Übung sollte zur Ruhe einladen. *Die äußere Ordnung wirkt auf die innere Ordnung.* Dabei ist Mäßigkeit von Bedeutung, das, was die Heilige Hildegard von Bingen als *„Discretio"*, als *„das rechte Maß"*, bezeichnet hat. Das Buch *„Die Wolke des Nichtwissens"* von einem unbekannten englischen Mönch des späten 14. Jh. enthält Briefe an einen Schüler. In diesen Briefen gibt er ihm genaue Anweisungen zur Kontemplation.

Die Fragen des Schülers sind *nicht* erhalten, sondern nur die *Antworten auf diese Fragen.* Diese Briefe-Sammlung ist der *eindeutige Beweis dafür,* dass *Meditation und Kontemplation* nicht nur im Osten vorkamen, sondern auch bei uns im Westen eine tiefe Tradition hatten. Durch die *Inquisition* aber sind diese westlichen Formen leider bei uns fast ganz verlorengegangen. Deshalb holen wir uns diese heute wieder aus dem Osten und füllen sie mit eigenem oder auch mit westlich- christlichem Gedankengut.

Johannes vom Kreuz, Tauler, Meister Eckehart und Theresa von Avila mussten sich vor der Inquisition in Acht nehmen. Die Heilige Hildegard von Bingen hatte es da noch etwas leichter, weil es die „Heilige Inquisition" zu ihrer Zeit noch nicht in diesem Maße gab wie später.

Schon der Verfasser dieser „*Wolke des Nichtwissens*" empfiehlt seinem Schüler „*in allem Tun maßzuhalten*", sei es im Essen und Trinken, im langen Üben und auch im Beten. Das Ganze sollte also nicht zu „*asketischer Höchstleistung mit krampfhafter Selbstvergewaltigung*" ausarten.

Man sollte in Ruhe langsam beginnen, die einzelnen Übungsabschnitte regelmäßig zu Hause durchzuführen, dann nach und nach die Übungszeit von ca. 10 bis 15 Min. auf 20 bis 25 Min. erhöhen, später sich vielleicht morgens und abends eine Übungszeit einrichten, irgendwann einen kürzeren Kontemplationskurs zur Vertiefung der Übung besuchen usw.

Die 2. Stufe: Gedanken loslassen bzw. stehen lassen

Die „*Wolke des Nichtwissens*" gibt zum Einstieg in das kontemplative Beten folgende Anweisung: „Willst du beten, vergiss alles, was du getan hast oder vorhast zu tun. Weise alle Gedanken ab, gleich ob gut oder böse. Gebrauche beim Beten keine Worte, es sei denn, du fühlst dich innerlich dazu gedrängt. Betest du aber doch mit Worten, so kümmere dich nicht darum, ob es viele oder wenige sind. Beachte sie nicht, denke nicht daran, was sie bedeuten."

Ohne Worte und Gedanken sollten wir also beten. Das heißt, wenn Gedanken kommen, diese einfach stehen lassen. Ihnen keinen Raum geben, sie nicht weiterdenken. Stellen wir nach einer Weile des Sitzens fest, dass Erinnerungen, Bilder, Ereignisse oder Wünsche uns in Gedanken davongetragen haben und wir gar keine Ahnung mehr davon haben, was wir gedacht haben, kehren wir zu unserer einfachen Übung zurück. Dabei ist wichtig sich über dieses *Forttragenlassen* durch seine Gedanken *nicht zu ärgern*. Nicht die perfekte „gedankenlose" bzw. *„gedankenfreie"* Übung ist das Entscheidende, sondern das *Loslassen der Gedanken*, das Stehenlassen der Erinnerungen und Wünsche, *das* ist die Übung. Sie *macht* etwas mit uns. Sie *wandelt* uns unmerklich. Die

Japaner symbolisieren die sitzende Person mit dem heiligen Berg Fudschi und die Gedanken, „die kommen und gehen", mit den Wolken, die diesen heiligen Berg umspielen. Sie sagen:

„Die Wolken kommen, die Wolken gehen,
aber der Berg Fudschi steht!"

Wenn man wirklich einmal beim Sitzen einem Gedanken sehr nachgegangen ist und der Gedanke verschwindet wieder und man weiß auf einmal nicht mehr, was man überhaupt gedacht hat, dann hat man richtig entspannt.

Die 3. Stufe: Das Üben mit einem Wort

Um das immer wieder geforderte *„Lassen der Gedanken"* zu erleichtern, empfehlen die verschiedenen geistlichen Schulungswege, sich ein *Wort* zu nehmen und damit zu üben. So kennt die Ostkirche das *Jesusgebet,* die Katholische Kirche den *Rosenkranz* und die verschiedenen *Litaneien,* im Hinduismus finden wir die *Mantras* usw. Überall wird durch die *Wiederholung* des gleichen Wortes oder Satzes versucht, meditativ in die Tiefe zu kommen.

Der *Geist* konzentriert sich somit auf einen bestimmten Inhalt und bringt damit nach und nach die *anderen aufsteigenden* Gedanken zum Schweigen. Die Wüstenväter nannten dies *„Ruminare" – „Wiederkäuen".*

Ein Kaplan in einer kath. Kirche ärgerte sich über dieses gedankenlose Wiederholen und wollte seine Gemeinde auf die Probe stellen, ob sie auch andächtig beten würden. Er flocht in eine Litanei ein: *„Auf dass Du die Wirkung des Weißen Riesen verstärken wollest!",* und das Volk antwortete: *„Wir bitten Dich, erhöre uns!"* Auch der Verfasser der *„Wolke des Nichtwissens"* empfiehlt die Anwendung eines Wortes. Man sollte aber möglichst ein zweisilbiges, weiches Wort nehmen. Ein solches Wort kann sein: *Friede – Freude – Jesus – Liebe usw.*

Es sollte unbedingt ein Wort sein, das für einen selbst einen positiven Inhalt darstellt. Ein zweisilbiges Wort deshalb, weil es leicht in zwei Teile aufgespalten werden kann. Der *erste Teil für das Einatmen*, der *zweite Teil für das Ausatmen*. Beim Einatmen spreche ich also innerlich die erste Silbe, beim Ausatmen lasse ich innerlich die zweite Silbe verklingen. Wenn wir aber ein einsilbiges Wort nehmen, z. B. die uralte, heilige Silbe *„OM"*, dann sollten wir sie in Gedanken beim Ein- und Ausatmen denken.

Mit der Zeit verselbständigt sich dieses innere Sprechen und Beten seines Wortes. Es kann sogar so weit kommen, dass wir nachts aufwachen und ganz automatisch – ohne dass wir dies bewusst gewollt hätten – dieses Übungswort mit unserem Atem da ist. Auch sollte *„unser Wort"* ständig bei uns sein, ob beim Warten an der Omnibushaltestelle oder bei Pausen irgendwelcher Art, soweit uns unsere anderen Beschäftigungen nicht davon abhalten.

Die 4. Stufe: Das Übungswort loslassen

Nach längerem Üben mit seinem sogenanntem *„Leit-Wort"* ist es dann notwendig – unbedingt in Absprache mit dem geistlichen Begleiter oder Meister –, auch dieses Wort wieder loszulassen. Als wir P. Willigis 1974 bei einem solchen Einführungskurs kennenlernten, teilte er den Kurs von drei Tagen in 3 Teile ein. Der ganz Kurs stand unter dem Haupt-Motto „Loslassen"!

Am *1. Tag* sollten wir einen für uns bequemen Meditationssitz finden und dann versuchen, *alle Spannungen in den Muskeln des Körpers loszulassen*, was für Ungeübte sehr schwer ist. Am *2. Tag* sollten wir versuchen, alle unsere Gedanken an das Wort *„loslassen"* zu binden und damit alle anderen aufkommenden Gedanken zu verdrängen bzw. *„los zu lassen"!* Am *3. Tag* sollten wir das Wort *„loslassen"* auch noch *„loslassen"*, um damit in die vollkommene Ruhe zu kommen. Das ist einfacher gesagt als getan. Mit täglicher Übung schafft man das (manchmal) sehr gut, aber natürlich immer nur für ganz kurze Zeit. Es waren m. E. immer nur Sekunden – obwohl man dabei keinerlei Zeitgefühl hat – dann waren sofort wieder Gedanken da, die verdrängt werden wollten.

Wenn wir so weit sind, kommen wir zur

5. Stufe: Nur noch Atem sein

Die Konzentration gilt dann *nur noch dem Atem*. Allerdings wird der Atem nicht mehr von außen gleichsam wie ein Zeuge beobachtet, sondern die Übung will, *dass wir ganz Atem werden*. Indem wir im Kopf den Beobachterstatus aufgeben, *geschieht* der Atem. Dann ist *nur noch Atem*.

Wir sind dann ganz Atem.

Dieser Übergang von *Atem beobachten zum Atemsein* wird von den meisten Menschen als sehr schwierig empfunden, besonders dann, weil wir Westler alle sehr *verkopft* sind und alles von der Ratio, vom Verstand, her regulieren wollen! Deshalb haben wir hier ungeheure Schwierigkeiten. Den „Kopf" können wir nur ganz schwer „loslassen"!

Die 6. Stufe: Vergessen des Atems, Wahrnehmung des eigenen Seins

Der mittelalterliche Mönch der *„Wolke des Nichtwissens"* drückt diese Phase der Übung folgendermaßen aus: **„***Halte dein Denken leer, dein Fühlen unabhängig und dich selbst in reiner Gegenwärtigkeit. Tue nichts anderes, sondern ruhe in diesem reinen, einfachen Bewusstsein ‚Ich bin'.*" Dieses Ruhen im Empfinden des eigenen Seins nennt der Autor auch *„Schau ins nackte Sein."* Ab diesem Zeitpunkt ist die Übung gegenstandsfrei. Weder der Atem noch ein Wort sind Hilfen für diese Übung.

Im Zen gibt es genau die gleiche Übung. Man spricht dort von *„Shikantaza"* – *„dem Sitzen in der Stille"*.

Bis zu *diesem Punkt* der Übung kann man durch entsprechendes Üben gelangen. Alles, was dann noch an tieferen Schritten kommen kann, ist *nicht mehr „machbar"*, sondern *Geschenk,* ist, *theologisch gesprochen, „Gnade"*.

Die 7. Stufe: Der Durchbruch

In diesem *„Schauen ins nackte Sein"* kann sich dann dem Menschen jene Dimension eröffnen, die man *Einheitserlebnis* oder *Wesens-Schau* nennt. Sie ist absolut nicht erzwingbar! Diese Erfahrung kann einem aber auch jederzeit im ganz gewöhnlichen Alltag geschenkt werden. Willigis sagte einmal, dass dies im Alltag beim Kartoffelschälen, beim Stricken oder Sticken, beim Joggen oder auch beim gemütlichen und entspannten Spazierengehen passieren kann.

Plötzlich durchschaut man die *Wirklichkeit der Dinge* um sich herum auf einen tieferen Grund hin, auf *ihr Wesen*. Man fühlt sich mit allem herum eins, man hat eine Art *„Einheitserlebnis"*. Es ist äußerst schwierig, wenn nicht unmöglich, diese Erfahrung in Worte zu kleiden. Die Sprache versagt, dies für den Nächsten real und verständlich zu beschreiben.

Die *„Wolke des Nichtwissens"* schreibt dazu: „Zu Anfang sagte ich: *Vergiss* alles und blicke nur in das *bildlose Dunkel deines nackten Seins.* Meine Absicht war jedoch, dich zu *dem Punkt* zu führen, wo du auch *dieses* noch aufgibst, um nur noch *das Sein Gottes zu erfahren.* Diese allertiefste Erfahrung hatte ich im Auge, als ich dir anfangs sagte: *„Gott ist dein Sein."*

Der Mönch beschreibt an anderer Stelle diese Erfahrung mit folgenden Worten:

„Völlig entblößt von deinem Selbst und einzig in *ihn* gehüllt wirst du *ihn* erkennen, wie er ist, ohne Trübung durch Glücks-Empfindungen, wären es auch die beglückendsten und höchsten, die auf Erden möglich sind. Dieses *Erkennen* ist dunkel, weil es in diesem Leben so sein *muss*. Doch in der klaren Lauterkeit deines ungeteilten Herzens, fern von Wahn und Irrtum, dem jeder ausgesetzt ist, wirst du *spüren und erkennen*, fern jeder Täuschung, dass es *Gott selbst ist, so*, wie er eben ist. – Der Mensch, der Gott in seiner unverhüllten Wirklichkeit schaut und erfährt, ist darin so *wenig* getrennt, wie Gott selber von seinem eigenen Sein, das eins ist in Wesen und Natur. Wie *Gott eins ist mit seinem Sohn aufgrund seiner Natur*, so ist die *Seele*, die ihn schaut und erkennt, *eins mit ihm*, jedoch aufgrund der *Gnade."*

Dies ist in einer mittelalterlichen Sprache ausgedrückt, die wir heute nur schwer verstehen, so, wie wir auch die mystischen Schriften der Heiligen Hildegard von Bingen erst nach längerem Hineindenken etwas verstehen können. Wie ein *Mensch der heutigen Zeit* ein solches Erlebnis versucht zu beschreiben, ist in folgendem Text von Otto F. Walther verdeutlicht. Beschrieben in seinem geistlichen Lesebuch *„Die vielen Gesichter Gottes"*, erschienen im Kösel-Verlag 1991:

„Ich glaube *nicht,* dass ich Atheist bin. Ich will Ihnen ein Erlebnis erzählen. Ich war schätzungsweise 19 Jahre alt, als ich mit der Bahn von Olten nach Luzern fuhr. Es war Nachmittag, gewittriges Licht mit wandelnden Schatten auf den Feldern. Ich war allein in dem Wagen, zog das Fenster hinunter und *staunte* in diese Landschaft hinein. Ich war vollkommen überwältigt. Ich hätte in Jubel ausbrechen können. Ich weinte und ich hatte den Eindruck:

Das ist Gott. Das ist das Lebendige und das, was sein müsste.

Es war ein Bild des Friedens und der *Harmonie von allem mit allem.* Ich. hatte den Eindruck, ich bin Teil davon, ich spürte die Regelkreise in ihrer unendlichen Vielfalt in mir. Es war ein *mystisches*, eine Art *pantheistisches Grunderlebnis*, das *Erlebnis Gottes in der Natur.*

Wenn ich auf der theoretischen Ebene nach Religion und nach Gott gefragt werde, taucht dieses Erlebnis als *unvergesslich in* mir auf. Das hat mich daran gehindert, intellektuell bis an jenen Punkt zu kommen, an dem von Gott nichts mehr übrig bleibt."

Meister Eckhart hat eine solche Erfahrung des Göttlichen wohl als *„das Fünkelein"* bezeichnet.

Ich selbst habe auch einmal ein kleines Erlebnis (keine Erleuchtung!) dieser oder ähnlicher Art gehabt:

An einem kalten und frostigen, aber leicht sonnigen 1. November machte ich allein – meine Frau war bei P. Willigis auf einem Lehrgang – eine kleine meditative Wanderung in den nächsten Ort – ca. 5 km. Nach einiger Zeit sah ich eine Birke am Wegrand stehen und von diesem Baum flatterte langsam ein Birkenblatt leuchtend wie Gold herunter. Die ganze Birke erstrahlte rundum in Gold. Ich hatte, wie fast immer auf meinen Wanderungen, in der Tasche einen kleinen, schussfertigen Fotoapparat, zog ihn automatisch heraus und fotografierte. Es war für mich ein Erlebnis der besonderen Art.

Ich war innerlich „high" bis in die Fingerspitzen. Ich war froh und heiter, hätte die ganze Welt umarmen können und tat dies auch mit einigen Bäumen auf meinem weiteren Weg. Ich strahlte innerlich (und vielleicht auch äußerlich?) und lachte alle Menschen an, die ich danach traf. Diese Leute strahlten ebenso zurück, lächelten mich froh an und waren alle freundlich. In der Pizzeria sprach der Kellner – den ich schon lange gut kannte und was er noch nie gemacht hatte – über Gott, Liebe und Dankbarkeit, ließ die anderen Gäste warten und keiner nahm Anstoß daran. Dieser „High-Zustand" hielt noch fast 3 Monate an und wurde dann langsam weniger.

Später nach der Entwicklung des Filmes sah ich das Foto – es war ganz klar. Aber die Farben waren ganz in Grau. Das, was ich gesehen und „erlebt" hatte, konnte man eben nicht fotografieren! Dies war für mich eine „kleine Erleuchtung".

Der amerikanische Philosoph Ken Wilber sagte sinngemäß dazu: „Eine Erleuchtung ist eine Momentaufnahme und ein nicht enden wollender Prozess zur nicht erreichbaren Vollkommenheit!"

Das meditative Einüben der Atmung

Wir setzen uns zur Meditation und lassen uns zur Atmung leiten! Vielen hilft dabei das Beobachten des Atemgeschehens. Am Anfang der Einübung haben einige jedoch dabei Schwierigkeiten und können mit dem Atmen aus ihrem Rhythmus kommen oder es manipulieren. Für sie gilt, sich um das Atmen vorerst gar nicht zu kümmern. Das Atmen geht ganz von selbst und es soll so gehen wie es gehen will. Ist es kurz – dann ist es kurz, ist es lang – dann ist es eben lang.

Im Laufe des Übens – eventuell über Monate und Jahre – wird das Atmen länger. Meist wird das Ausatmen wesentlich länger als das Einatmen, und es entsteht eine längere Pause nach dem Ausatmen. Aber man sollte keineswegs den Atem „machen" oder nicht nach einem Schema atmen. Der persönliche Atem-Rhythmus ist sehr lebendig und jeder Lebenssituation angepasst, daher auch unregelmäßig. Wir beobachten nur den Atem, wie er geht und was sich dabei im Körper bewegt. Ich schaue also behutsam, wie *es* in mir atmet.

Die einzige kleine Einflussnahme anfangs bei der Meditation ist, dass wir die kleinen Atempausen zwischen Ein- und Ausatmung und auch zwischen Aus- und Einatmung ein kleines bisschen verlängern. Das machen wir am Anfang ganz bewusst und nach einiger Zeit wird das von unserem Körper ganz unbewusst gemacht. Da brauchen wir uns gar nicht mehr darum zu kümmern.

Geführte Meditationen

Bei einem Fastenkurs spricht der Leiter des Kurses langsam und bedächtig jede Zeile, danach ein Atemzug Pause, dann erst langsam die nächste Zeile. Er sollte mit klarer, deutlicher Stimme diese Einführung sprechen, damit die Teilnehmer dabei entspannt in einer meditativen Haltung sitzen und ohne Anstrengung den Worten folgen können. Die Augen der Teilnehmer sollten fast geschlossen sein, die Hände entkrampft im Schoß liegen. Das sollte der Leiter des Kurses vorher den Teilnehmern auch noch einmal sagen.

Ich bin ganz aufmerksam im Sitzen gegenwärtig im Hier und Jetzt.
Ich nehme den Boden wahr, mit den Füßen und Beinen,
ich spüre die Berührung mit dem Boden.
Ich nehme meine Sitzfläche wahr.
Mit den Sitzknochen spüre ich durch die Haut und Kleidung zum Sitzuntergrund.
Ich nehme Beziehung zum Boden auf.
Ich spüre, ich habe festen Halt, Grund und Basis.

Ich nehme wahr, wie aus dieser Basis heraus sich mein Oberkörper
vom Becken bis zum Kopf aufbaut – Wirbel um Wirbel.

Aufrecht im Lot sitze ich da. So kann ich ganz wach sein.

Die Augen sind etwas geöffnet vor mir auf den Boden gerichtet.
So halte ich gut die Balance.

Ich nehme die Hände wahr. Die Daumen berühren sich ganz leicht,
die Zunge ist gelöst und liegt locker am oberen Gaumen.

Behutsam achte ich auf die Bewegungen, die durch das Atmen geschehen.

Ich nehme den Atem wahr,
das Einatmen und Ausatmen im Kommen und Loslassen,
und warte, bis er von selbst wieder kommt.

So bin ich ganz gelassen aufrecht und aufrichtig da.

Aufmerksam nehme ich meine Gedanken wahr, die von selbst kommen.
Ich gehe ihnen nicht nach, ich lasse los, ohne zu werten.
Meine Gedanken kommen immer mehr zur Ruhe.

Ich überlasse mich ganz der Stille.

(Nach einer größeren Pause ertönt ein Gong, das Ende der Meditation.)

Ich kehre mit den Gedanken zurück in meinen Körper.
Ich spüre, wie ich so sitze,
bewege erst die Hände, dann die Arme, den Oberkörper, dann den Kopf.

Ich „sortiere" meine Beine: Sind sie eingeschlafen?
Ich strecke sie nacheinander langsam aus und bewege sie.

Dann sehe ich mich etwas um und stehe vorsichtig auf.

Ich stehe vor meinem Bänkchen oder Kissen,
falte die Hände vor der Brust und verbeuge mich langsam.

Die längste Reise ist die nach innen

Ich sitze hier vor DIR, HERR,
aufrecht und entspannt, mit geradem Rückgrat.
Ich lasse mein Gewicht senkrecht durch meinen Körper hinuntersinken
auf den Boden, auf dem ich sitze.

Ich halte meinen Geist fest in meinem Körper.
Ich widerstehe seinem Drang, aus dem Fenster zu entweichen,
an jedem anderen Ort zu sein als an diesem hier,
in der Zeit nach vorn und hinten auszuweichen,
um der Gegenwart zu entkommen.
Sanft und fest halte ich meinen Geist dort, wo mein Körper ist:
hier in diesem Raum.

In diesem gegenwärtigen Augenblick lasse ich all meine Pläne,
Sorgen und Ängste los.
Ich lege sie jetzt in DEINE Hände, HERR.
Ich lockere den Griff, mit dem ich sie halte, und lasse sie DIR.
Für den Augenblick überlasse ich sie DIR.
Ich warte auf DICH – erwartungsvoll.
DU kommst auf mich zu, und ich lasse mich von DIR tragen.
Ich beginne die Reise nach innen.

Ich reise in mich hinein
zum innersten Kern meines Seins, wo DU wohnst.
An diesem tiefsten Punkt meines Wesens
bist DU immer schon vor mir da,
schaffst, belebst, stärkst ohne Unterlass meine ganze Person.

GOTT, DU bist lebendig.
DU bist in mir.
DU bist hier. DU bist jetzt. DU bist.

DU bist der Grund meines Seins.
Ich lasse los. Ich sinke und versinke in DIR.

DU überflutest mein Wesen.
DU nimmst von mir Besitz.

Ich lasse meinen Atem
zu diesem Gebet der Unterwerfung unter DICH werden.
Mein Atem – mein Aus- und Ein-Atmen
ist Ausdruck meines ganzen Wesens.
Ich tue es für DICH
mit DIR in DIR

Wir atmen miteinander ...“

Musik beim Fastenkurs

Bei einem Fastenkurs sollte es auch ab und zu Musik geben, ruhige getragene Musik zum ruhigen, meditativen Sitzen oder auch manchmal aufreizende, die zur Bewegung animiert – zum Tanzen.

Die tragende Musik ist zum Beispiel Hildegard-Musik. Ich lasse sie überwiegend beim abendlichen Sitzen einspielen, um die Faster auf die Nacht vorzubereiten. Wir sitzen gemeinsam zum Beispiel dreimal 20 Minuten in der absoluten Stille zur Meditation, in den Pausen zwischen dem Sitzen ist dann immer etwas Zeit, um die Beine beim meditativen Gehen zu bewegen und um auch die Blase zu entleeren. Danach kann sich jeder im Meditationssitz oder auch ganz bequem hinsetzen oder auch schön zugedeckt mit Decken bequem hinlegen. Dann kann jeder für sich der an die Seele gehenden Hildegard-Musik lauschen und sie in sich aufnehmen.

Wenn man dann zu müde wurde, konnte man aufstehen und still den Raum verlassen, um zu Bett zu gehen. Um 21:00 Uhr wurden dann die noch vorhandenen Meditierer mit einem Gong zurückgeholt. Wir standen dann auf, verbeugten uns und gingen ruhig auch zur Nachtruhe – ohne noch ein Wort zu sprechen! Abends habe ich auch schon einmal statt Hildegard-Musik eine Didgeridoo-Musik aus Australien eingespielt.

Als ich in Australien war, habe ich lange in den Musikgeschäften gesucht, bis ich eine CD nur mit Didgeridoo-Musik gefunden habe, die ich extra für diesen Kurs mitgebracht habe. Ich habe in den Geschäften jede Menge Musik gefunden. CDs, auf denen kleinere oder größere Bands zu hören waren, die natürlich auch ein Didgeridoo hatten. Aber nur eine einzige CD nur mit diesem Instrument habe ich auf meiner Suche in mehreren Städten gefunden.

Bei einem Freundeskreistreffen im Hause St. Benedikt in Würzburg habe ich in meinem Workshop einmal sowohl Hildegard-Musik als auch Didgeridoo-Musik eingespielt. Musiker bezeichnen ja das Didgeridoo als die Ur-Trompete der Menschheit. Frappierend war bei diesem Workshop, dass 70 % der Teilnehmer in der darauffolgenden Nacht beide Musik-Arten zusammen geträumt hatten, also tragende Hildegard-Musik mit Didgeridoo-Einspielungen. Das beweist, dass beide Musik-Arten die tiefsten Seelenschichten erreichen. Das wirkt auf die Teilnehmer eines solchen Kurses natürlich besonders gut, entspannend und ausgleichend.

Eine ganz andere Art von Musik habe ich manchmal am Vormittag oder auch am Nachmittag, wenn wir keine Wanderung hatten, eingespielt. Dazu eine kleine Vorgeschichte: Ein Freund hat einmal eine afrikanische Musik mit vielen Trommeln und viel Gesang bei einer ruhigen Meditation auch in Würzburg im Haus St. Benedikt eingespielt und gesagt, wir sollten ruhig auf dem Boden liegen bleiben und uns nicht rühren. Das war nur sehr schwer zu machen, wenn man das rhythmische Trommeln und die Musik dazu hört. Es hat allen Teilnehmern in den Beinen gezuckt und keiner konnte ganz ruhig liegen bleiben. Hinterher erfuhr ich, dass diese Musik eine Aufnahme vom Würzburger Dom war, wo bei einer Priesterweihe eine große Gruppe Afrikaner mit Trommeln und Gesang einzog und die ganze Messe während dieser Priesterweihe mit dieser Musik gestaltete. Da ich so viel Interesse daran zeigte, schenkte er mir eine CD davon.

Diese CD spielte ich nun zwischen zwei ruhigen Sitzungen ein und wir tanzten dazu, jeder so, wie sein Innerstes ihm eingab. Dies brachte den Kreislauf wieder in Schwung und war schiere Lebensfreude.

Eine andere CD war das „aramäische Vaterunser". Am Nachmittag hörten wir uns einen (eingespielten) Vortrag über das „aramäische Vaterunser" von dem

Autor Neil Douglas-Klotz an. Am Abend wurde dann dieses Vaterunser gesungen. Aramäisch war die Muttersprache Jesu, in der er sprach und in der er seine Jünger und das Volk unterrichtete. Sie ist sehr harmonisch und geht auch in die Tiefe. Wenn ich diese CD mit der Musik einspielte, saßen einige in tiefer Meditation dort, andere wollten es mit ruhigen und harmonischen Bewegungen tanzen. Es war in jedem Kurs eine Bereicherung für alle. Diese sehr klangvolle Ursprache Jesu geht bis tief in die Seele – auch wenn man die Sprache selber nicht versteht.

Manchmal habe ich auch ruhige klassische Musik eingespielt, aber nie aufreizende – außer der afrikanischen.

Diese Musik habe ich auch immer erst dann eingespielt, wenn die Gruppe schon etwas in sich gefestigt war und immer nur in der Mitte eines Blocks, also erst Meditation im ruhigen Sitzen, dann Musik und am Schluss wieder Meditation, damit alle wieder „auf den Boden" kamen, also gemäß dem benediktinischen Wahlspruch: „Ora et labora – Bete und arbeite".

Ende des Fastenkurses

Am Ende des Fastenkurses beim letzten Frühstück wird auch das Schweigen beendet. Es darf wieder gesprochen werden, und am „Hungertisch", wie die Teilnehmer anderer Kurse im Haus uns manchmal bezeichnen, geht es recht lustig zu. Man isst Habermus oder Dinkelbrot mit Käse, redet über die Tische hinweg und bereitet sich noch ein Käsebrot für die Heimfahrt. Dazu füllt man sich seine Thermoskanne noch mit Tee, denn es ist nicht ratsam auf der Heimfahrt in einer Raststätte oder in einem Gasthaus einzukehren. Deshalb die „Sondergenehmigung" des Fastenhauses für die Faster, sich für die Heimfahrt noch etwas Gutverträgliches einzupacken.

Dies ist auch der Zeitpunkt für die Statistik:

Insgesamt wurden -zig kg abgenommen, das entspricht dem Gewicht von Thomas oder Gertrud, die wir damit „eliminiert" haben – großes Gelächter!

Wir haben gemeinsam an Tee, Wasser und Suppe ca. soundso viel Flüssigkeit zu uns genommen, das sind soundso viel Hektoliter. Wenn ein Gartenbauverein bei seinem Sommerfest so viel Bier ausschenken würde, wären sie sehr froh.

Dann geht man auseinander, umarmt sich und verabredet sich evtl. fürs nächste Jahr zum Fastenkurs. Man ist sich durch das gemeinsame „Erlebnis Fasten" nähergekommen und es sind echte Freundschaften entstanden.

Kurioses rund ums Fasten

Hildegard stand ja in der christlich-katholischen und außerdem in der alten benediktinischen Tradition, bei der das Fasten als eine Selbstverständlichkeit mit dazugehörte. Nicht umsonst sagt der alte Kirchenvater Basilius, dessen Aussagen die Heilige Hildegard mit Sicherheit kannte: „Fasten ist ein Beten mit Leib und Seele."

Zum Fasten hatten die katholischen Gläubigen früher sehr viel Gelegenheit, denn die Kirchengebote schrieben übers Jahr hinweg insgesamt 120 bis 150 Fastentage vor. Es gab:

1. die Abstinenztage, das sind alle Freitage des Jahres, der Aschermittwoch, der Samstag vor Ostern, also der Karsamstag, und der Samstag vor Weihnachten – an diesen Samstagen allerdings nur bis 12 Uhr mittags. An den Abstinenztagen sollen wir uns aller Fleischspeisen enthalten.
2. Dann die gebotenen Fasttage, das sind alle Werktage der Fastenzeit, also das 40-tägige Fasten vor Ostern. Die Sonntage werden hier nicht mitgezählt – da wurde nicht gefastet, sondern da durfte man sich bei allen Mahlzeiten ordentlich satt essen. Aber unter der Woche in der Fastenzeit sollte man sich nur einmal am Tag satt essen, zu den anderen Mahlzeiten dann nur immer eine Kleinigkeit zu sich nehmen.
3. Die Quatembertage, das sind je ein Mittwoch, ein Freitag und ein Samstag gegen Anfang der vier Jahreszeiten.
4. Die Vigilfastentage, das sind alle Tage vor Weihnachten, Pfingsten, Maria Himmelfahrt und Allerheiligen.

5. Die ganz strengen Abstinenz- und Fasttage, das sind der Aschermittwoch und der Karfreitag.

6. Dann sollte man noch fasten am Dreikönigstag, den Tagen vor Ostern – soweit die noch nicht erfasst waren – und in der Zeit von Maria Himmelfahrt, also vom 15. August, bis zum 13. September, das sogenannte Erntefasten. Dazu kamen das Martini-, Weihnachts- und sogar das Silvesterfasten.

Wenn man dies alles zusammenzählt und auch einhält, waren dies – ca. 120 bis 150 Fastentage, also jeder zweite bis dritte Tag des Jahres im Durchschnitt.

Die arme Bevölkerung darbte – diese Menschen hatten ja oft bei schwerster körperlicher Arbeit viel zu wenig zu essen, die Herren – auch die kirchlichen – dagegen fanden allerlei Schlupflöcher, um vieles zu umgehen. Die hatten meist Fleisch und Alkohol im Übermaß und wurden dafür auch oft mit dem „Zipperlein" belohnt, also mit Gicht und Rheuma, was ja bekanntlich eine Folge von Überernährung ist. Deshalb wurde diese Krankheit damals auch die „Herrenkrankheit" genannt; die ärmere Bevölkerung hatte sie fast nie.

Dies ist aber auch eine Krankheit unserer Zeit – der Zeit des Überflusses. In der schlechten Zeit im Krieg und den Jahren nach dem Krieg (1939 – 1945) war diese „Herrenkrankheit" auch bei uns so gut wie unbekannt. Erst mit der „Fresswelle" ab Anfang bis Mitte der 50er Jahre kam sie wieder. In der Dritten Welt gibt es sie auch heute fast nicht.

Heute ist Fasten für viele Menschen meist nur ein „Abspeck-Programm". Die Fastenzeit galt und gilt als Einheit von Beten, Fasten und Spenden und nicht als „Wellness-Programm mit religiösem Gütesiegel". Abnehmen ist für religiös geprägte Menschen keine „religiöse Leistung". Durch das Fasten sollte die Erkenntnis über sich selbst und das Sein in dieser Welt in uns reifen. Die meist sehr gläubigen Moslems halten aber – im Gegensatz zu den meisten Christen – ihren Fastenmonat Ramadan streng ein!

Eine Vielzahl amüsanter Anekdoten rund um die Fastenzeit ist meist der Schlitzohrigkeit katholischer Mönche zu verdanken. Im Jahre 325 hatte das Konzil von Nicäa in Kleinasien festgelegt, dass die vorösterliche Fastenzeit vom Aschermittwoch an 40 Tage zu dauern habe, Sonntage wurden dabei nicht mitgezählt – wie schon gesagt. So kommen in diesen 7 Wochen eben nur 40 Tage zusammen.

Fasten hieß damals eine einmalige Sättigung pro Tag. Für viele Gläubige bedeutete dies Brotsuppe, Wasser und strikt kein Fleisch, das sowieso bei der ärmeren Bevölkerung selten auf dem Speiseplan stand – ein sehr hartes Gebot bei vollem körperlichen Einsatz der Arbeitskraft. Diese strengen Fastenregeln galten natürlich auch in den Klöstern.

Doch viele Mönche fanden Mittel und Wege, sich zwar ganz eisern an diese Vorschriften zu halten, aber gleichzeitig nicht auf alles verzichten zu müssen.

So wird vom Kloster Andechs überliefert, dass der dortige Bruder Braumeister in der Fastenzeit statt wie gewöhnlich täglich 18 Maß Bier nur 10 Maß Gerstensaft getrunken haben soll. Die Rechtfertigung wurde hochgelehrt „Flüssiges bricht Fasten nicht! – natürlich ganz vornehm in der Kirchensprache Latein ausgedrückt: *„Liquida non fragunt ieunum"* – und schon war der Biergenuss legitimiert.

Hierzu gibt es auch ein Anekdötchen: Ein gestrenger Abt, der sich über seine Mitbrüder aufregte, weil sie in der Fastenzeit so viel Bier tranken, schickte einmal ein kleines Fässchen diese „herrlichen Bieres" zum Papst nach Rom. Der sollte dies verkosten und dann seinen Mönchen das Trinken dieses köstlichen Bieres verbieten. Der italienische Papst war aber seine recht süffigen heimischen Weine gewohnt, die damals auch noch sehr stark gewürzt wurden und – nachdem er das bittere, bayerische Bier gekostet hatte, soll er ausgerufen haben:

„Die Deutschen sollen in der Fastenzeit als Buße viel von diesem bitteren Getränk zu sich nehmen", und schon war mit offiziellem Segen aus Rom die bayerische „fünfte Jahreszeit" – die Starkbierzeit – eingeführt.

Den Mönchen genügte das normale Bier als einzige Nahrungsquelle nicht. Sie erfanden gerade für die Fastenzeit das süffige Starkbier und tranken nun – statt Dünnbier – dieses viel stärkere und nahrhaftere Bier.

Der Passauer Domherr gewährte den armen Leuten zwischen Aschermittwoch und Ostersonntag täglich eine Maß Freibier. Damals entstand dann auch der Spruch:

„Das Wasser gibt dem Ochsen Kraft
dem Menschen Bier und Rebensaft.
Drum danke Gott als guter Christ,
dass du kein Ochs geworden bist."

Doch mit Bier allein war bei körperlicher Arbeit die Fastenzeit nicht durchzustehen. Fleisch war wegen der „Reinigung der Sinne durch Fasten" strikt untersagt, Fisch als „Fleischersatz" aber erlaubt. Viele Klöster legten sich deshalb große und viele Fischteiche an, um versorgt zu sein. In manchen Gegenden zeugen heute noch zahlreiche Fischteiche in der Nähe von Klöstern davon. Und das führte auch dazu, dass sogar eine neue Fisch-Spezies auf den Tischen landete: der Biber. Mönche erklärten ihn zu einem fischähnlichen Wassertier, schon war er ein „erlaubter Leckerbissen" auf dem vorösterlichen Speiseplan.

Die Schwaben waren hier besonders schlau. Sie erfanden der Überlieferung zufolge eine Fastenspezialität nach dem Motto „Fleisch, das man nicht sieht, existiert nicht" und brachten wohlschmeckende, mit Fleisch gefüllte Maultaschen auf den Tisch. Man nennt sie auch in Teilen Schwabens „Herrgotts-Bescheißerli". Diese schmecken uns heute noch recht gut und nicht nur in der Fastenzeit; aber es gibt sie auch mit Spinatfüllung und anderen Gemüsen – also auch ohne Fleisch.

Hierher passt ein kleines Gedichtchen von *Eugen Roth:*

Ein Mensch, der recht sich überlegt,
dass Gott ihn anschaut unentwegt,
fühlt mit der Zeit in Herz und Magen
ein ausgesprochnes Unbehagen
und bittet schließlich ihn voll Grauen,
nur 5 Minuten wegzuschauen,
er wollte – unbewacht, allein –
inzwischen brav und artig sein.
Doch Gott, davon nicht überzeugt,
ihn ewig unbeirrt beäugt.

Quellen-Nachweis

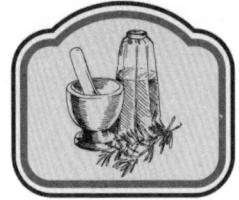

Buchinger: Heilfasten
Bucke: Kosmisches Bewusstsein
Emmanuel Jungclausen: Aufrichtige Erzählungen eines russischen Pilgers
DRK: Handbuch Pflegehilfsdienste
Gronau: Hildegard von Bingen
Hertzka: Kleine Hildegard-Apotheke
    So heilt Gott
    Das Wunder der Hildegard-Medizin
Hertzka/Strehlow: Große Hildegard-Apotheke
    Küchengeheimnisse der Hildegard-Medizin
Jarvis: 5 x 20 Jahre leben
Hildegard von Bingen: Heilmittel
    Ursachen und Behandlungen der Krankheiten
    Heilmittel
Kaiser: Das große Kneipp-Hausbuch
    Kleine Philokalie
Kühnemann: Geheimnisse der Kloster-Medizin
Krauß: Physiotherapie zu Hause
Lama Anagarika Govinda: Der Weg der Weißen Wolken
Lama Lobsam Rampa: Das dritte Auge
Madaus: Lehrbuch der biologischen Heilmittel
Unbekannter englischer Mönch des 14. Jahrhunderts:
    Der Weg des Schweigens
    Die Wolke des Nichtwissens
Walther, geistliches Lesebuch „Die vielen Gesichter Gottes"
Jörg Zink: „Gottesgedanken"

Die verschiedenen Zeitschriften der drei Hildegard-Vereine:
1. „Hildegard-Heilkunde", Mitteilungsblatt des „Förderkreises Hildegard von Bingen e.V.", D-7750 Konstanz
2. „Hildegard-Zeitschrift", Mitteilungsblatt der „Internationalen Gesellschaft Hildegard von Bingen", CH-6390 Engelberg
3. „St. Hildegard-Kurier", Mitteilungsblatt des „Bundes der Freunde Hildegards e. V." A-5084 Großgmain bei Salzburg

Aus Vortägen von P. Dr. Dr. Berkmüller, Dr. Gennerwein, Prof. Dr. Michael von Brück, Br. Jacobus Geiger OSB, Prof. Dr. Hans Glatzel, Dr. Hallermann, Dr. Gottfried Hertzka, P. Anselm Grün OSB, Br. David Steindl-Rast OSB, P. Willigis Jäger OSB, Sr. Rosemarie Müller, Dr. Wighard Strehlow, Prof. Dr. Weuffen und v. a. m.

Eigene Erfahrungen in der Praxis, mit eigenem Fasten und mit anderen Fastern, die allein oder in der Gruppe mit Anleitung und Betreuung gefastet haben.

ANHANG

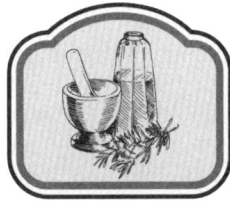

Kopien für die Fastenteilnehmer
eines Fastenkurses

Fastenblatt 1 –

den Teilnehmern ca. 3 – 4 Wochen vor dem Fastenkurs zuschicken!

Heilfasten-Kurs nach der heiligen Hildegard von Bingen, Blatt 1

Haftungs-Ausschluss für das Haus und die Kursleitung – Teilnahme auf eigenes Risiko

Der Heilfastenkurs ist ein Schweigekurs – zumindest im Haus, bei den „Mahlzeiten" und beim Sitzen zur Kontemplation. Bei den Körperübungen, den Vorträgen und den Wanderungen kann gesprochen werden – soweit jemand etwas wissen möchte.

Die Vorfasten-Entlastungstage: Die Entlastungstage vor dem eigentlichen Heilfasten-Kurs beginnen schon 3-4 Tage vor dem Kurs zu Hause. Wir bereiten Körper, Seele und Geist auf das Fastenmeditieren vor. Sie werden entlastet, indem wir auf alles tierische Eiweiß verzichten und uns mit leicht verdaulichen, pflanzlichen Speisen begnügen: Obst, Gemüse, Salate, gekochter Dinkel in jeder Form, Reis (aber kein rohes Getreide!) Vollkornbrot und vor allem Äpfel. Alles gut durchgekaut, durchgespeichert essen! Nach 14:00 Uhr sollte nichts Rohes – auch keine rohen Äpfel – mehr gegessen werden, sondern nur Gekochtes, da Rohes zu lang im Verdauungstrakt liegen bleibt, den Kreislauf zu sehr belastet und dies zu Schlafstörungen führen kann. Die den Darm entgiftenden Äpfel können als Kompott – zerschnitten und ohne Zucker mit Wasser gedämpft – ungesüßt und nur mit viel Zimt gewürzt gegessen werden.

An diesen Entlastungstagen sollte schon sehr viel getrunken werden, besonders Fenchel- und Salbeitee oder auch nur abgekochtes Wasser. Das Wasser löst die Schlackenstoffe im Körper und schwemmt sie aus. Jeder sollte pro Tag und Kilogramm Körpergewicht mindestens 35 g Flüssigkeit trinken. Mehr ist erlaubt, weniger auf keinen Fall. Dadurch wird auch jedes aufkommende Hungergefühl sofort ausgeschaltet. Also bei Hunger in diesen Tagen (und dann auch beim Kurs selber) sofort etwas trinken – ungesüßten (niemals sauren) Tee oder abgekochtes Wasser.

Am Anreisetag wird noch vor Beginn des Kurses jeder Teilnehmer vom Fastenleiter in einem persönlichen Gespräch über seinen Gesundheitszustand, über allgemeine Beschwerden und Schmerzen und über Erfahrungen mit Meditation befragt und der Kreislauf kontrolliert. Abends erfolgt dann die allgemeine Einführung in das Hildegard-Heilfasten und in die Kontemplation: Zuerst werden alle Übungen erklärt, die morgens von den Teilnehmern schon im Zimmer durchgeführt werden sollten. Für weitere Fragen und bei Störungen irgendwelcher Art steht der Fastenleiter den Teilnehmern während des ganzen Kurses zur Verfügung.

Von jedem Teilnehmer unbedingt zum Kurs mitzubringen:
- Für das Haus: warme und bequeme Kleidung, warme Socken und Hausschuhe
- Für Spaziergänge und Wanderungen: warme Kleidung, festes Schuhwerk, evtl. auch warme und wasserdichte Regenkleidung. Auch ein kleiner Rucksack für die Thermosflasche und sonstige Sachen wäre angebracht.
- Gummi-Wärmflasche und ein Frottee-Handtuch für die heißen Leberwickel
- Thermoskanne und/oder Thermosflasche für heißen Tee oder Wasser, damit Sie auf dem Zimmer, dem Kurs und den Wanderungen immer etwas zum Trinken haben
- Körper-Bürste oder Bürsten-Handschuh zum Trockenbürsten
- Evtl. Klistierspritze oder Irrigator zur Hilfe bei der Darmentleerung (wird selten gebraucht und kann evtl. vom Fastenleiter geborgt werden)
- 2 ganz normale Tennisbälle für die Körperübungen
- **Alle Medikamente, die regelmäßig eingenommen werden**
- Wer schon meditiert hat, sollte sich sein gewohntes Kissen oder Bänkchen mitbringen.

Der für den Heilfasten-Kurs nötige „Herzwein" und das „Ingwer-Ausleitungsgranulat" wird jedem Teilnehmer bei der ersten Besprechung vom Fastenkursleiter übergeben.

Fastenblatt 2 –
den Teilnehmern eines Kurses zu Beginn des Kurses
persönlich aushändigen!

Heilfasten-Kurs nach der heiligen Hildegard von Bingen, Blatt 2

Bei diesem Hildegard-Heilfasten isst man 6-10 Tage nichts Festes, trinkt aber sehr viel, bes. Fenchel- und Salbei-Tee. Evtl. auch andere Tees (aber keine sauren, roten und keinen Pfefferminz-Tee) oder auch nur abgekochtes Wasser. Mittags und abends gibt es eine heiße Fastensuppe – eine Abkochung aus Dinkelkörnern, Gemüsen der Saison (außer Lauch, Spargel und Tomaten), Kräutern und Gewürzen. Die Brühe wird ohne die festen Bestandteile gereicht. Alles (oder fast alles) bei diesem Kurs sollte basisch sein, um den übersäuerten Körper (und Geist) ins Gleichgewicht zu bringen.

Abgeführt wird nie mit Glauber-Salz wie bei anderen Fasten-Kursen oder -Kuren, sondern nur mit dem körperschonenden Ingwer-Ausleitungs-Granulat und Floh-Samen (Semen psyllii). Jeder Teilnehmer bekommt eine Flasche Herzwein, mit dem er seine evtl. auftretenden Kreislaufprobleme, Kopfschmerzen und auch Unterzucker schnell in den Griff bekommen kann.

Der Kurs ist eine Zeit des Schweigens, der Meditation, der inneren Sammlung, und als Gegenpol gibt es auch wieder viel Bewegung in den Räumen und an der frischen Luft durch meditatives Gehen, durch Spaziergänge und Wanderungen. Im Haus sollte unbedingt geschwiegen werden – schon mit Rücksicht auf die Teilnehmer anderer Schweigekurse, die zur selben Zeit im Haus stattfinden. Sonst sollte nur das Notwendigste gesprochen werden.

Dies sind die wesentlichen Punkte, in denen sich ein Heilfasten nach der Heiligen Hildegard von anderen Heilfasten-Kursen oder Kuren unterscheidet. „Hildegard-Heilfasten ist das mildeste Fasten das ich je erlebt habe" – so die Aussage vieler Teilnehmer an einem solchen Kurs.

Das Morgenprogramm:

- **Nach dem Aufwachen noch im Bett:** Intensives **Dehnen-Strecken-Gähnen.** Das bringt den Kreislauf in Schwung. Wenn man dabei Verkrampfung in den Waden spürt, sollte man sofort den großen Zehen des Krampffußes bei gestrecktem Bein kräftig nach oben ziehen.

- Dann beide Beine in die Höhe strecken und in der Luft ca. 30-60 Sekunden radfahren. Das regt den Kreislauf an und durchblutet den Kopf sehr gut. Dadurch wird verhindert, dass einem „schwarz vor den Augen wird", wenn man aufsteht. Diese Übung sollten vor allem Personen mit zu niedrigem Blutdruck machen – auch zuhause nach dem Kurs.

- **Morgenübung zur Darmentleerung:** Unmittelbar **vor** dem Aufstehen den Shiatsu-Punkt für die Darmentleerung 1 bis 2 Minuten mit den spitz geformten Fingern der rechten Hand senkrecht in den Bauch im 1-Sekunden-Rhythmus drücken. Die Lage des Punktes: Mitte einer gedachten Linie vom Nabel in der Bauchmitte zum linken Beckenkamm. Hier wird mit diesem Drücken der Übergang vom absteigenden Ast des Dickdarms zum Mastdarm gereizt, die Peristaltik angeregt und so oft unmittelbar eine spontane Darmentleerung erreicht.

Die Darm-Gymnastik: Eine Darm-Entleerung sollte bei Normalkost ca. 1 bis 2 x pro Tag erfolgen, möglichst immer zur selben Zeit, z. B. morgens um 7 und abends um 7 (19) Uhr, damit der Darm einen Rhythmus bekommt. Bei Schwierigkeiten mit der Entleerung sollte man sich dabei ganze 5 Min. (mit der Uhr in der Hand oder an der Wand) auf die Toilette setzen und so drücken, als ob man einen gut gängigen Stuhlgang hat, dann den Enddarm wieder nach oben Richtung Nabel ziehen, wieder drücken – nach oben ziehen, dauernd im Wechsel, ganze 5 Min. lang. Dadurch wird die Peristaltik des Darms so angeregt, dass sich nach einiger Zeit auch die hartnäckigste Verstopfung löst und es zur ganz normalen, täglichen Entleerung kommt. Diese von mir als Darmgymnastik bezeichnete Übung ist eine zusätzliche Unterstützung zu den oben angegebenen Maßnahmen für zu Hause. Man kann sie aber auch – wenn nötig – während des Kurses machen, obwohl hier eine Entleerung jeden oder jeden zweiten Tag reicht. Zur Not kann man mit einem Klistier oder Einlauf mit dem Irrigator nachhelfen. Näheres im Kurs!

Am Ende des Heilfastenkurses, beim Fastenbrechen, kommt es auch oft zu sehr spontanen und massiven Stuhlgängen. Hier wirkt der sogenannte Gastro-Colon-Reflex. Durch die Einnahme von fester Nahrung nach einiger Zeit der Enthaltsamkeit will der Körper im Darm Platz machen für die nun zu erwartende feste Nahrung, und er reagiert oft mit einer oder mehreren spontanen Darmentleerungen.

Das Ingwer-Ausleitungs-Granulat: Am 1. Morgen essen wir 2 TL, am 2. Morgen reicht evtl. auch schon 1 TL. Das Granulat wird immer mit etwas Herzwein genommen, dann nochmals ins Bett und die heiße Wärmflasche auf den Bauch oder (wenn man kalte Füße hat) an die Füße legen. Der Körper sollte in dieser Zeit des Einwirkens niemals auskühlen, damit die Verdauungssäfte besser fließen können und der Darm richtig reagieren kann. Dann sollte man auf die Toilette gehen und versuchen den Darm zu entleeren – aber nicht mit Gewalt pressen. Das Ingwer-Ausleitungs-Granulat gibt es im Kurs für jeden Teilnehmer.

Das Trockenbürsten: Jeden Morgen nach der Darmentleerung wird zur Anregung der Durchblutung noch vor dem Duschen die Haut am ganzen Körper abgebürstet. Dabei die Handflächen und die Fußsohle nicht vergessen, da sich dort viele Reflexzonen befinden, die eine massive Wirkung auf den ganzen Körper ausüben. Man merkt dann beim Duschen, wie der Kreislauf weiter angeregt wird, und man wird hellwach.

Schleimhaut nach Dr. Vogler: Beim Zähneputzen mit einer weichen Zahnbürste sollte man den Gaumen und den Zungengrund leicht abreiben. Vorsicht! Wenn es zu fest gemacht wird, kommt es zu Verletzungen der Schleimhäute! Anschließend etwas Wasser aus der Leitung in jedes Nasenloch hochziehen und dann kräftig ausschnäuzen. Das Wasser vielleicht anfangs etwas temperieren. Nach einer Gewöhnungsphase aber nur noch kaltes Wasser nehmen. Die Reflexzonen aller Schleimhautorgane hängen zusammen und reagieren so. Dadurch kommt es zu Reaktionen in allen Körperregionen, z. B. im Darm, im Uro-Genital-Bereich oder in der Lunge. Diese Schleimhautregie sollte besonders von Leuten, die mit den Nasen-Nebenhöhlen zu tun haben oder dauernd eine verstopfte Nase haben, mindestens 6 Monate lang durchgeführt werden! Bei starken Nebenhöhlenbeschwerden mit Bertram kombinieren (schnupfen und einnehmen) – also innerlich und äußerlich – aber zwischendurch immer wieder einmal die Nase mit klarem Wasser spülen, weil der Schnupfen mit Bertram in der Nase Krusten bilden kann, die die Schleimhäute etwas verstopfen können.

Tagsüber nach jedem Essen Leberwickel – äußerst wichtig!

Nach jedem „Essen" sollte während des Fastenkurses mit einem feucht-heißen Handtuch und der mit heißem Wasser gefüllten Gummiwärmflasche ein Leberwickel gemacht werden. Dieser kann auch noch einmal abends zur Nachtruhe gemacht werden. Dabei wird die Ausscheidung und Entgiftung über die Leber mit den Gallenfluss enorm angeregt. Da die Galle die Kloake der Leber ist, wird diese von Restgiften befreit. Es kann dadurch zu einem leicht grünlichen Stuhlgang kommen.

Bei Schlafstörungen

Wenn jemand schlecht schlafen kann oder auch öfters nachts erwacht, sollte er während des Fastenkurses, aber auch zuhause, eine kalte Abwaschung nach Pfarrer Kneipp machen: ins Bad gehen, ganz ausziehen, mit einem nassen Waschlappen den ganzen Körper abwaschen, dass die Haut wohl feucht ist, aber nicht tropft. Ohne sich abzutrocknen, den Schlafanzug oder das Nachthemd wieder anziehen und sofort ins Bett legen. Voraussetzung für diese Anwendungen sind warme Füße. Sollten diese kalt sein, vorher unbedingt mind. 10 Min. ein heißes Fußball machen. Das heiße Fußbad kann während des Kurses evtl. in der Duschwanne gemacht werden, bei kalten Füßen, leichten Kreislaufstörungen oder Kopfschmerzen. Ergänzend kann man dazu auch noch einen Schluck Herzwein nehmen.

Fasten-Tagesablauf

Jedem Faster in die Hand geben und am Kursraum an die Tür heften!

Hildegard-Heilfastenwoche mit Meditation (Kontemplation) von Sonntag bis Sonntag

6.00 h	Aufstehen, Morgentoilette und Morgenübungen im Zimmer, evtl. Ingwer-Ausleitungs-Granulat mit Herzwein einnehmen.
6.45 – 7.25 h	„Sitzen"(Kontemplation) und „Tönen" – Wirbelsäulen-Gymnastik – „Sitzen". Gemeinsames Rezitieren des „Morgenspruches".
7.30 – 8.15 h	„Frühstück", danach heißer Leberwickel im Bett – Freizeit
10.00 – 11.50 h	Kontemplation im Wechsel mit Vorträgen, Körperübungen (Leibarbeit) mit kontemplativem Gehen, bei schönem Wetter natürlich auch im Freien möglich.
12.00 h	Mittagessen, danach unbedingt im Zimmer im Bett heißen Leberwickel machen! Mittagsschlaf und/oder Freizeit (Kontemplation im Freien).
14.00 h Dienstag, Donnerstag und Samstag	kleine oder größere Wanderungen, evtl. in Gruppen unterteilt, vielleicht auch eine „Schweige-Gruppe".
15.00 – 17.00 h	Kontemplation im Wechsel mit Vorträgen, Körperübungen mit kontemplativem Gehen, auch im Freien.
17.00 h	Zeit für eigenen Spaziergang oder Kontemplation im Freien.
Samstags 17 Uhr	evtl. Eucharistiefeier (Gottesdienst) oder Agape-Feier.
18.00 h	„Abendessen", danach unbedingt im Zimmer heißen Leberwickel machen!
19.30 – 21.00 h	Kontemplation und meditativer Vortrag oder entsprechend meditative Musik (auch Hildegard-Musik), Kontemplation, Abendzeremonie.
21.00 h	Bettruhe, evtl. mit Wärmflasche.

Der Kurs sollte ein Schweigekurs sein, d. h., im Haus – bes. in den Gängen und auch im Garten – sollte nicht gesprochen werden, da oft auch noch andere Kurse zur gleichen Zeit stattfinden. Nur bei den Aussprachen, den Vorträgen, den Spaziergängen bzw. Wanderungen kann gesprochen werden – wenn jemand dies möchte. **Das „Nicht-sprechen-Wollen" eines anderen Teilnehmers sollte jeder respektieren.**

Jede Einheit morgens, vormittags, nachmittags und abends beginnt und endet immer mit meditativem „Sitzen".

Am Anreisetag: Zimmervergabe ab 14 – 15 Uhr und Beginn der Voruntersuchungen aller Teilnehmer einzeln beim Fasten- und Meditationsleiter. Dort sind auch die Zwischenuntersuchungen bzw. Einzelgespräche.

Eigentlicher Kursbeginn ist dann mit dem „Abendessen" um 18 Uhr am ersten Tag.

Die gemeinsamen Wanderungen bzw. Spaziergänge finden in 1 – 2 Leistungsgruppen statt, die sich nach den körperlichen Verfassungen ergeben. Dabei sollten die Stärkeren eine größere Wanderung machen können, die vermeintlich Schwächeren nur einen größeren Spaziergang. Mit dieser geht dann auch der Fastenleiter. Jeder muss sich selbst einschätzen – aber nicht überschätzen – was beim Fasten sehr leicht möglich ist.

Beim Gehen außerhalb des Gartens sollten immer mind. 3 Teilnehmer des Kurses zusammenbleiben. Niemals alleine außerhalb des Kurshauses gehen, da es evtl. zu Kreislaufstörungen oder Ähnlichem kommen kann.

Das Fastenbrechen beginnt dann am Freitag. Wer will, kann auch bis Samstag fasten! Für geübtere „Sitzer" besteht nach Absprache in den langen Pausen die Möglichkeit, im Übungsraum Extra-Sitzeinheiten einzufügen.

Am Abreisetag – also am Sonntag – ab ca. 10 Uhr kann auf Wunsch aller Teilnehmer nach dem Frühstück eine gemeinsame Besprechung (Positives, Negatives, was sollte evtl. geändert werden?) mit dem Fastenleiter stattfinden.

Danach Abreise.

Änderungen aller Termine und Einheiten des Kurses sind in Absprache mit den Kurs-Teilnehmern und dem Fastenleiter natürlich zu jeder Zeit möglich.

Wirbelsäulen-Gymnastik

Mind. 1 x pro Tag durchführen, am besten morgens nach dem Aufstehen.
Dauer ca. 7–8 Minuten.

Beginnen sollte man (wenn man keine Beschwerden mit den Knien hat)
mit dem **Palaver-Sitz** (wird im Kurs genau erklärt und vorgemacht).

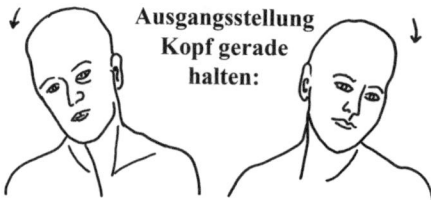

Ausgangsstellung Kopf gerade halten:

1A   Kopf seitlich neigen re. – li.

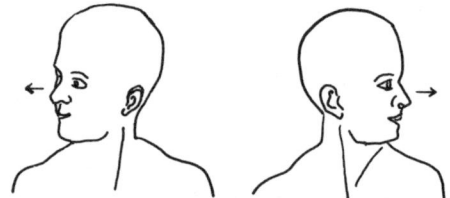

1B   Kopf drehen nach re. – li.

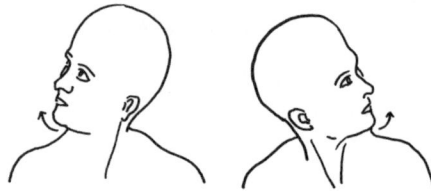

1C   Kopf drehen und Kinn hoch re. – li.

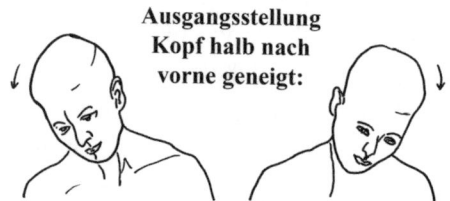

Ausgangsstellung Kopf halb nach vorne geneigt:

2A   Kopf seitlich neigen re. – li.

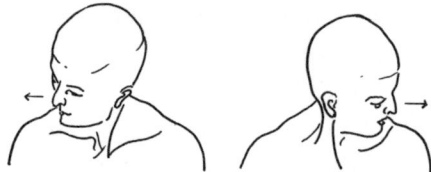

2B   Kopf drehen nach re. – li.

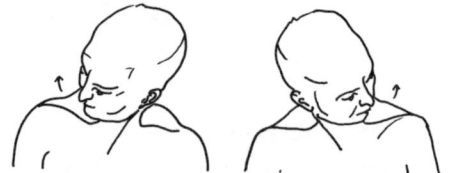

2C   Kopf drehen und Kinn hoch re. – li.

Ausgangsstellung Kopf halb nach vorne mit dem Kinn auf dem Brustbein:

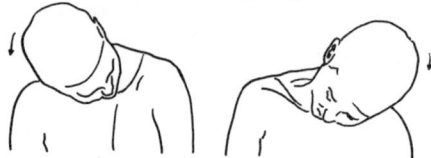

3A   Kopf seitlich neigen re. – li.

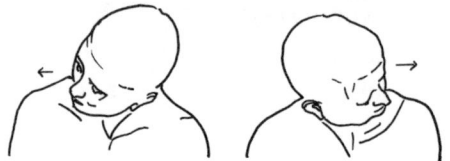

3B   Kopf drehen nach re. – li.

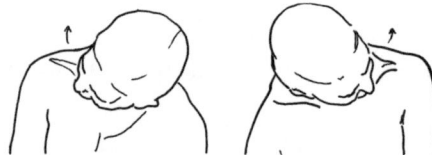

3C   Kopf drehen und Kinn hoch re. – li.

252

Ausgangsstellung aufrecht sitzen, Arme hängen seitlich am Körper runter:

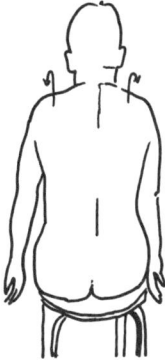

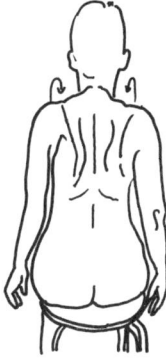

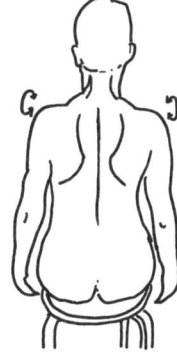

Schultern nach vorn, bzw. nach hinten,
Handflächen dabei nach außen bzw. nach innen drehen.

Schultern nach vorn bzw.
nach hinten rollen.
(Rote-Ampel-Übung)

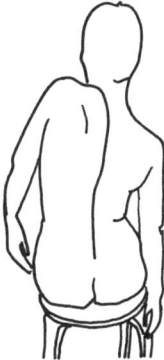

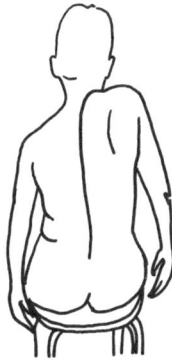

beide Schultern heben – fallen lassen

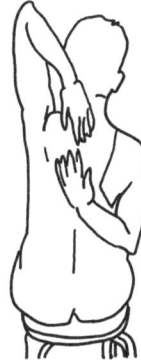

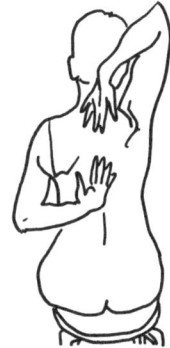

Hände auf dem Rücken, li. Hand von oben,
re. Hand von unten, versuchen –
so weit es geht –, die Hände
ineinanderzukrallen, dann umgekehrt;
kann auch sehr gut mit einem Handtuch
oder Stock gemacht werden

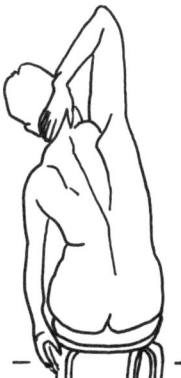

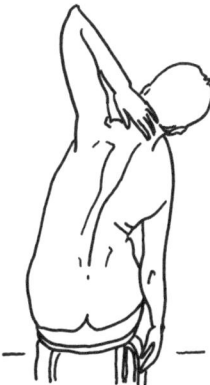

Neigung des Oberkörpers nach li. und re.,
dabei den einen Arm in den Nacken legen,
den anderen nach der Seite, nach der man
sich seitlich neigt, ganz locker fallen lassen

Im Stehen – Füße schulterbreit nebeneinander, Hände liegen am Beckenkamm:

Ohne Beugen der Knie und ohne Seitenneigung wird das Becken abwechselnd nach re. und nach li. gekippt. Dabei wird das Körpergewicht immer auf das entsprechende Bein verlagert.

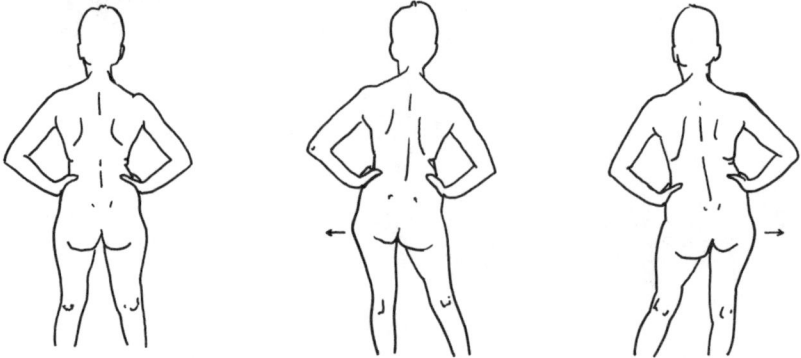

Dieselbe Ausgangsstellung – das Becken wird abwechselnd nach vorne und hinten gekippt. Anschließend Beckenkreisen rechtsherum und linksherum.

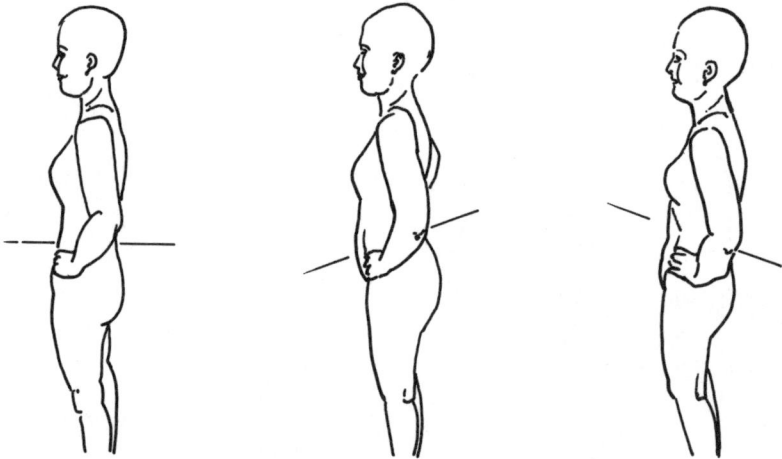

Dieselbe Ausgangsstellung: **Beugen nach hinten**, soweit es geht. Bei viel Übung sollte man dann auf den Oberkörper ein Glas Wasser stellen können, ohne dass es herunterfällt.

Zum Schluss der WS-Gymnastik den **Palaver-Sitz**.

Arme und Beine locker ausschütteln!

Anmerkung: Bei der Wirbelsäulen-Gymnastik sollte man *niemals den Kopf rundum drehen* und *bei Schilddrüsen-Belastungen* aller Art auch nicht den *Kopf in den Nacken legen und den Hals nach vorne drücken!*

Bei *zu niedrigem Blutdruck (Hypotonie)* morgens **vor** dem Aufstehen, bevor man mit dem Kopf hochkommt, immer erst die Beine in die Höhe geben und in der Luft radfahren.

Dann auf dem Bettrand sitzend eine Art *„Augen-Gymnastik"* machen:

Mit den Augen langsam, 10 x rechtsherum drehen, dann 10 x linksherum drehen.

Dann erst aufstehen und mit der Wirbelsäulen-Gymnastik beginnen.

254

Der Morgenspruch der Faster nach der Morgen-Meditation und der gemeinsamen Wirbelsäulen-Gymnastik – aber noch vor dem Frühstück.

Auch am letzten Tag des Kurses, bevor man auseinandergeht und jeder wieder alleine nach Hause fährt:

Achte gut auf diesen Tag

Achte gut auf diesen Tag,
denn er ist das Leben.
Das Leben allen Lebens.

In seinem kurzen Ablauf
liegt alle Wirklichkeit
und Wahrheit des Daseins,
die Wonne des Wachsens,
die Größe der Tat
und die Herrlichkeit der Kraft.

Denn das Gestern ist nur ein Traum
und das Morgen nur eine Vision.

Das Heute jedoch – recht gelebt -
macht das Gestern
zu einem Traum voller Freude
und das Morgen
zu einer Vision voller Hoffnung.

Deshalb achte gut auf diesen Tag!

Als Alternative dazu könnte man auch das an den Klippen des Atlantiks in Irland in Stein gemeißelte Gebet nehmen;

„Im Namen Gottes:

Achte gut auf diesen Tag.
Achte gut auf die Menschen,
sie sind Dir anvertraut.

Jeder neue Tag ist Dein Leben.
Er ist ein Geschenk für Dich.
Heute ist Dein Tag.

Sei dankbar und freue Dich
über die Sonne am Morgen.
Lebe im Frieden mit Dir
und finde zur Ruhe in der Nacht.

Sei gesegnet und werde zum Segen allen,
die Dir heute begegnen."

Oft ist es so, dass gegen Ende des Fastenkurses der eine oder der andere Teilnehmer etwas früher nach Hause fahren möchte. Dies sieht ein verantwortungsvoller Fastenleiter sehr ungern, weil im Fastenbrechen am Ende dann einfach irgendetwas fehlt. Deshalb lese ich meist zwei Tage vor Ende des Kurses den Teilnehmern etwas vor bzw. gebe ich ihnen eine Kopie davon in die Hand, damit sie es schwarz auf weiß haben.

Gute Gründe, den Fastenkurs nicht frühzeitig abzubrechen!

1. Es ist sehr notwendig, auch nach dem letzten Essen – dem Frühstück des Fastenbrechens und vor der Heimfahrt – den obligatorischen Leberwickel zu machen. Auch und gerade vor der Fahrt nach Hause. Er ist ein sehr wichtiger Bestandteil des Kurses, er fördert die Entgiftung über die Leber enorm und entlastet so den Körper auch beim Autofahren.
2. Es ist eventuell auch noch nötig – weil das jetzt ungewohnte Frühstück den Körper belastet –, ein Fußbad zu machen, um Kopfschmerzen vorzubeugen, die oft während der angespannten Heimfahrt auftreten können.
3. Wir haben während des Kurses (hoffentlich!) total abgeschaltet und müssen uns an das normale Leben erst langsam wieder gewöhnen. Während des Kurses haben wir Hochs und Tiefs erlebt und sind am Ende meist etwas „high" durch die freigesetzten Glückshormone – die Endorphine – und überschätzen so in dieser Situation unsere eigenen Reaktionen und unsere Stärke.
4. Wir sollten dies alles bedenken und – besonders wer mit dem eigenen Auto nach Hause fährt – langsam und bedächtig den Heimweg antreten und auch während der Heimfahrt öfters kleine Pausen einlegen.

Gute und sichere Heimfahrt – ob mit dem eigenen Auto oder mir öffentlichen Verkehrsmitteln – wünscht Euch

Euer Fastenleiter

Menüplan für einen Heilfastenkurs, nach Hildegard von Bingen

Ein Fastenkurs sollte aus mind. 10 Teilnehmern bestehen, bei 1 Betreuer (Fastenleiter), aber nicht mehr als 25, max. 30 Teilnehmern – sonst ist keine optimale Betreuung mehr möglich!

Beginn des Kurses: Abendessen am ersten Tag
Ende des Kurses: Frühstück am letzten Tag

Am ersten Tag (wenn der Kurs am Sonntag beginnt) reisen die Teilnehmer im Laufe des Nachmittags an. Ab diesem Zeitpunkt sollte im Fastenhaus heißer Tee und heißes Wasser bereitstehen, da (fast) alle zuhause schon vorgefastet haben. Für diesen Abend sollte noch ein Apfelkompott (Äpfel natur mit Schale, aber ohne Zucker nur mit etwas Zimt gekocht) für die Faster bereitstehen, auch Gemüse-Suppe (ohne Spargel, Tomaten und Lauch!).

Heißes Wasser sollte während des ganzen Kurses in ausreichender Menge in Thermostöpfen oder Ähnlichem stets greifbar sein, damit die Faster sich ihre Thermoskannen für ihre Zimmer und auch die Wärmflaschen für die Leber-Wickel füllen können. Zu den zwei „Mahlzeiten" mittags und abends gibt es eine Fastensuppe, aber auch Fenchel- und/oder Salbeitee und heißes Wasser. Die Fastensuppe sollte für mittags und abends 1 x täglich frisch zubereitet werden.

Von Montag bis Donnerstag (evtl. sogar bis Freitag für Faster, die einen Tag länger machen) morgens zum Frühstück Kräutertee (keine sauren Tees wie Hibiskus- oder Hagebuttentee) bzw. Dinkel-Kaffee und heißes Wasser.

Mittags und abends heiße Fastensuppe, gekocht aus Dinkelkörnern und frischem Gemüse der Saison (dabei aber keinen Spargel, Lauch oder Tomaten verwenden), gewürzt mit Salz, den Hildegard-Gewürzen Bertram, Quendel und Galgant.

Auf den Tischen sollten zu jedem Essen immer stehen: alle Hildegard Gewürze, auch etwas Salz und/oder Sojasoße, frisch gehackte Petersilie, Kräutertee, heißes und kaltes Wasser, Flohsamen (für den Darm) und auch etwas Honig (bei Unterzucker etwas davon nehmen).

Das Fasten-Brechen

Normalerweise beginnt das Fasten-Brechen am Freitag mit dem Frühstück. Manchmal wollen einige Faster noch etwas weitermachen; dann beginnt das Fasten-Brechen erst am Samstag, Sonntag, oder diese Faster machen es erst zuhause.

1. Fastenbrechtag: Zum Frühstück 1 Bratapfel – mit Zimt, Honig und Floh-Samen vom Faster gewürzt und mit Messer und Gabel in kleinen Stückchen langsam gegessen. Dazu natürlich jede Menge Kräutertee.

Mittags Fastensuppe wie bisher, aber mit etwas Gemüse.

Abends Fastensuppe wie mittags, aber schon mit einigen Dinkelkörnern und etwas Gemüse.

2. Fastenbrechtag: Zum Frühstück Habermus – mit Zimt, Honig und Flohsamen – vom Faster selbst nach eigenem Geschmack gewürzt.

Mittags die Fastensuppe wie bisher, aber mit mehr Gemüse und mehr Dinkelkörnern.

Abends die Suppe wie mittags, zusätzlich Dinkel-Brot, Butter, Käse und Mutterkümmel.

3. Fastenbrechtag – Sonntag – Heimfahrt: Habermus, zusätzlich Dinkelbrot mit Butter und Käse. Hier sollte etwas mehr eingeplant werden, damit die Faster sich evtl. ein Käsebrot für die Heimfahrt machen können, da das Essen in den Autobahn-Raststätten nach einem solchen Fastenkurs nicht immer das

Richtige ist. Auch sollte hier noch genügend Tee vorhanden sein, dass sich jeder eine Thermoskanne mit heißem Tee mitnehmen kann.

Fencheltee-Herstellung nur aus ganzen Körnern

Zur Herstellung von Fencheltee nur ganze Körner verwenden, also nicht gequetschte und nicht geschrotete Körner. Die ganzen Körner werden in einem Sieb unter fließendem Wasser abgewaschen und vom Staub befreit. Dann sollten sie mit kochendem Wasser übergossen werden und dann noch mindestens 10 Min. ziehen. Man rechnet ca. 5 Gramm Körner pro Liter Tee. Gequetschte oder ungewaschene Fenchelkörner hinterlassen im Tee eine Trübung, die bei sensiblen Fastern einen Brechreiz hervorrufen kann.

Pro Person und pro Tag rechnet man ca. 1-2 Liter Fastensuppe und 2-3 Liter Tee oder heißes Wasser. Dazu kommt noch heißes Wasser für 3-4 Wärmflaschen pro Tag und Teilnehmer.

Berechnung der Mengen für das Haus
(für ca. 10 Teilnehmer und pro Woche, bei mehr Teilnehmern entsprechuend mehr)

- Ca. 25 l Fastensuppe aus je 50 g Dinkelkörner pro Liter = 7-8 kg Dinkel-Körner
- Ca. 30 l Tee aus je 5 g Fenchelkörner pro Liter = 1 kg Fenchelkörner
- 30-40 l heißes Wasser zum Trinken und für die Wärmflaschen
- Bei mehr Teilnehmern entsprechend mehr.

Für den ganzen Kurs (reicht auch für 20-30 Teilnehmer) Galgant, Quendel und Bertram je ca. 500 g (zum Würzen der Suppe in der Küche, und davon sollten je ein Schälchen beim Essen immer auf dem Tisch stehen)

Flohsamen (Semen Psyllii) pro Teilnehmer ca. 100 g. (Auch hiervon sollte bei jedem Essen ein Schälchen auf jedem Tisch stehen). 2 kg Flohsamen müssten auch für einen größeren Kurs ausreichen, da ihn nicht immer alle Teilnehmer einnehmen.

Mindestens eine Dose original Hildegard-Instant-Suppe (damit Teilnehmer, die die Fastensuppe nicht mögen, sich hier bedienen können und sich am Tisch mit Wasser aufbrühen können.

Verschiedene Teebeutel mit nicht saurem Tee und auch keinen Pfefferminz-Tee, da diese Tees die Magensäfte zu sehr anregen und Hunger-Gefühle erzeugen.

2 x Habermus aus Dinkelflocken (Frühstück für die 2 letzten Tage) je 100 g pro Teilnehmer

Honig zum Süßen des Tees (nur bei Bedarf) und auch für den Bratapfel und Habermus, für zehn Teilnehmer ca. 2-3 Kilo.

Mutterkümmel (Kreuzkümmel oder Cumin) für den Käse, ca. 100 g Zimt gemahlen für Apfelkompott am 1. Abend und für Bratapfel und Habermus zum Fasten-Brechen, ca. 200 Gramm

Frische Petersilie für die Fastensuppe jeden Tag auf den Tisch zur Selbstbedienung.

Frisches Gemüse der Saison, aber keinen Lauch, keinen Spargel und keine Tomaten verwenden.

Bei entsprechend mehr Teilnehmern müsste die Menge der Gemüse etwas erhöht werden, wobei dies auch noch bei Bedarf während des Kurses geschehen kann.

Alle Hildegard Sachen können über die Jura-Arznei Konstanz oder eine Apotheke bezogen werden, evtl. auch über den Gewürzhandel oder Reformhäusern, über Kräuter- oder Samengeschäfte oder Grünen Läden.

Dinkel-Kaffee

Neben Fencheltee und anderen Teebeuteln sollte zumindest zum Frühstück immer auch Dinkel-Kaffee und etwas Milch bereitstehen. Man kann den Kaffee selbst herstellen. Dazu werden Dinkelkörner in einer ungefetteten Pfanne unter ständigem Rühren mit einem Holzlöffel dunkelbraun (nicht schwarz-verbrannt) geröstet und mit einer Getreidemühle grob gemahlen. Das Mahlen kann schon vor dem Kurs auf Vorrat geschehen.

Zubereitung des Dinkel-Kaffees: Ca. 1 Esslöffel auf 3/4 bis 1 Liter Wasser, 3 Minuten sprudelnd kochen und noch 10 Minuten ziehen lassen, dann abseihen. Wird mit etwas Milch gereicht. Wenn er zu bitter ist, dann am Tisch von jedem einzelnen Teilnehmer mit Wasser verdünnen.

Dinkelkaffee kann auch über die Hildegard-Vertriebe bestellt werden!

Fastensuppe pro Person und „Mahlzeit"

1 Tasse Dinkelkörner (ca. 50 gr,) wird mit ca. 1,5 Liter Wasser und mit wenigen Gewürzen gekocht, und erst wenn die Dinkelkörner schon etwas weich geworden sind, wird etwas Gemüse der Saison (außer Spargel, Tomaten und Lauch) zugegeben und die Körner werden zusammen mit dem Gemüse und den Gewürzen fertig gekocht. Kochzeit ca. 30 bis 40 Minuten, abseihen und nur die Brühe warm den Fastern zum Trinken geben.

Bei 10 Fastern (incl. mitfastendem Fastenleiter) wären also 1 kg Dinkelkörner mit ca. 30 Liter Wasser zu kochen. Die abgeseihten Körner könnten bei einem anderen Parallel-Kurs im Haus zum Essen mitverwendet werden. Manchmal werden auch die Körner mit dem Gemüse eingefroren und den Fastern am Ende des Kurses zur weiteren Aufbaukost in den Tagen danach zu Hause angeboten.

Diese Fasten-Suppe ohne Körner und ohne Gemüse wird während des Kurses mittags und abends warm gegeben.

Gemüse der Saison zum Mitkochen in den Suppen: speziell frischer Fenchel, aber auch Möhren, Sellerie, grüne Bohnen usw. Auf gar keinen Fall aber Lauch (Porrey), Spargel und Tomaten mitverwenden! Auch möglichst keine Kohlarten, da diese während eines solchen Kurses zu sehr blähen.

Auch können verschiedene Kräuter der Saison als Gewürze mit in die Suppe gegeben werden, aber niemals irgendwelche Instand-Suppen. Die Dose mit Hildegard-Instand-Suppe - eine Art gekörnter Brühe ohne Lauch - könnte zur Geschmacksverbeserung auf den Tischen stehen, ebenso evtl. Sojawürze, Salz und die anderen Gewürze. Es gibt immer wieder Teilnehmer, die auf manchen Bestandteile einer Instand-Suppe - z. B. Glutamat oder Ähnliches - allergisch reagieren. Deshalb lieber die Suppe nur aus den reinen Körnern, Gemüse, Kräutern und Gewürzen kochen, aber sehr mild abwürzen. Dann kann sich jeder Teilnehmer nach Belieben am Tisch nachwürzen.

Deshalb sollten auf **jedem Tisch in kleinen Schälchen und/oder Schraubgläsern** die verschiedensten Sachen stehen, die dann immer wieder nachgefüllt werden können:

Hildegard-Instand-Suppe
Galgant-Pulver,
Quendel-Pulver
Bertram-Pulver
Flohsamen (Semen Psyllii)
Mutterkümmel (erst bei der Aufbaukost zum Käse)
Sojawürze
Normales Kochsalz
Frisch gehackte Petersilie
Honig
Zimt (zu Beginn und bei der Aufbaukost)
Etwas (Ziegen-)Milch für den Dinkelkaffee
Dinkelkaffee
(keinen normalen Getreidekaffee, da dieser säuernd im Körper reagiert!)

Bratapfel zum Frühstück am 1. Tag des Fastenbrechens:

Hierzu wird pro Faster ein ganz normaler Apfel gewaschen und auf einem Backblech ca. 20 Min. in die heiße Röhre gestellt. Jeder Faster zerlegt sich dann selbst seinen Apfel, gibt Zimt, Honig und evtl. noch Flohsamen dazu und isst ihn sehr langsam mit Messer und Gabel. Dazu gibt es die üblichen Getränke: Tee, heißes Wasser oder Dinkelkaffee.

„Habermus" fürs Frühstück ab 2. Aufbautag
(Mengenangaben pro Person und Frühstück)

0,3 - 0,4 1 Wasser mit ca. 40 - 50 gr. Dinkelflocken, 1 kleingeschnittener Apfel, je 1 Messerspitze Galgant-Pulver, Zimt und Bertram und 1 Teelöffel Honig werden zusammen 2 - 3 Min. gekocht. Jeder Faster kann dann vor dem Essen noch Flohsamen (Semen Psyllii), Honig und Gewürze nachgeben.

Frische Petersilie (sehr wichtig!)

Frische Petersilie sollte zu jeder Fastensuppe auf den Tischen stehen. Die Teilnehmer können sich bei Appetit darauf selbst bedienen. Durch die Petersilie wird der Geschmack verbessert und die Faster erhalten frische Vitamine und Spurenelemente zugeführt. Die Faster können davon auch einmal so zwischendurch etwas kauen, damit sie den während des Fastens ab und zu auftretenden faden Geschmack im Mund abmildern können und auch dadurch etwas Kalorienloses zum Kauen zwischen die Zähne bekommen.

Anamnese-Blatt für den Fastenleiter
zu Beginn eines Kurses

Dieses Blatt kann beliebig ergänzt und erweitert werden, da es auf keinen Fall vollständig sein kann. Es reißt nur die wichtigsten Themen etwas an. Jeder, der fastet, sollte aber mit seinem Fastenleiter oder auch mit sich selbst, wenn er es alleine durchführt, eine Art „Check" machen, damit er für alle Eventualitäten gewappnet ist. Es sollte für jeden Teilnehmer kopiert, mit Namen, Geburtsdatum, evtl. mit Adresse usw. versehen werden und am Ende des Kurses jedem Teilnehmer mit nach Hause gegeben werden.

Bestehen irgendwelche Allergien? Allergie-Paß vorhanden?
Unverträglichkeiten beim Essen und Trinken mit Reaktionen
• an der Haut   • im Magen-Darm-Bereich   • im Atemwegs-Bereich

---

Ist zu Beginn des Fastens ein Krankheitsgefühl vorhanden?
Wenn ja, seit wann?

Bestehen irgendwelche direkten Beschwerden?

Herzbeschwerden: Stechen, Stolpern, Unregelmäßigkeiten, Herzrasen, Puls
Blutdruck re. Blutdruck li.

Körpergröße: … cm; **Gewicht:** … kg;

Mindest-Soll-Flüssigkeit-Zufuhr pro Tag: … Liter
(35 x kg Körpergewicht des Fasters)

Stuhlgang: täglich oder alle … Tage
hart – mittel – weich
dunkel – mittelbraun – hell – lehmfarben

Operationen: nein/ja, welche und wann
Tonsillen, Blinddarm, Gallenblase, Unterleib, Magen, Nasen/Nebenhöhlen, Sonstige

Wirbelsäulen-Beschwerden: im LWS BWS HWS
Becken-Bereich

Diabetes: nein/ja seit … Blutzucker wie hoch … Injektionen … Einheiten
Medikamente

Schlafstörungen: nein/ja seit … Ein- oder/und Durch-Schlafstörungen
Erwachen regelmäßig um … Uhr

Bei Frauen: Mentruations-Beschwerden, wenn ja, welche
Wie viele Geburten und wann?
Seit wann keine Periode mehr?

Kopfschmerzen: nein/ja seit …
Wo? – Hinterkopf aufsteigend zu Augen ziehend
– Schläfen beide – re. – li. – abwechselnd
– vor – während – nach der Periode

Atembeschwerden: bei Belastung bei Wetterwechsel

Raucher: nein / ja seit wann … Zigaretten
Zigarren, Zigarillos, Pfeife

Gab es schon einmal Sucht-Probleme?
Alkohol-Probleme nein/ja, seit …
Drogen-Probleme nein/ja, seit …

Psych. Erkrankungen? nein/ja, seit …

Krebs-Erkrankungen? nein/ja, seit …

TBC? nein/ja, seit … wann gehabt?

Welche **Medikamente** werden gegen was eingenommen und seit wann?

Das Heilwissen der HL. HILDEGARD VON BINGEN
**Ernährungsheilkunde, Heilmittel, Anwendung
bei verschiedenen Krankheiten, Heilfasten**
Peter Pukownik

2. Auflage

Hardcover, 288 Seiten, ISBN 978-3-86616-205-1

Die Lehren der heiligen Hildegard von Bingen sind heute noch genauso aktuell wie vor 1000 Jahren. Dabei zählt die richtige Ernährung zu dem größten Heilmittel – und auch die Art und Weise, wie die Nahrung dem Körper zugeführt wird. Die Basis der Hildegard-Heilkunde besteht vor allem aus Dinkel, Fenchel und den Gewürzen Galgant, Quendel und Bertram. Zusammen mit der geistigen Einstellung zu sich selbst, seiner Umwelt und dem Weltenschöpfer sowie dem richtigen Maß – der Diskretio – kann Gesundheit erlangt und aufrechterhalten werden. Wichtig ist zudem die Reinigung von Körper und Geist, durch Heilfasten, Aderlass und Schröpfen, durch Meditation, Gebet und Entspannung.

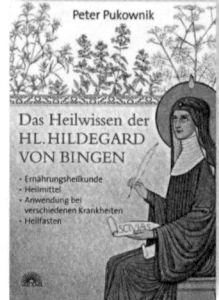

Gesund durch das Jahr mit der
HL. HILDEGARD VON BINGEN
Almanach der Jahreszeiten
Peter Pukownik

Hardcover, 240 Seiten, 125 farbige Abbildungen, ISBN 978-3-86616-217-4

Die Heilkunde der hl. Hildegard von Bingen ist vielfach erprobt, z.T. wissenschaftlich bewiesen, hat sich bewährt und viele Heilprozesse gefördert. Sie zeigt Zusammenhänge zwischen Mensch und Kosmos auf, die unterschiedlichen Wirkungen der energetischen Schwingungen von Kräutern, Früchten, Mineralien und Metallen auf den menschlichen Körper, auf Seele und Geist. Der Hildegard-Experte Peter Pukownik gibt in diesem Handbuch aus seinem umfangreichen Wissen und seiner Erfahrung wertvolle Informationen und Anregungen – auch anhand zahlreicher Hildegard-Zitate - , sich im Rhythmus der Jahreszeiten gesund zu ernähren, Körper und Geist zu reinigen und zu heilen. Der übersichtliche monats- und sachbezogene Aufbau, anschauliche Abbildungen und klare Rezepte erleichtern die tägliche Anwendung und fördern stetig Gesundheit und Wohlbefinden der interessierten (engagierten) Leser.

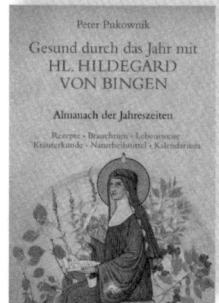

Das Gesundheitsbuch der
HL. HILDEGARD VON BINGEN
Die besten Heilmittel der Hildegardmedizin
Peter Pukownik

Hardcover, 176 Seiten, 40 farbige Abbildungen, ISBN 978-3-86616-232-7

In diesem Buch erfahren Sie, wie man die Heilkräfte der Natur richtig nutzt, Erkrankungen vorbeugen oder auf natürliche Weise selbst heilen, seine Gesundheit erhalten kann. Zum besseren Verständnis der Hildegard-Heilkunde geht der Autor auch auf Hildegards Welt- und Menschenbild ein: Die Gesundheit ist für sie ein lebenslanger, kreativer Prozess, der eine neue Lebensumstellung, eine ganzheitliche religiös-sittliche Haltung, eine Änderung krankmachender Lebensgewohnheiten, die Einhaltung von Lebensrhythmen, den bewussten Umgang mit der Natur und das rechte Maß umfasst. Vor allem werden die Heilmittel der Hildegard-medizin, ihre Herstellung, ihre Anwendung und ihre körperliche und psychische Wirkung dargestellt, sowie Möglichkeiten der Behandlung verschiedener Krankheiten und Beschwerden, einschließlich der Empfehlungen für das Heilfasten.

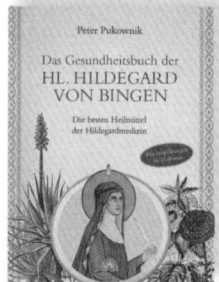

Vorbeugen ist besser als heilen
Der aktive Weg zur optimalen Gesundheit
Dr. med. Jürgen Freiherr von Rosen

Hardcover, 144 Seiten, 22 farbige Fotos, 28 Grafiken, ISBN 978-3-86616-268-6

Gesund zu sein und gesund zu bleiben, ist das Bedürfnis eines jeden Menschen. Dass dies mit dem entsprechenden Wissen möglich ist, vermittelt uns dieses Buch, in das Erfahrungen aus 40 Jahren Praxis erprobter Naturheilkunde eingeflossen sind. Fachkundig und zugleich leicht verständlich werden wir angeleitet, die zahlreichen Signale des Körpers zu verstehen und die Anzeichen von Erkrankungen frühzeitig zu erkennen. Die gute Systematik und Übersicht, die zahlreichen leicht anwendbaren Tipps und Hinweise sowie prägnante Fallbeispiele zeigen uns den selbstverantwortlichen Weg zur eigenen Gesundheit - und ermutigen uns, ihn zu gehen! Ein naturheilkundliches Handbuch, das in keinem Bücherschrank fehlen sollte!

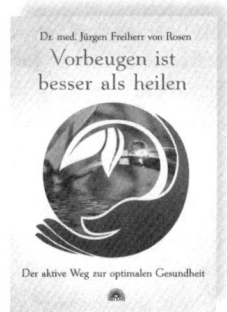

Resilienz – Was die Psyche stark macht!
Mit Stehaufmännchen-Methoden Blockaden lösen, das eigene Potenzial entfalten und Krisen meistern
Gerda M. Kolf

Paperback, 144 Seiten, 50 mehrfarbige Fotos, ISBN 978-3-86616-264-8

Es gibt Situationen und Phasen im Leben, in denen wir unseren Mut und unsere Kraft erst wieder finden müssen, um dem Leben neu und freudvoll zu begegnen. Die „Stehaufmännchen-Methode" zeigt, wie erstaunlich einfach es sein kann, innere Hindernisse zu überwinden und sein eigenes Potential zu befreien. Ob Ängste, Phobien, innere Blockaden, Schlafstörungen, körperliche Verspannungen – für fast jedes Problem gibt es die passende „Stehaufmännchen-Methode". Sie sind von der Autorin in der Praxis erprobt und nun erstmals in diesem Buch genau beschrieben. Wenn wir ausprobieren, werden wir staunen, was alles möglich ist, wenn wir der Vergangenheit die Macht über unser heutiges Leben nehmen und Lebensfreude und Leistungsvermögen wieder erfahren.

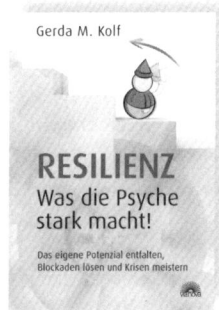

Eutonie – Bewusst mit dem Körper leben
- Verspannungen und Blockaden lösen
- Fehlhaltungen verhindern
- Der bewährte Weg zu mehr Ausgeglichenheit
Mariann Kjellrup

Paperback, 112 Seiten, 13 farbige Fotos und 56 Zeichnungen, ISBN 978-3-86616-255-6

Mechanische Bewegungen oder körperliche und seelische Anspannungen, z.B. in Stresssituationen, rufen auf Dauer Energieblockaden und Verspannungen hervor. Diese können sich zu organischen Störungen und körperlichen Fehlhaltungen verfestigen. Die in diesem Buch dargestellten eutonischen Körperübungen helfen Ihnen, sich bewusster und gelöster zu bewegen, Körperbewusstsein zu entwickeln, Ihren eigenen Rhythmus zu finden, Blockaden abzubauen, sich selbst besser kennen zu lernen und Ihren Mitmenschen unverkrampft zu begegnen. Durch gezieltes und regelmäßiges Üben mit der Methode der Eutonie bringen Sie Leib und Seele wieder in Harmonie, erreichen Sie größtmögliche Ausgeglichenheit.

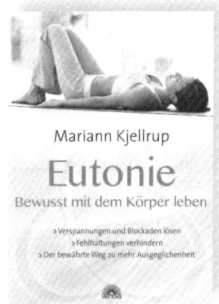

Das Buch der Selbstheilung
Mit Imagination die inneren Potentiale stärken und entfalten
Heilsame Übungen für die Reise nach innen
Alexandra Kleeberg

Paperback, 352 Seiten, ISBN 978-3-86616-244-0

Die Autorin komponiert Selbstheilungstechniken aus verschiedenen Kulturen und Zeiten in einen für uns heutige Menschen entwickelten Kanon der Heilung: Wo die Energie den heilenden Vorstellungen, den inneren Bildern folgt, verwirklicht sich Gesundheit im Körper. Auf spielerisch leichten und tiefgründig weisen Pfaden werden die Leser/Innen durch das Kraftfeld der Imagination geführt. Sie können eintauchen in das Meer unendlicher Möglichkeiten und Heilung erlangen. Mit Exkursen in die Welt der Forschung und der Einbeziehung der Archetypen von C.G. Jung, mit einer begeisterten Beschreibung der wichtigsten gesundheitsfördernden Grundeinstellungen, mit bunten Imaginationen und vielen praktischen Übungen werden Verstand, Seele und Körper ganzheitlich aktiviert, damit sich Selbstheilung vollzieht. Schon beim Lesen kann Heilung beginnen.

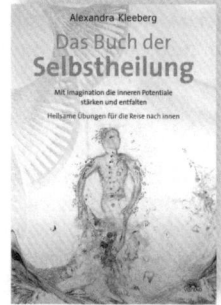

Wohlfühlhormon Serotonin – Botenstoff des Glücks
Der körpereigene Aufbau durch native Ernährung
Rolf Ehlers

Hardcover, 288 Seiten, ISBN 978-3-86616-208-2

Das unverzichtbare Schlüssel- und Wohlfühlhormon Serotonin ist der zentrale Botenstoff, der in uns Menschen eine mental-hormonelle Balance, Gesundheit und damit Lebensglück bewirkt. Rolf Ehlers stellt in diesem Buch das Aminas-Prinzip vor, das er entdeckt und entwickelt hat, und begründet umfassend und überzeugend, dass mit dem Verzehr nativer Kost auf leeren Magen Serotonin zuverlässig auf natürliche Weise im Gehirn aufgebaut und im gesamten Körper sowie auch seelisch wirksam wird. Fachleute haben seine Erkenntnisse zu Recht als bedeutendste Entdeckung auf dem Gebiet der gesunden Ernährung in den vergangenen Jahren bezeichnet.

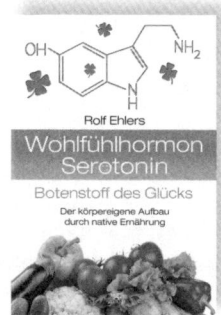

Hinter die Symptome schauen
Die seelischen Ursachen der Krankheiten
Ferenc Pósa

Hardcover, 464 Seiten, ISBN 978-3-86616-246-4

In dieser Ausgabe des in Ungarn erschienenen Bestsellers (15 Auflagen) vermittelt der bekannte Gesundheitsphilosoph, Therapeut und Seminarleiter F. Posa seine Auffassung über Krankheiten und deren Heilung erstmalig auch Lesern in Deutschland. Aus seinem ganzheitlichen Verstehen beschreibt er die seelischen Ursachen der Krankheiten und zeigt Lösungswege auf, wie der Mensch sein körperlich-seelisches Gleichgewicht finden und gesunden kann. Der Autor macht bewusst, dass niemand mit Absicht krank werden möchte, im Unterbewusstsein jedoch vieles tut, was die Krankheit hervorruft. Sie kann zur Ersatzhandlung für ein glückliches und freudvolles Leben stehen. Ferenc Pósa stellt die Zusammenhänge zwischen Leben, Gesundheit und Krankheit dar, die helfenden und behindernden Kräfte sowie die wichtigsten Prinzipien für die geistige Heilung. Es werden über 250 konkrete Krankheiten und Krankheitsbilder behandelt, ihre medizinischen Grundlagen, die Erfahrungen der Naturheilkunde, die seelischen Ursachen und der Weg zur Genesung.

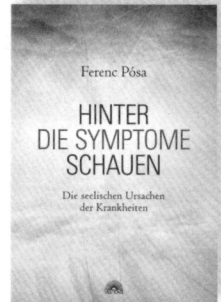

Naturheilkunde
Heilmethoden und Therapievorschläge
zur Selbstbehandlung für über 200 Krankheiten
Dr. Kirsten Eckhardt

Hardcover, 272 Seiten, ISBN 978-3-86616-233-4

Die Ärztin Dr. Eckhardt bietet allen interessierten Lesern ihre umfassende langjährige Erfahrung aus ihrer naturheilkundlich orientierten Praxis an und damit viele bezahlbare Möglichkeiten, Krankheiten mittels Naturheilverfahren selbst zu behandeln oder eine Therapie zu unterstützen. Hier werden die Grundlagen der wichtigsten naturheilkundlichen Methoden dargestellt, eine Übersicht der wichtigsten Homöopathika und Kräuter, die man in seiner Hausapotheke vorrätig haben sollte und wichtige Patienten-Fragen beantwortet: Wann setzt man welche homöopathische Potenz ein? Wie führt man die verschiedenen Wickel richtig durch? Wie verarbeitet man Kräuter zu Salben und Teemischungen? Dieses Handbuch enthält eine Vielzahl von Therapievorschlägen für über 200 Erkrankungen und sollte in keinem Haushalt fehlen.

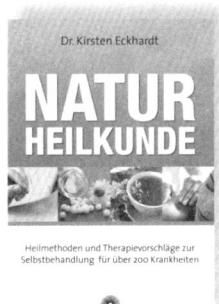

Heilpflanzen als Weg-Begleiter
Wirkweise der Farben und Jahreszeiten, Wissen der Völker,
Heilende Anwendungen, Heilpflanzen im Spiegel
der Mythen und Märchen
Hilla Hatzfeld

Hardcover, 352 Seiten, 94 farbige Fotos, ISBN 978-3-86616-245-7

Dieses Buch ist ein wichtiges Werkzeug, um ein tieferes Verständnis für die Heilkräfte der Pflanzen zu wecken. In der Betrachtung der Pflanzen und ihrer heilenden Wirkung kann der Mensch seine eigenen körperlichen und geistig-seelischen Zustände erkennen, die der Heilung bedürfen. Dabei helfen Pflanzenporträts, ein praktischer Übungsteil, Signaturenkunde, Achtsamkeitsübungen und Hinweise zur Wahrnehmung der tieferen Lebenskräfte der Pflanzen. Die Bedeutung der Farben und die Einbindung der Pflanzen in den Jahresrhythmus, die Beschreibung der möglichen Heilanwendung sowohl als Rezeptur als auch als Heilwirkung für Geist und Seele vertiefen die Aussagen des Buches. Vielfältige Anregungen für die vegetarische Küche machen Lust, Altbewährtes auszuprobieren und neue Kreationen zu entdecken. Alte Mythen und Märchen und das darin enthaltene Wissen der Völker um die heilenden Wirkungen der Pflanzen vertiefen die Verbundenheit mit allem Gewesenen und Kommenden.

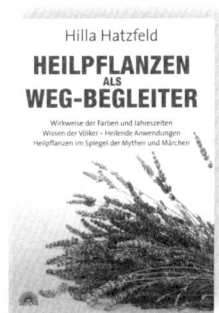

Heilung durch Energiemedizin
Verborgene Konflikte erkennen und heilen
Dr. med. Reimar Banis

Hardcover, 336 Seiten, 180 farbige Abbildungen, ISBN 978-3-86616-215-0

Große seelische Konflikte rauben Lebensenergie und beeinträchtigen erheblich unser Denken, Fühlen und Handeln. Der Autor, Heilpraktiker und Arzt mit Schwerpunkt Naturheilverfahren, zeigt in diesem Buch, auch an zahlreichen Fallbeispielen, wie mit Hilfe einer von ihm entwickelten alternativmedizinischen Methode, der Psychosomatischen Energetik (PSE), sowie homöopathischer Komplexmittel solche Konflikte, auch Traumata erkannt, aufgelöst und Selbstheilungskräfte ausgelöst werden. In diesem neuen Buch von Dr. Banis werden auch die Geschichte der Seelenforschung und ein neues Weltbild skizziert, das naturwissenschaftliche, schamanistische und tiefenpsychologische Erkenntnisse verbindet und die individuelle Seele als Erscheinungsmoment eines Reifeprozesses deutet.

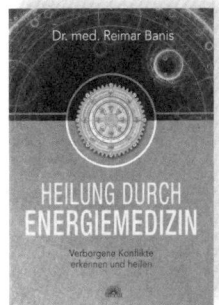